S. Davis-Glurich

BASICS Psychosomatik und Psychotherapie

BASICS

Svenja Davis-Glurich

BASICS Psychosomatik und Psychotherapie

5. Auflage

ELSEVIER

Elsevier GmbH, Bernhard-Wicki-Str. 5, 80636 München, Deutschland
Wir freuen uns über Ihr Feedback und Ihre Anregungen an kundendienst@elsevier.com

ISBN 978-3-437-41127-4
eISBN 978-3-437-05566-9

Wichtiger Hinweis

Die medizinischen Wissenschaften unterliegen einem sehr schnellen Wissenszuwachs. Der stetige Wandel von Methoden, Wirkstoffen und Erkenntnissen ist allen an diesem Werk Beteiligten bewusst. Sowohl der Verlag als auch die Autorinnen und Autoren und alle, die an der Entstehung dieses Werkes beteiligt waren, haben große Sorgfalt darauf verwandt, dass die Angaben zu Methoden, Anweisungen, Produkten, Anwendungen oder Konzepten dem aktuellen Wissensstand zum Zeitpunkt der Fertigstellung des Werkes entsprechen. Der Verlag kann jedoch keine Gewähr für Angaben zu Dosierung und Applikationsformen übernehmen. Es sollte stets eine unabhängige und sorgfältige Überprüfung von Diagnosen und Arzneimitteldosierungen sowie möglicher Kontraindikationen erfolgen. Jede Dosierung oder Applikation liegt in der Verantwortung der Anwenderin oder des Anwenders. Die Elsevier GmbH, die Autorinnen und Autoren und alle, die an der Entstehung des Werkes mitgewirkt haben, können keinerlei Haftung in Bezug auf jegliche Verletzung und/oder Schäden an Personen oder Eigentum, im Rahmen von Produkthaftung, Fahrlässigkeit oder anderweitig übernehmen.

Für die Vollständigkeit und Auswahl der aufgeführten Medikamente übernimmt der Verlag keine Gewähr.
Geschützte Warennamen (Warenzeichen) werden in der Regel besonders kenntlich gemacht (®). Aus dem Fehlen eines solchen Hinweises kann jedoch nicht automatisch geschlossen werden, dass es sich um einen freien Warennamen handelt.

Bibliografische Information der Deutschen Nationalbibliothek
Die Deutsche Nationalbibliothek verzeichnet diese Publikation in der Deutschen Nationalbibliografie; detaillierte bibliografische Daten sind im Internet über https://www.dnb.de abrufbar.

23 24 25 26 27 5 4 3 2 1

In ihren Veröffentlichungen verfolgt die Elsevier GmbH das Ziel, genderneutrale Formulierungen für Personengruppen zu verwenden. Um jedoch den Textfluss nicht zu stören sowie die gestalterische Freiheit nicht einzuschränken, wurden bisweilen Kompromisse eingegangen. Selbstverständlich sind **immer alle Geschlechter** gemeint.

Planung: Dr. Katja Weimann, Dr. Konstanze Knies
Gestaltungskonzept: Waltraud Hofbauer, Andrea Mogwitz, Rainald Schwarz
Projektmanagement: Anke Drescher, München; Willi Haas, München; Dr. Nikola Schmidt, Berlin
Redaktion: Willi Haas, München
Rechteklärung: Andrea Ispan und Margaryta Kravets, München
Herstellung: Waltraud Hofbauer, München
Satz: STRAIVE, Puducherry/Indien
Druck und Bindung: Drukarnia Dimograf Sp. z o. o., Bielsko-Biała, Polen
Umschlaggestaltung: Waltraud Hofbauer; SpieszDesign, Neu-Ulm
Titelfotografie: © pirke, AdobeStock.com (Skalpell); © by-studio, Fotolia.com (Pillen); © tom, Fotolia.com (Stethoskop)

Aktuelle Informationen finden Sie im Internet unter **www.elsevier.de**

Vorwort

Liebe Studentinnen und Studenten,

mein Interesse am Fachbereich Psychosomatik wurde schon während des Studiums geweckt. Doch erst im klinischen Alltag – erst während des Praktischen Jahrs im Krankenhaus und später während meiner ärztlichen Tätigkeit – wurde mir die Häufigkeit psychosomatischer Erkrankungen in anderen Fachdisziplinen wirklich bewusst.

Die in diesem Buch dargestellten Krankheitsbilder stellen ärztliche Kolleg*innen aus somatischen Fachrichtungen im klinischen Alltag häufig vor große Herausforderungen, da sie in der Regel nicht innerhalb kürzester Zeit mit medikamentösen oder chirurgischen Therapien erfolgreich behandelt werden können. Wenn verfügbar, wird dann die Fachärztin oder der Facharzt für Psychosomatik hinzugerufen. Die Umsetzung psychosomatischen Denkens und die daraus folgende Behandlung setzen gute Kenntnisse der somatischen Medizin voraus, um mögliche psychische Anteile und Einflussfaktoren erkennen bzw. abgrenzen zu können. Diese Kombination aus empathischer Ganzheitsmedizin und der Anforderung, keine somatischen Erkrankungen differenzialdiagnostisch zu übersehen, macht die Psychosomatik aus meiner Sicht bis heute so spannend. Aus diesem Grund möchte ich euch das Fachgebiet der Psychosomatik ans Herz legen und die Wichtigkeit dieser Querschnittsdisziplin unterstreichen.

Ich wünsche euch beim Lesen dieses Buchs viel Spaß und hoffe, dass euch die Grundlagen der Psychosomatik bei eurem weiteren medizinischen Weg neue Sichtweisen eröffnen!

Ganz herzlich möchte ich mich bei meinen Kommilitoninnen Annalisa Enders und Jette Lamers für die gemeinsame Arbeit an der ersten Auflage damals, während unseres Studiums, bedanken. Ferner bedanke ich mich bei Prof. Dr. Gieler, der uns zu der Zeit mit seinem Fachwissen und seiner klinischen Erfahrung unterstützt hat. Meiner Familie gilt ein großer Dank für die Unterstützung durch Gespräche, Kaffee und die freiwillige Mitarbeit bei der ein oder anderen Abbildung in diesem Buch!

Nicht zuletzt danke ich den Mitarbeitern von Elsevier Urban & Fischer für die tolle Zusammenarbeit.

Mainz, im Frühjahr 2023
Dr. med. Svenja Davis-Glurich

Fehler gefunden?

An unsere Inhalte haben wir sehr hohe Ansprüche. Trotz aller Sorgfalt kann es jedoch passieren, dass sich ein Fehler einschleicht oder fachlich-inhaltliche Aktualisierungen notwendig geworden sind. Sobald ein relevanter Fehler entdeckt wird, stellen wir eine Korrektur zur Verfügung.

Mit diesem QR-Code gelingt der schnelle Zugriff.
https://else4.de/978-3-437-41127-4

Wir sind dankbar für jeden Hinweis, der uns hilft, dieses Werk zu verbessern. Bitte richten Sie Ihre Anregungen, Lob und Kritik an folgende E-Mail-Adresse: kundendienst@elsevier.com

Abkürzungsverzeichnis

A.	Arteria
AIDS	Acquired immunodeficiency syndrome
ASS	Acetylsalicylsäure
AT	autogenes Training
AWMF	Arbeitsgemeinschaft Wissenschaftlicher Medizinischer Fachgesellschaften
BED	Binge Eating Disorder
BMI	Body-Mass-Index
C	Konsequenz
CED	chronisch-entzündliche Darmerkrankung
CF	Cystic fibrosis
CFTR	Cystic fibrosis transmembrane regulator
CR	konditionierte Reaktion
CS	konditionierter Reiz
DCCV	Deutsche Morbus Crohn/Colitis ulcerosa Vereinigung
DSM(-5)	Diagnostic and Statistic Manual of Mental Disorders (5. Auflage)
EEG	Elektroenzephalogramm, -grafie
EKG	Elektrokardiogramm, -grafie
FPI	Freiburger Persönlichkeitsinventar
GAS	General adaption syndrome
HAMD	Hamilton-Depressionsskala
HAWIE	Hamburg-Wechsler-Intelligenztest für Erwachsene
HDL	High-density lipoprotein
HIV	humanes Immundefizienzvirus
HLA	Human leukocyte antigen
HNO	Hals-Nasen-Ohren
IBS	Irritable bowel syndrome
ICD	International Classification of Diseases
Ig	Immunglobulin
Jh.	Jahrhundert
K	Konvergenz
KBT	konzentrative Bewegungstherapie
KHK	koronare Herzkrankheit
KZ	Konzentrationslager
Lj.	Lebensjahr
m	männlich(es Geschlecht)
MMSE	Mini-Mental State Examination
MRT	Magnetresonanztomogramm, -grafie
N.	Nervus
NS	neutraler Reiz
NSTEMI	Nicht-ST-Strecken-Hebungs-Myokardinfarkt
O	Organismusvariable
OP	Operation
OPD	Operationalisierte Psychodynamische Diagnostik
PET	Positronenemissionstomogramm, -grafie
PID	Pelvic inflammatory disease
PMR	progressive Muskelrelaxation
PMS	prämenstruelles Syndrom
PNS	peripheres Nervensystem
PS	Persönlichkeitsstörung
QI	Quetelet-Index
R	Reaktion, Verhalten
RAAS	Renin-Angiotensin-Aldosteron-System
S	Stimulus
SKAT	Schwellkörper-Autoinjektionstherapie
STEMI	ST-Strecken-Hebungs-Myokardinfarkt
TFP	tiefenpsychologisch fundierte Psychotherapie
TPG	Transplantationsgesetz
UCR	unkonditionierte Reaktion
UCS	unkonditionierter Reiz
VHS	Volkshochschule
w	weiblich(es Geschlecht)
WHO	World Health Organization
WMS-R	Wechsler Memory Scale Revised
ZNS	zentrales Nervensystem

Inhaltsverzeichnis

Allgemeiner Teil

GRUNDLAGEN DER PSYCHOSOMATIK

GRUNDBEGRIFFE DER TIEFENPSYCHOLOGIE

GRUNDBEGRIFFE DER VERHALTENSTHEORIE

Spezieller Teil

ÜBERSICHT DIAGNOSEN

PSYCHOSOMATIK

PSYCHOTHERAPIE

Fallbeispiele

Anhang

Allgemeiner Teil

BASICS

Grundlagen der Psychosomatik

Grundbegriffe der Tiefenpsychologie

Grundbegriffe der Verhaltenstheorie

→ 1 Theorien der Psychosomatik

Grundlagen der Psychosomatik

Psychosomatik

Definition

Die Psychosomatik (*griech.* soma = Körper, psyché = Seele) ist die Lehre der **körperlich-seelisch-sozialen und biopsychosozialen Wechselwirkungen** in der Entstehung, dem Verlauf und der Behandlung menschlicher Krankheiten (→ Abb. 1.1). Sie muss ihrem Wesen nach als eine **personenzentrierte Medizin** verstanden werden. Das bedeutet, dass der Mensch als Individuum – mit allen dazugehörigen Aspekten – im Mittelpunkt steht.
Als junges medizinisches Fachgebiet kann man sie als Erweiterung der ärztlichen **Grundeinstellung** Patient*innen gegenüber verstehen. Im Gegensatz zu anderen Fachärzt*innen, die sich entweder den körperlichen oder den psychischen Aspekten einer Krankheit zuwenden, versuchen Psychosomatiker*innen, die seelischen und sozialen Faktoren bei der Diagnostik und Therapie von Krankheiten mit einzubeziehen.

> Die psychosomatische Medizin beschäftigt sich mit den körperlichen Aspekten psychischer Erkrankungen, den psychischen Auswirkungen körperlicher Erkrankungen und den körperlich-seelisch-sozialen Wechselwirkungen in der Entstehung und Behandlung dieser.

Das Leib-Seele-Problem

Die zentrale Frage in der Psychosomatik, als das sog. **Leib-Seele-Problem** bezeichnet, beschäftigt sich damit, wie sich körperliche und seelische Vorgänge gegenseitig beeinflussen und verändern können. Oft stößt man dabei auf das **„Henne-Ei-Dilemma"**, d. h. die Frage, welches von beiden denn nun zuerst da war (die psychische oder die körperliche Erkrankung = die Henne oder das Ei). Beispielsweise kann eine Person mit chronischen abdominalen Schmerzen oder einem eingeschränkten Bewegungsradius bei anhaltenden Diarrhöen eine Depression entwickeln. Andererseits kann eine Depression mit unklaren abdominalen Beschwerden, einschließlich chronischen Schmerzen und Diarrhöen einhergehen. Oft ist für Betroffene und Behandelnde später nicht mehr erkennbar, welche Erkrankung die andere mitbedingt bzw. welche „zuerst" bestand.
Moderne Überlegungen werfen daher die Frage auf, ob sich Leib und Seele überhaupt voneinander trennen lassen.

Theorien in der Psychosomatik

„Eine Theorie ist immer nur so gut, wie sie in der Praxis anwendbar ist." *(Einstein)*
Die folgenden Theorien der Psychosomatik sollen einen Überblick über die Entwicklung der psychosomatischen Medizin in den letzten Jahrzehnten geben. Alle aufgeführten Autor*innen haben wichtige Beiträge zur heutigen Vorstellung geleistet, wann und warum Menschen krank werden.

Konversionsmodell und Aktualneurose

Das 1895 von **Freud** entworfene **Konversionsmodell** ist auch heute noch Grundlage zur Erklärung körperlicher Symptome bei psychischer Ursache.
Konversion (*lat.* conversio = Umwandlung) bedeutet hier die Umsetzung der Erregungssumme eines seelischen Konflikts in körperliche, insbesondere sensorische und motorische Erscheinungsbilder.

> Die Symptombildung ist nach Freud der Lösungsversuch eines Konflikts.

Werden beispielsweise in einer Situation Impulse und Vorstellungen entwickelt, die unangenehm, peinlich oder mit den Vorstellungen des Bewusstseins unvereinbar sind, so werden sie unterdrückt. Der entstandene psychische Konflikt wird durch die körperlichen Phänomene **symbolisch** zum Ausdruck gebracht und dadurch unbewusst. Nur über eine Entschlüsselung der **Körpersprache** kann der Symbolgehalt ermittelt werden.
Beispielsweise hört ein Patient, wie seine Frau mit einem Kollegen telefoniert, und findet so heraus, dass sie eine Affäre mit ihm hat. Der Mann erleidet einen Hörsturz (hier könnte man die Körpersprache symbolisch deuten: „Er will von der Affäre nichts mehr hören").

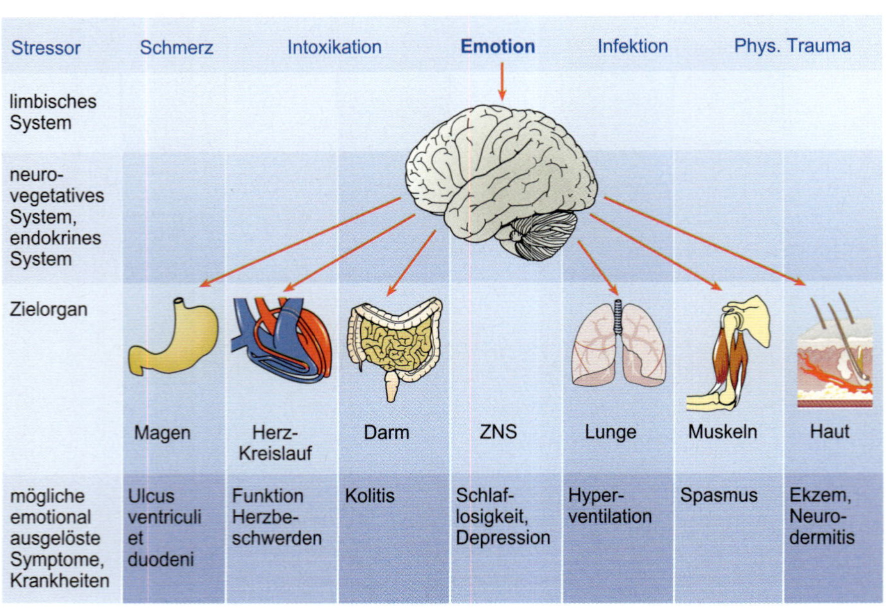

Abb. 1.1 Beispiele psychosomatischer Erkrankungen [L141]

Weitere typische körperliche Symptome können Lähmungen, Gangstörung, Anfallsleiden oder Blindheit sein.
G. L. Engel und **A. Schmale,** zwei amerikanische Autoren, haben das Konversionsmodell nach dem „Henne-Ei-Prinzip" untersucht. Sie kamen zu dem Ergebnis, dass zuerst auch eine körperliche Innervationsstörung vorliegen kann, die sekundär mit Gefühlen, Wünschen und Konflikten besetzt wird. In diesem Sinn prägte Engel die Bezeichnung **somatopsychisch-psychosomatische Krankheiten.**
Ein Ehemann erleidet also z. B. einen Hörsturz und ist im Nachhinein davon überzeugt, der Grund dafür sei, dass er das Flirten seiner Frau nicht mehr ertragen konnte.
Liegt ein aktueller Konflikt vor, der unmittelbar das Ausleben der Energie erfordert, so entwickelt der Körper keine spezifische und symbolische Konversion, sondern setzt die überschüssige Energie unspezifisch, z. B. in Form von Schwindel, um. Diese Reaktion nannte Freud **Aktualneurose.**

Theorie krankheitsspezifischer Verdrängung

Franz. Alexander fügte Freuds Modell eine zweite, von den Konversionssymptomen abzugrenzende Neurose hinzu.
Seiner Auffassung nach entstehen bei der Entwicklung psychosomatischer Krankheiten **zwei psychodynamische Grundmuster:**

- **Konversionssymptome,** die als symbolischer Ausdruck chronischer unerträglicher emotionaler Konflikte entstehen (s. o.)
- **Symptome der vegetativen Neurose** (Organneurose): Hier entwickeln sich die körperlichen Symptome als funktionelle Begleiterscheinungen von chronisch unterdrückten emotionalen Spannungen. Dabei kommt es durch den Versuch der Aufrechterhaltung der körperlichen Homöostase zu **zwei Grundstörungen:**
  - Der Körper verharrt im **Zustand der Bereitstellung** zur Handlung: Der **Sympathikus** ist situationsgerecht aktiviert und überwiegt im vegetativen Nervensystem. Er steht bereit, eine Handlung auszuführen. Es kommt aber nie zur Ausführung der vorbereiteten, notwendigen Handlung. Daraus entstehende Symptome sind z. B. Hypertonie und Panikattacken.
  - Der Körper verharrt im **Rückzug,** statt die Handlung auszuführen: Der **Parasympathikus** überwiegt im vegetativen Nervensystem. Es kommt zum Rückzug vor der Lösung äußerer Probleme in einen passiven Zustand der Abhängigkeit. Die mangelnde Aktivität wird z. B. am Herzen über eine Verlangsamung des Pulses, verminderte Erregbarkeit und Pumpkraft getriggert.

Der zentrale Konflikt ist der **Abhängigkeitskonflikt** (Störungen in der frühen Mutter-Kind-Beziehung). Dass die Störung einem bestimmten Konflikt entspricht, wird heute infrage gestellt.

Konzept der Objektbeziehungen

Melanie Klein und Donald Winnicott befassten sich mit der Bedeutung der frühen Bezugsperson-Kind-Interaktion für spätere Beziehungen und die Persönlichkeitsentwicklung.
Das Kind entwickelt nach Klein gegenüber dem idealisierten Bild von Bezugspersonen („Objekten"), insbesondere von Vater und Mutter, im Laufe der Entwicklung sehr früh zwei Positionen (Imago). Dabei kann das Kind ein gutes und ein böses Imago zur gleichen Person entwickeln. In Bezug auf die mütterliche Brust entwickelt sich z. B. ein Konflikt zwischen dem Wunsch nach Nähe einerseits und Verschmelzungsangst, Neid oder Gier andererseits.
In emotionaler Distanz bezieht das Kind zunächst eine **„paranoid-schizoide Position".** In der weiteren Entwicklung erkennt das Kind, dass sein Hass derselben Mutter gilt, von der auch Gutes kommt, und bezieht eine **„depressive Position"** mit Schuldgefühlen und Wiedergutmachungstendenzen.
Beide Positionen bleiben nach dieser Lehre als elementare Konstellationen bestehen und können zu gegebener Zeit aktualisiert werden.
Winnicott betont bei diesem Modell aber auch den Einfluss realer Umwelterfahrungen in der Entwicklung des Kindes. Mithilfe eines sog. **Übergangsobjekts** (Kuscheltier, Schmusedecke) entwöhnt sich das Kind von der engen mütterlichen Beziehung.
Winnicott interessierten außerdem die Phänomene einer **„Good-enough"-Mütterlichkeit** und deren Bedeutung für die kindliche Entwicklung. Sie beschreibt das unabdingbare Bedürfnis **des Kinds (der Patient*innen)** nach **Empathie** und die Fähigkeit der **Mutter (der Analytiker*innen),** sie zu gewähren. Damit spannt die Objektbeziehungstheorie auch einen Bogen zur Übertragung und Gegenübertragung in der Psychotherapie.

Theorie der De- und Resomatisierung

Max Schur beschrieb die Symptombildung in einer Gefahrensituation als eine Regression in ursprüngliche körperliche Veräußerungen von Bedürfnissen.
Normalerweise kommt es im Verlauf der Entwicklung zu einem Prozess der **Desomatisierung:** Nach der Geburt werden körperliche und psychische Bedürfnisse unbewusst und körperlich ausgedrückt (z. B. schreit das Neugeborene bei Hungergefühl). Bei einem gesunden Kind kommt es zu einer Reifung und Strukturierung des **Ichs.** Dadurch ist es ihm möglich, seine Bedürfnisse nun psychisch bewusst zu verarbeiten (Gefühle zu verbalisieren: „Ich habe jetzt Hunger"). Die anfangs somatisch geäußerten Bedürfnisse werden desomatisiert und nun adäquat verbal ausgedrückt.
Die frühen somatischen Reaktionsmuster können in starken psychosozialen Belastungssituationen wieder aktiviert werden. Es kommt dann zur **Resomatisierung:** Der Körper kann die Erregung in einer für ihn gefährlichen Auslösesituation nicht mehr mit seinem entwickelten, psychisch bewussten Verarbeitungsmuster bewältigen. Deshalb greift er auf kindliche Mittel der Konfliktlösung zurück. Eine Tachykardie wird z. B. nicht als Angst wahrgenommen, sondern als organische Funktionsstörung.

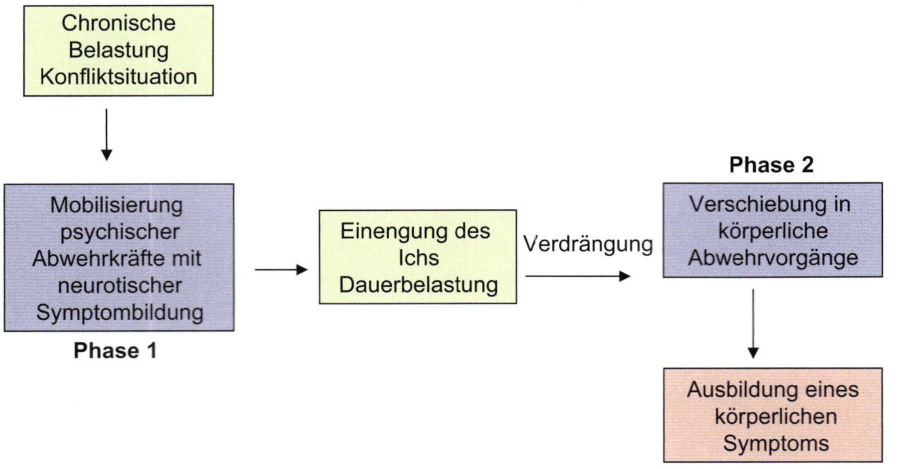

Abb. 1.2 Modell der zweiphasigen Verdrängung [O650]

> **Alexithymie** ist das Unvermögen, Gefühle hinreichend wahrzunehmen und zu beschreiben; alexithyme Patient*innen haben Schwierigkeiten, Gefühle von körperlichen Folgen auf eine Belastungssituation zu unterscheiden.

Konzept der zweiphasigen Verdrängung

Die Grundvoraussetzung menschlichen Lebens ist nach **Alexander Mitscherlich** die **Gleichzeitigkeit leiblicher und seelischer Prozesse.** So zeigt sich etwa seelische Anspannung auch durch körperliche Angespanntheit.
Entsteht ein Konflikt, wird versucht, diesen mit psychischen Mitteln zu lösen (1. Phase); eine neurotische Symptombildung kann entstehen. Kann das Ich dem Konflikt nicht auf Dauer standhalten, kommt es zu einer Verdrängung durch Verschiebung in körperliche Abwehrvorgänge, einer **„Flucht in die Krankheit“** (2. Phase). Diesen Vorgang zeigt → Abb. 1.2.

> Der organischen Symptombildung geht in jedem Fall der Konfliktlösungsversuch mit psychischen Mitteln voraus.

Alexithymiekonzept

Nach der französischen psychosomatischen Schule (Pierre Marty, Michel d'Uzan) besitzen Patient*innen mit psychosomatischen Krankheiten eine **spezifische Persönlichkeitsstruktur**

Tab. 1.1 Kennzeichen der psychosomatischen Persönlichkeitsstruktur nach Marty und d'Uzan

1. Operationales Denken	Schlechter Zugang zu seelischen Inhalten und schlechtes Ausdrucksvermögen von Gefühlen
2. Ich-Störungen	Partielle psychische Unreife
	Mangelhafte Symbolisierungsfähigkeit
	Beziehungsleere in Objektbeziehungen
	Unfähigkeit zu einer Übertragungsbeziehung in der Psychotherapie
3. Psychosomatische Regression	Regression auf ein primitives Abwehrsystem mit aggressiven und autodestruktiven Tendenzen in Form der Somatisierung
4. Projektive Verdopplung	Sieht die anderen stereotyp so wie sich selbst
	Verneint eigene Originalität und die der anderen

(→ Tab. 1.1). Sie sind unfähig, ihre Gefühle wahrzunehmen und mit Worten zu beschreiben. Auch andere Autor*innen beschreiben alexithyme Persönlichkeitszüge bei Menschen mit psychosomatischen Krankheiten.
Man kann heute sagen, dass Alexithymie tatsächlich häufiger bei psychosomatischer Erkrankung auftritt. Der fehlende Zugang zur Gefühlswelt betrifft aber Gesunde wie Kranke. Man kann die Alexithymie also als **Risikofaktor** zur Entwicklung körperlicher Symptome bei seelischer Belastung sehen.

Stressmodell

Stress ist nach **Hans Selye** eine Forderung an den Organismus, innere oder äußere Reize so zu verarbeiten, dass das biologische Gleichgewicht aufrechterhalten werden kann.
Dabei lässt sich Stress unterteilen in **Eustress,** der eine stimulierende Wirkung hat (z. B. Urlaubsplanung), und **Disstress,** der bei längerer Dauer oder großem Ausmaß schädigend wirkt (z. B. Prüfungen).
Die Grundlage des eher unspezifischen Stressmodells ist die Notfallreaktion. Sie ist bestrebt, durch eine komplexe vegetative Steuerung eine **„Homöostase“,** also ein inneres Gleichgewicht der Funktionen im Organismus, zu erhalten. Selye entwickelte daraus das **allgemeine Anpassungssyndrom** (general adaption syndrome, **GAS,** → Abb. 1.3):
Hat der Stress eine schädigende Wirkung auf den Organismus, kommt es zur Symptombildung, wobei das betroffene, meist schwache Organ vom Zufall bestimmt wird.
Dieses einfache Modell der Stresswirkung wurde in mehreren Richtungen erweitert. Zuerst muss festgestellt werden, dass Stress **individuell sehr unterschiedlich** empfunden wird (z. B. ist für manche ein Referat ein fördernder, ermutigender Eustress, während es für andere albtraumhaften Disstress bedeutet). Auch entsteht Stress nicht nur durch äußerliche Faktoren (z. B. Prüfungen, Beinbruch), **innerer Stress** (Probleme in der Partnerschaft oder Familie) ist für die Individuen oft stärker belastend. Auch Art und Weise der Stressbewältigung sind sehr unterschiedlich.

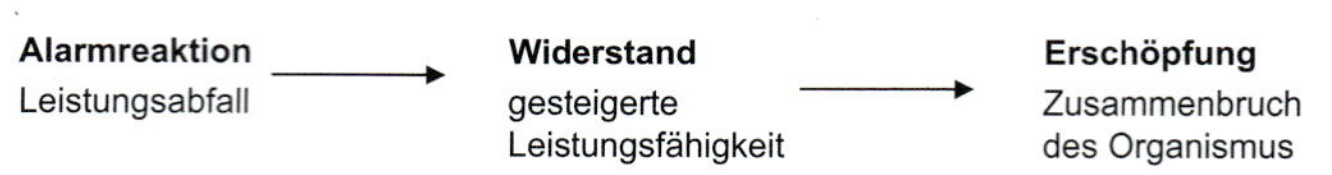

Abb. 1.3 Allgemeines Anpassungssyndrom nach Selye [O650]

Das sog. **„Burn-out-Syndrom“** stellt eine **Reaktion auf chronischen Stress** in Situationen anhaltender Belastungen und Überforderung am Arbeitsplatz dar. Symptomatisch entspricht das Burn-out-Syndrom einer depressiven Störung.
Die Erfassung von Zusammenhängen zwischen überdurchschnittlichen Belastungen und Lebensveränderungen, sog. Lebensereignisse oder Life-Events, ist Inhalt der **Life-Event-Forschung.** Solche Life-Events sind z. B. der Tod des Lebenspartners, Scheidung, Inhaftierung, Tod eines Familienmitglieds, schwere Krankheit, aber auch auf den ersten Blick positive Lebensereignisse wie Heirat, Pensionierung oder der Abschluss eines Studiums.

Psychosomatische Grundstörung und Repräsentanzen

Michael Balint ist v. a. durch die Einführung der „Balint-Gruppen“ bekannt, in denen der Einfluss der Psychodynamik zwischen Behandler*in und Patient*in herausgearbeitet wird und so eine Verbesserung der therapeutischen Maßnahmen ermöglicht wird.

Michael Balint beschäftigte sich vorrangig mit der psychologischen Entwicklung durch frühkindliche Erfahrungen und die Beziehung zur Mutter. In dieser frühen Mutter-Kind-Beziehung kann es zur Repräsentation einer sicheren Bindung kommen. Eine Mutter kommt z. B. nach Abwesenheit in den Raum, in dem sich das Kind befindet. Bei einer sicheren Bindung wartet das Kind zuversichtlich auf die Wiederkehr der Mutter. Bei der Repräsentation einer unsicheren Bindung fühlt sich das Kind fehlerhaft und nicht liebenswert, es rechnet nicht mit einem Entgegenkommen der Mutter. Eine sichere Bindung wird als Schutzfaktor gegenüber psychischen Erkrankungen betrachtet.
Michael Balint und Peter Kutter sprechen von **„zwei Ebenen der analytischen Arbeit“** in der psychosomatischen Medizin:
- **1. Ebene = Ebene der Ödipalproblematik:** analytische Arbeit mithilfe der klassischen analytischen Technik durch Deutung, Übertragung, Gegenübertragung und Widerstand
- **2. Ebene = Ebene der Grundstörung:** entwickelt sich auf einer sehr frühen Ebene der „Objektbeziehung“, frühe Bereiche der Mutter-Kind-Beziehung („primäre Liebe“)

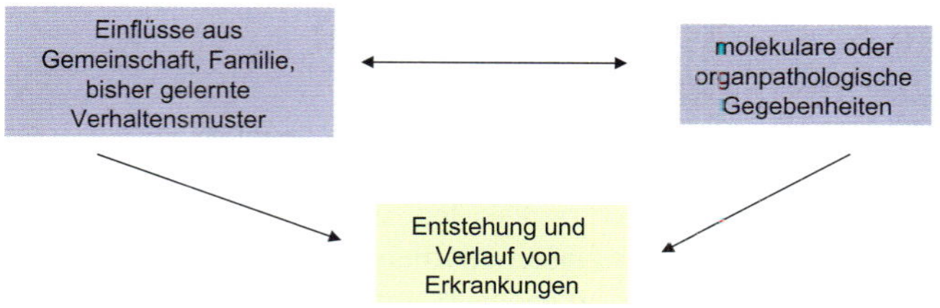

Abb. 1.4 Biopsychosoziales Krankheitsmodell [O650]

Biopsychosoziales Krankheitsmodell

Das biopsychosoziale Krankheitsmodell, welches v. a. von **Thure von Uexküll** in die Psychosomatik eingeführt wurde, geht von unterschiedlich beobachtbaren Ebenen aus, die miteinander in Wechselwirkung stehen und sich gegenseitig beeinflussen (→ Abb. 1.4).
Das Modell berücksichtigt die Komplexität menschlichen Seins. Gesundheit ist ein erfolgreicher Anpassungsprozess auf biochemischer, physiologischer, immunologischer, sozialer und kultureller Ebene.
Psychosomatik ist somit die Wissenschaft von der gegenseitigen Beeinflussung biopsychosozialer Vorgänge und deren Bedeutung für Gesundheit und Krankheit des Menschen.

Integratives Krankheitsmodell

Herbert Weiner bevorzugt ein sog. **integratives Modell.** Er beschreibt die Gesundheit als **erfolgreiche psychobiologische Anpassung** an die Umwelt. Folglich verursacht ein Zusammenbruch dieser Anpassung Krankheit. Die Genese ist dabei **multifaktoriell** (die beeinflussenden Faktoren sind genetisch, bakteriell, immunologisch, nutritiv, entwicklungsbestimmt, psychologisch und sozial).

Zusammenfassung

- Die Psychosomatik beschäftigt sich in Bezug auf Krankheiten mit körperlich-seelisch-sozialen und biopsychosozialen Wechselwirkungen. Dabei bleibt in einzelnen Fällen die Frage ungeklärt, ob psychische oder körperliche Vorgänge Folge oder Ursache dieser Wechselwirkungen sind. Wichtig erscheint das Zusammenspiel von Psyche und Körper (Soma).
- Es gibt verschiedene Modelle zum Verständnis hinsichtlich der Entstehung und Aufrechterhaltung psychosomatischer Erkrankungen. Sie bauen z. T. aufeinander auf, stellen verschiedene Sichtweisen dar oder können einander ergänzen.

Die Anamneseerhebung in der psychosomatischen Medizin

Im Rahmen einer psychosomatischen Grundversorgung bzw. der allgemeinen „patientenzentrierten Medizin" sollten alle Fachärzt*innen die **Grundregeln der psychosomatischen Anamneseerhebung** beherrschen (→ Tab. 2.1). Sie dient hauptsächlich folgenden Aufgaben:

- **Beziehungsaufbau** zwischen Behandler*in und Patient*in im Sinne eines Arbeitsbündnisses: Vertrauen, Interesse zeigen, Hilfe anbieten
- **Erarbeitung** und Verständnis der **biografischen Situation** der Erkrankung: Krankheitsbedeutung für Betroffene und deren Umgebung
- **Beschwerdeerfassung** und Erarbeitung des Krankheitsbilds: Das Ziel ist die Diagnosestellung.

Das Anamnesegespräch soll dabei nicht ein Abfragen bestimmter Symptome darstellen, sondern Patient*innen Raum für ihre persönliche Reihenfolge und Wichtigkeit bestimmter Ereignisse lassen. Die erfassten Daten sollten **anschließend** nach folgender Einteilung geordnet werden:

1. Aktuelles Leiden
2. Persönliche Anamnese
3. Familienanamnese
4. Entwicklungs- und Sozialanamnese
5. Systemübersicht der Symptome einzelner Organe

Während des Interviews sollten möglichst **offene Fragen** („W-Fragen") gestellt werden. Direkte Fragen sollten nach Möglichkeit vermieden werden. Die **Beobachtung der Körpersprache,** der Art des Gesichtsausdrucks und der Redeweise der Patient*innen im Zusammenhang mit dem Gesprächsinhalt sowie ihre Persönlichkeit sind ebenfalls wichtig.

Verhaltenstherapeutische Diagnostik/ Problemanalyse

Im Mittelpunkt der verhaltenstherapeutischen Diagnostik steht die **Problemanalyse,** aus der sich Therapieziele und Therapieplanung ableiten. Die Problemanalyse will herausfinden:

- Welche Problembereiche verändert werden sollen (**Motivationsanalyse**)
- Welche Faktoren diese Problembereiche aufrechterhalten (**funktionale, kognitive und Interaktionsanalyse**)
- Welche Veränderungen realistisch möglich sind

Verschiedene Verfahren eignen sich dabei für die verhaltenstherapeutische Diagnostik:

- Das diagnostische Gespräch (**Exploration**)
- Die **Verhaltensbeobachtung** (im Alltag, in Rollenspielen etc.)
- **Verhaltenstests**
- **Fragebögen,** Tagebücher, Diagramme
- Psychophysiologische Messungen (**Biofeedback**)

Tab. 2.1 Psychosomatische Anamneseerhebung nach Morgan und Engel

1. Schritt	Die Ärztin stellt sich dem Patienten vor und begrüßt ihn.
2. Schritt	Sie erfragt das aktuelle Befinden des Patienten.
3. Schritt	Sie bittet den Patienten, alle Beschwerden zu beschreiben, die ihn in die Praxis/Klinik geführt haben.
4. Schritt	Die Ärztin geht die aktuellen Beschwerden einzeln durch, hierbei sind neben der zeitlichen Reihenfolge des Auftretens auch die Wechselwirkungen wichtig. Jedes Symptom wird nach folgenden Kategorien untersucht: • Lokalisation (des Schmerzes) • Qualität (brennend, stechend, dumpf?) • Zeitliche Zusammenhänge (Wann trat der Schmerz auf? Verlauf: Dauerschmerz vs. periodisch auftretender Schmerz?) • Begleitumstände (Anstrengung, Stress?) • Einflüsse, die verstärkend oder lindernd einwirken
5. Schritt	Sie erkundigt sich nach früheren Beschwerden des Patienten.
6. Schritt	Sie durchleuchtet die aktuellen Lebensumstände des Patienten sowie die frühere Entwicklung.
7. Schritt	Die Ärztin verschafft sich eine Systemübersicht, indem sie systematisch nach Beschwerden in jeder Körperregion fragt.
8. Schritt	Abschließend fragt sie den Patienten, ob die Anamnese aus seiner Sicht vollständig ist und klärt ihn über die nun folgenden Untersuchungen auf.

Psychologische Testverfahren

Es gibt viele verschiedene psychologische Testverfahren mit unterschiedlichen Diagnoseschwerpunkten, die in der Psychiatrie und in der psychosomatischen Medizin eingesetzt werden können. Sie alle sollten jedoch folgende Eigenschaften besitzen:

- **Objektivität:** Testergebnisse von Untersucher*in unabhängig
- **Reliabilität:** Verlässlichkeit des Testverfahrens
- **Validität:** Genauigkeit des Testverfahrens
- **Normierung:** Vergleich der Ergebnisse mit Referenzwerten
- **Praktikabilität:** Durchführung bei geringem Aufwand möglich

Standardisierte Untersuchungsmethoden

Sie dienen der Objektivierung und Quantifizierung psychopathologischer Befunde mithilfe von Fremd- und Selbstbeurteilungsskalen.

Fremdbeurteilungsverfahren Sie werden durch geschulte Beobachter*innen, also durch Ärzt*innen, Psycholog*innen und Pflegepersonal, durchgeführt. Durch diese sachverständige Beurteilung werden einerseits Fehleinschätzungen durch verzerrte Selbstwahrnehmung verringert, andererseits jedoch kann die Objektivität auch z. B. unter der Erwartungshaltung der Beobachter*innen leiden. Beispiele sind die **Hamilton-Depressionsskala (HAMD)** und **Mini-Mental State Examination (MMSE)** zur Diagnose von Demenzen.

Selbstbeurteilungsverfahren Mit ihrer Hilfe können sich Patient*innen selbst auf Schätzskalen beurteilen. Dies hat den Vorteil, dass untersucherbedingte Verzerrungen eingedämmt werden, birgt aber auch das Risiko, dass Patient*innen im Sinne einer sozialen Erwünschtheit das Ergebnis verfälschen. Beispiel ist das **Beck-Depressions-Inventar.**

Testpsychologische Untersuchungsmethoden

Diese Untersuchungsmethoden werden im Rahmen einer **„Leistungsdiagnostik"** zur Objektivierung kognitiver Funktionen wie Intelligenz, Aufmerksamkeit, Konzentration und Gedächtnis, z. B. bei angeborenem oder früh erworbenem Intelligenzmangel oder bei demenziellem Abbau, herangezogen. Ziel ist es, eine Leistungsminderung bzw. das Leistungspotenzial Betroffener quantifizieren zu können. In Deutschland ist der **Hamburg-Wechsler-Intelligenztest für Erwachsene (HAWIE)** zur Beurteilung einer Intelligenzminderung am verbreitetsten, der allerdings eine gewisse Abhängigkeit vom Bildungsstand aufweist. Zur Überprüfung von Aufmerksamkeitsdefiziten bietet sich der **Aufmerksamkeits-Belastungstest d2** an. Die **Wechsler Memory Scale Revised (WMS-R)** wird zur Testung der Gedächtnisfunktion eingesetzt.

Persönlichkeitstests

Die Persönlichkeitstests dienen der Standardisierung von Persönlichkeitsstrukturen, meist in Form von Selbstbeurteilungsverfahren. Mithilfe einer **Kontrollskala (Lügenskala)** kann der Wahrheitsgehalt des ausgefüllten Fragebogens überprüft werden. In Deutschland wird hauptsächlich das **Freiburger Persönlichkeitsinventar (FPI)** verwendet.

Operationalisierung nach ICD und DSM

International gibt es zwei Klassifikationssysteme zur Standardisierung psychischer Störungen, die der **Operationalisierung diagnostischer Begriffe,** also der Angabe definierter Ein- und Ausschlusskriterien für eine Diagnose, dienen.
Das **DSM-System** (Diagnostic and Statistical Manual of Mental Disorders) wurde 1952 von der American Psychiatric Association entwickelt und ist eine multiaxiale Klassifikation mit fünf Achsen:

- **Achse I:** aktuelles psychopathologisches Syndrom
- **Achse II:** Persönlichkeitsstörungen
- **Achse III:** körperliche Erkrankung
- **Achse IV:** situative Auslöser
- **Achse V:** soziale Adaption

Die aktuelle 5. Auflage **DSM-5** ist in der amerikanischen Psychiatrie verbindlich und wird heute in der internationalen wissenschaftlichen Literatur ebenfalls bevorzugt.
Die **ICD-10** (International Classification of Diseases) wurde 1991 von der WHO erarbeitet, um ein international akzeptiertes und vergleichbares System (psychischer) Störungen, also eine **Standardisierung** zu schaffen.
Die diagnostische Hauptgruppe für psychische Störungen ist die Gruppe F:

- **F0:** organische einschließlich somatischer psychischer Störungen
- **F1:** psychische und Verhaltensstörungen durch psychotrope Substanzen (Suchterkrankungen)
- **F2:** Schizophrenie, schizotype und wahnhafte Störungen
- **F3:** affektive Störungen
- **F4:** Belastungs- und somatoforme Störungen
- **F5:** Verhaltensauffälligkeiten im Zusammenhang mit körperlichen Störungen oder Faktoren
- **F6:** Persönlichkeits- und Verhaltensstörungen
- **F7:** Intelligenzminderung
- **F8:** Entwicklungsstörungen
- **F9:** Verhaltensstörungen und emotionale Störungen mit Beginn in Kindheit und Jugend

Nach elfjähriger internationaler gemeinschaftlicher Entwicklungsarbeit hat die WHO im Juni 2018 die ICD-11 vorgestellt und im Mai 2019 auf der 72. Weltgesundheitsversammlung (World Health Assembly) verabschiedet. Die ICD-11 ist zwar am 1. Januar 2022 in Kraft getreten, jedoch ist der zukünftige Einsatz in Deutschland derzeit noch Gegenstand von Evaluierungen und Beratungen zwischen dem Bundesgesundheitsministerium, den medizinischen Fachgesellschaften (AWMF) und weiteren Instituten. Es ist daher davon auszugehen, dass die Umsetzung der ICD-11 in Deutschland erst in einigen Jahre erfolgen wird.

Zusammenfassung

- Die Anamneseerhebung in der psychosomatischen Medizin sollte im Sinne einer „patientenzentrierten Medizin" allgemein beherrschbar sein und sieht folgende Vorgehensweise vor: Aufbau einer Beziehung, Erarbeitung eines Krankheitsverständnisses und Beschwerdeerfassung. Dabei ist es wichtig, v. a. offene Fragen zu stellen und auf Körpersprache zu achten.
- Im Mittelpunkt der verhaltenstherapeutischen Diagnostik stehen die Problemanalyse, die Motivation, Hintergründe, aufrechterhaltende Faktoren und Interaktionsmuster mithilfe folgender Techniken analysiert: Exploration, Verhaltensbeobachtung, Verhaltenstests, Fragebögen und Biofeedback.
- Psychologische Testverfahren lassen sich einteilen in:
  - Standardisierte Untersuchungsmethoden zur Objektivierung und Quantifizierung psychopathologischer Befunde in Form von Fremd- und Selbstbeurteilungsverfahren
  - Testpsychologische Untersuchungsmethoden zur Objektivierung kognitiver Funktionen im Rahmen einer „Leistungsdiagnostik"
  - Persönlichkeitstests zur Standardisierung von Persönlichkeitsstrukturen
- Zur Standardisierung psychischer Störungen existieren international zwei Klassifikationssysteme, die ICD (International Classification of Diseases) der WHO und das DSM (= Diagnostic Statistical Manual) der American Psychiatric Association. Beide Systeme dienen der Operationalisierung diagnostischer Begriffe, der Angabe definierter Ein- und Ausschlusskriterien für eine Diagnose.

Menschliche Grundbedürfnisse

Menschliche Grundbedürfnisse können unterschieden werden in emotionale, triebhafte und primäre Grundbedürfnisse.

Folgende Bedürfnisse sind nach Ansicht der Neurosenpsychologie **triebhafte Grundbedürfnisse,** welche im **Es** (→ Kap. 5) als **primäre Impulse** definiert werden:

Abhängigkeitsbedürfnisse Sie hängen eng mit den **Zärtlichkeits- und Anlehnungsbedürfnissen** zusammen und entsprechen einem Bedürfnis nach Passivität. Durch eine oder mehrere Bezugspersonen, deren interessierte, zuwendende und fürsorgende Anteilnahme erfolgt die Befriedigung. Vorherrschend sind Bedürfnisse nach Folgendem:

- Körperlichem Kontakt
- Getragen zu werden
- Sich anzuklammern
- Interesse
- Angenommen zu werden
- Emotionaler Zuwendung

Beispiel: Eine pathologische Entwicklung durch nicht befriedigte Abhängigkeitsbedürfnisse zeigte sich bei Kaspar Hauser. Kasper Hauser wuchs ohne menschlichen Kontakt auf und erhielt lediglich Nahrung; dies führte zu einer sozialen Deprivation und später dazu, dass Kaspar Hauser nicht mehr sozial lebensfähig war.

Autonomiebedürfnisse In der **analen Phase** (→ Kap. 4) treten die ersten natürlichen Autonomiebedürfnisse des Kleinkinds auf, die einem **Bedürfnis nach Aktivität** entsprechen und häufig aggressiv durchgesetzt werden (Trotzphase). Das Kind macht in seiner Entwicklung die Erfahrung, selbst etwas zu wollen und selbst etwas zu können. Es versucht, sich von den Eltern zu entfernen. Die Eltern haben Angst, das Kind zu verlieren. Um dies zu verhindern, wird häufig eine restriktive oder überfürsorgliche Erziehung angewandt. Diese Eltern werden auch als overprotective bezeichnet.

Bindungsbedürfnisse Sie entsprechen einem angeborenen Bedürfnis nach Befriedigung.

Sexuelle Bedürfnisse Nach Freud sind diese Bedürfnisse bzw. die nicht ausgelebte Triebhaftigkeit für die Entstehung von Neurosen von besonderer Bedeutung. Diese Ansicht ist von der Sexualwissenschaft weitestgehend relativiert worden.

Aggressive Bedürfnisse Sie spielen bei vielen Neurosen eine wichtige Rolle. Während der **analen Phase** (→ Kap. 4) kommt es zu einer verstärkten Auseinandersetzung mit den aggressiven Bedürfnissen, v. a. den **Autonomiebedürfnissen** (s. o.). Dieser Entwicklungszeitraum ist wegweisend für den späteren Umgang mit den eigenen Aggressionen. Wichtig ist, dass das Kind lernt, sie zu **akzeptieren,** sie **kontrolliert für seine Ziele einzusetzen** und sie nicht zu unterdrücken.

Narzisstische Bedürfnisse Diese Bedürfnisse kann man auch als innere Kräfte ansehen, die dem Menschen bei der Erhaltung eines für ihn vereinbaren Selbstbilds helfen und somit ein gewisses Maß an Selbstwertgefühl aufrechterhalten. Sie sind gleichbedeutend mit einem Bedürfnis nach stabiler Identität, Akzeptanz und Bedeutung. Die Befriedigung narzisstischer Bedürfnisse entspricht einer **Steigerung des Selbstwertgefühls** und somit einem Grundbedürfnis, welches das Selbstwertgefühl stabilisiert. Erst die deutliche Fokussierung auf die eigene Person und die egoistische Betrachtung unter Einschränkung und Abwertung der Kommunikation mit anderen Personen machen schließlich den pathologischen Narzissmus aus.

Affekte

Affekte (*lat.* affectus = Gemütsverfassung) sind zeitlich begrenzte intensive Gefühlsregungen, wie z. B. Zorn, Wut, Hass, Freude, Ekel und andere, die sich mimisch ausdrücken und häufig auch mit einer körperlichen Reaktion einhergehen (z. B. Erröten, Schwitzen).

Es gibt Störungen, bei denen Patient*innen diese Affekte nur schwer kontrollieren können und impulsive Affekthandlungen ausführen (z. B. Borderline-Persönlichkeitsstörung, →Kap. 12 und →Kap. 13).
In Abgrenzung zu den Affekten stehen die **Stimmungen,** die länger andauern und weniger intensiv sind (z. B. „gut drauf sein"), und die **Emotionen,** die aus vielen verschiedenen Komponenten bestehen, wie Gefühle, Kognitionen, Ausdruck etc.
Im Folgenden soll auf die häufigsten Affekte genauer eingegangen werden.

Angst

Realangst Die Realangst ist die Angst vor realer äußerer Bedrohung. Sie ist für das **Überleben** des Individuums unerlässlich. In der Ausprägung der Angst gibt es **starke Unterschiede zwischen den Menschen.** Die einen entwickeln häufiger und rascher Angst, die anderen dagegen bleiben in den gleichen Situationen gelassener und entspannter. Ein Beispiel ist die Angst vor der erlebten Insektengiftallergie.

Neurotische Angst Die neurotische Angst ist Angst aus einer innerlich erlebten Bedrohung oder auch aus einem internalisierten Konflikt heraus (z. B. Herzneurose). Bei der Entstehung einer Neurose kommt es zur Verstärkung der Realängste. Ein aktueller Konflikt kann zur Regression und damit zur **Reaktivierung infantiler Ängste** (z. B. Verlassenheitsängste) führen. Die **Realängste des Kinds** können beim Erwachsenen als **neurotische Ängste** in Konfliktsituationen wieder auftauchen.

Angstvermeidung Neurotisch gefährdete Personen empfinden Ängste als unerträglich. Sie versuchen, sie zu verleugnen, zu verdrängen oder auf die Außenwelt zu projizieren. Es kommt zum **Rückzug von allen Angst- und Gefahrensituationen** und die Angstvermeidung beherrscht die Person (z. B. Sozialphobie). Der übermäßige Gebrauch von Abwehrmechanismen führt dann zu einer Neurose.
Einen Schutz der psychischen Gesundheit bietet die Zuflucht in „aktive Maßnahmen, z. B. den Fokus auf das logische Denken zu legen und sich innerlich von Angstgefühlen zu distanzieren durch Vergegenwärtigung der aktuellen Emotion", tatkräftige Veränderung der Außenwelt, aber auch aggressive Gegenmaßnahmen (kontraphobische Vermeidung, z. B. Bungee-Jumping bei Höhenangst).

Abwehr

Die Begriffe „Abwehr" und „Verdrängung" gehen auf Sigmund Freud zurück. Die Abwehr führt zu einem Schutz des **Ichs** vor den Ansprüchen des **Es** (→Kap. 5). Bedrohliche, angsterregende und unangenehme Situationen, Gedanken und Handlungen sollen durch Abwehr vermieden werden.
Seine Tochter **Anna Freud** unterschied 1936 verschiedene **Abwehrmechanismen,** wie Regression, Projektion, Intellektualisierung etc. (→Kap. 5), die in primäre und sekundäre (reife) Abwehrmechanismen klassifiziert werden. Sie werden von jedem Menschen gebraucht, ein übermäßiger Einsatz kennzeichnet jedoch eine neurotische Entwicklung.

Wut

Die Wut mobilisiert Kräfte zum **Widerstand gegen Einschränkungen der Person** und kann zum Stressor werden. Wut ist individuell sehr unterschiedlich auslösbar, hängt aber meist mit Frustrationen wie Zielbehinderungen, Schadenszuführungen, drohendem Verlust, Beleidigungen, Übervorteilungen, Zwängen etc. zusammen. Wut spielt auch bei den **Autonomiebedürfnissen** (s. o.) eine große Rolle und wird vom Kleinkind im Rahmen der Trotzphase bei dem Versuch, seine Bedürfnisse zu stillen, unkontrolliert eingesetzt.

Scham

Scham, Takt, Geheimnisse, Schweigepflicht etc. sind **Schutzmaßnahmen,** um das Innerste unverletzlich zu halten. Dieser Selbstschutz hindert uns auch daran, Grenzen anderer taktlos zu durchbrechen. Bei einer körperlichen oder geistigen Bloßstellung kommt es zu einer **Verletzung des erworbenen Selbstbilds.** Es besteht die Gefahr, einen Makel zu entdecken. Das dabei entstehende Schamgefühl ist nicht immer ausschließlich aktuell, sondern es sind auch verlernte und verdrängte Schamgefühle möglich.

Trauer

Die Trauer stellt eine **prozesshafte Auseinandersetzung** mit einem Verlust dar und ist ein Stadium der Depression in der Phase des Abschiednehmens. Dabei dient die Traurigkeit dem Ausdruck und der Ablösung vom Verlust.
Elisabeth Kübler-Ross, amerikanische Psychiaterin und Begründerin der Sterbeforschung und -begleitung, teilte das Abschiednehmen 1982 in **fünf verschiedene Stadien** ein (→ Tab. 3.1).
Bei diesen Phasen handelt es sich um unbewusste Strategien zur Bewältigung des Verlusts. Sie können zeitweise auch nebeneinander existieren und von unterschiedlicher Dauer sein. Manche Phasen können auch übersprungen werden. Sie werden sowohl von Sterbenden als auch von Trauernden erlebt.

Tab. 3.1 Fünf Phasen des Sterbens nach Kübler-Ross

Nicht-wahrhaben-Wollen	Abwehr, Isolierung
Sich aufbäumen	Zorn, Neid auf Nichterkrankte
Feilschen	Verhandeln, Flucht in die Regression
Trauern	Depression
Sich fügen	Zustimmung, Akzeptanz, Hoffnung

Zusammenfassung

- Menschliche Grundbedürfnisse werden in der Neurosenpsychologie als triebhafte Grundbedürfnisse oder primäre Impulse des Es bezeichnet und folgendermaßen eingeteilt:
  - Abhängigkeitsbedürfnisse
  - Autonomiebedürfnisse
  - Sexuelle Bedürfnisse
  - Aggressive Bedürfnisse
  - Narzisstische Bedürfnisse
- Affekte sind zeitlich begrenzte intensive Gefühlsregungen, wie z. B. Ärger, Zorn, Wut, Hass, Freude und Ekel, die häufig auch mit einer körperlichen Reaktion einhergehen (z. B. Erröten, Schwitzen). Ihnen stehen die Stimmungen, die länger andauern und weniger intensiv sind (z. B. „gut drauf sein"), und die Emotionen, die aus vielen verschiedenen Komponenten bestehen, wie Gefühle, Kognitionen, Ausdruck etc., gegenüber.

Psychoanalytisches Modell nach Freud

Sigmund Freud erarbeitete anhand von Informationen aus Therapiegesprächen mit Patient*innen das **Phasenmodell der psychosexuellen Entwicklung.** Es entspricht einem **triebtheoretischen Entwicklungsmodell,** in dem vom Lebensalter abhängige Körperfunktionen die psychische Reifung des Kinds prägen. Traumatisierungen in den einzelnen Phasen führen zu phasenspezifischen neurotischen Störungen.

Taktile Phase Harald Schultz-Hencke (1927) beschreibt die Haut als Ausgangspunkt von Bedürfnissen nach Wärme, Trockenheit, zärtlichem Hautkontakt und Gestreicheltwerden. Die **Entwicklung des Taktgefühls** ist dabei eine wesentliche Voraussetzung für einen glückenden Gefühlsaustausch. In den **ersten Lebenswochen bis** zum ersten Lächeln im **2. oder 3. Monat** herrschen zunächst diese objektlosen Sinneseindrücke vor. Sie ermöglichen durch die regelmäßige Wiederkehr derselben Person und deren Zuwendung die Entwicklung einer positiven emotionalen Bindung. Es entwickelt sich das erste Vertrauen (Riemann 1963).

Orale Phase Im **1. Lj.** des Kinds liegt eine enge Mutter-Kind-Beziehung vor. Der Schlaf und die Ernährung sind die wichtigsten Aktivitäten, wobei das Kind durch Saugen einen oralen Lustgewinn hat. Das günstige Klima des Körperkontakts wirkt in dieser Zeit als emotionale und soziale Quelle des **Urvertrauens.**

Anale Phase Im **2. und 3. Lj.** setzt die Sauberkeitserziehung ein. Die Körperschließmuskeln werden zunehmend beherrscht. Dabei wird die Stimulation der Darmschleimhaut als lustvoll empfunden. Es kommt zu ersten Auseinandersetzungen zwischen dem aufkeimenden Willen des Kinds, den **Autonomiebedürfnissen,** und der elterlichen Autorität. Die psychischen Themen sind Ordnung und Macht, Behalten und Hergeben, Beharren auf rigiden Einstellungen, aber auch die Freude an kreativem Gestalten.

Ödipale Phase Sie entspricht der phallischen Phase. Im **4. und 5. Lj.** entdeckt das Kind den anatomischen Geschlechtsunterschied. Der eigene Körper wird erforscht, verbunden mit sog. **Kastrationsangst** beim Jungen und **Penisneid** beim Mädchen. Der Vater wird vom Sohn als Konkurrent beim Werben um die Gunst der Mutter empfunden. Es entsteht die ödipale Situation. **Geschlechtsrollenkonforme Verhaltensweisen** entwickeln sich durch die Identifikation mit dem gleichgeschlechtlichen Elternteil.

Latenzphase Vom **6. Lj. bis zur Pubertät** besteht **„Triebruhe"**. In dieser Zeit sollte ein positives Leistungsgefühl erworben werden, um ein gutes Selbstwertgefühl zu entwickeln.

Genitale Phase Diese **Jugend- oder Adoleszenzzeit** ist der Übergang vom Kind zum Erwachsenen. Ein hormonell bedingter Reifungsschub leitet die Entwicklung zu einer sexuell funktionsfähigen Person ein. Es wird eine **reife Geschlechtsidentität** entwickelt. Eine sexuell reife Entwicklung bedeutet dabei, sich dem eigenen Geschlecht zuzuwenden und sich damit zu identifizieren bei gleichzeitiger libidinöser Annäherung an einen gleichwertigen Sexualpartner.

Kritisch ist dabei anzumerken, dass Freud sein Entwicklungsmodell hauptsächlich auf Erinnerungen von Patient*innen basierte und nicht auf die systematische Beobachtung von Kindern.

Aus diesem Grund wurde es später durch andere Analytiker*innen erweitert, z. B. durch Erik Erikson, der das **Stufenmodell der psychosozialen Entwicklung** erarbeitete.

Kognitive Entwicklung nach Piaget

Nach Jean Piaget (1896–1980), einem Schweizer Entwicklungspsychologen, der sein **kognitives Entwicklungsmodell** auf die Beobachtung von Kindern stützte, durchläuft das Kind vier intellektuelle Entwicklungsstadien (→ Tab. 4.1).

Tab. 4.1 Kognitive Entwicklungsstadien nach Piaget

Stadium	Beschreibung und typische Merkmale
Sensomotorische Phase (bis ca. 2. Lj.)	Erfahren der Welt durch sensorische und motorische Interaktion mit der Umwelt: Sehen, Hören, Anfassen, In-den-Mund-Nehmen • Entwicklung von Objektpermanenz (ca. ab dem 6. Monat): Wissen, dass ein Gegenstand weiter existiert, auch wenn er gerade nicht wahrgenommen wird (Baby sucht nach seinem Spielzeug, wenn man es versteckt) • Fremdeln • Herausfinden von Zweck-Mittel-Verknüpfungen und Ursache-Wirkungs-Prinzipien durch experimentelles Ausprobieren
Präoperationales Denken (2.–7. Lj.)	Darstellen von Dingen mit Worten und Bildern, noch kein logisches Denken • Egozentrismus: Kind sieht alles aus seiner Perspektive, kann nicht den Standpunkt eines anderen einnehmen. Beispiel: Verstellt ein Vorschulkind die Sicht auf den Fernseher, tut es das, weil es glaubt, man sähe das Gleiche wie es selbst. Denkweisen: animistisch (keine Unterscheidung zwischen belebten und unbelebten Gegenständen); finalistisch (Natur ist da, um dem Menschen zu helfen, z. B. Bäume für Schatten); artifiziell (alles wurde von jemandem gemacht). Das Vorschulkind nimmt zwar egozentrisch wahr, entwickelt aber dennoch allmählich die Fähigkeit, innere Zustände und Absichten anderer zu erkennen. • Zentrierung: Aufmerksamkeit kann nicht auf mehrere Dinge gleichzeitig gerichtet werden. • Kein Konzept für Mengenerhaltung: Gießt man den Inhalt eines breiten, niedrigen Gefäßes in ein schmales, hohes, glaubt das Kind, im hohen sei mehr Flüssigkeit. Weil sich die Form geändert hat, glaubt es, auch die Menge habe sich geändert. • Symbolhaftes Spielen (So-tun-als-ob-Spiele) • Sprachentwicklung
Konkret-operationales Denken (7.–11. Lj.)	Logisches Denken, auch in Umkehrung („Denken siegt über Wahrnehmung"), Erfassen von Analogien • Logisches Nachdenken über konkrete Ereignisse • Durchführen mathematischer Transformationen • Verstehen von Mengenerhaltung
Formales Denken (ab 11. Lj.)	Denken über eine vorgegebene Situation hinaus, Nutzung zusätzlicher Informationen zur Problemlösung • Gedankenexperimente: Hypothetisch angenommene Sachverhalte können in das Denken einfließen. • Abstrakte Logik

Dabei spielen **Assimilation** (Neues wird in bekannte Strukturen eingefügt) und **Akkommodation** (bestehende Strukturen werden neuen Situationen und Umständen angepasst) herausragende Rollen. Das Kind steht in ständigem Austausch mit seiner Umwelt und ist in der Lage, Erlerntes durch neue Erfahrungen abzuändern bzw. zu vervollständigen. Dieser Vorgang entspricht einer kognitiven Anpassung und wird auch als **Adaption** bezeichnet.

Risikofaktoren und protektive Faktoren der Entwicklung

In Langzeitstudien, z. B. der Grant-Studie, wurden Menschen und ihre Entwicklung über Jahrzehnte hinweg unter der Fragestellung

beobachtet, welche Bedingungen für das Auftreten psychogener und psychosomatischer Erkrankungen objektivierbar sind und welche Bedingungen davor schützen.
Es konnte eindeutig belegt werden, dass biografische Traumatisierungen, also Entwicklungsschäden, eine höhere Bedeutung für die Entstehung neurotischer Störungen haben als Entwicklungskonflikte. Entwicklungsdefizite treten zudem gehäuft in sozial schwachen Schichten auf.
Aus verschiedenen Studien ergaben sich folgende biografische **Risikofaktoren** für die Entstehung psychischer Erkrankungen (nach Hoffmann und Egle 1996):

- Niedriger sozioökonomischer Status und schlechte Schulbildung der Eltern
- Mütterliche Berufstätigkeit im 1. Lj.
- Große Familien und sehr wenig Wohnraum
- Kontakte mit Einrichtungen der „sozialen Kontrolle“
- Kriminalität oder Dissozialität eines Elternteils
- Chronische Disharmonie/Beziehungspathologie in der Familie
- Schwere körperliche Erkrankung/psychische Störungen der Mutter/des Vaters
- Unerwünschtheit
- Alleinerziehende Mutter
- Autoritäres väterliches Verhalten
- Sexueller und/oder aggressiver Missbrauch
- Verlust der Mutter
- Häufig wechselnde frühe Beziehungen
- Schlechte Kontakte zu Gleichaltrigen
- Altersabstand zum nächsten Geschwister < 18 Monate
- Uneheliche Geburt
- Genetische Disposition

Entscheidend ist dabei die Summe mehrerer Risikofaktoren, einzelne Punkte spielen eher eine untergeordnete Rolle. Außerdem kann nicht mehr davon ausgegangen werden, dass diese Risikofaktoren eine Störung verursachen, sondern dass durch sie lediglich eine erhöhte **Vulnerabilität** entsteht.
Gleichermaßen ergaben sich aber auch **positive Faktoren** der Entwicklung, die eine **protektive Wirkung** auf die Entstehung psychischer Erkrankungen haben (nach Hoffmann und Egle 1996):

- Dauerhafte, gute Beziehung zu mindestens einer primären Bezugsperson
- Großfamilie/kompensatorische Elternbeziehung/Entlastung der Mutter
- Insgesamt attraktives Mutterbild
- Gutes Ersatzmilieu nach frühem Mutterverlust
- Mindestens durchschnittliche Intelligenz
- Robustes, aktives und kontaktfreudiges Temperament
- Soziale Förderung (z. B. Jugendgruppen, Schule, Kirche)
- Verlässlich unterstützende Bezugspersonen im Erwachsenenalter
- Lebenszeitlich späteres Eingehen „schwer auflösbarer Bindungen“
- Geringere Risikogesamtbelastung

Zusätzlich zu allen o. g. Faktoren spielt das **Geschlecht** eine herausragende Rolle. Insgesamt weisen Mädchen nämlich im Vergleich zu Jungen eine geringere Vulnerabilität hinsichtlich der Wahrscheinlichkeit späterer psychischer oder psychosomatischer Erkrankungen auf.
Unter **Resilienz** (*lat.* resilire = abprallen) versteht man die Fähigkeit, belastende Situation oder Krisen durch Zurückgreifen auf persönliche und sozial vermittelte Ressourcen zu überwinden. Ein resilienter Mensch ist in der Lage, mit Belastungen in angemessener Weise umzugehen und so seine psychische Gesundheit zu erhalten.

Der Begriff „Resilienz“ entspricht der psychischen Widerstandsfähigkeit eines Menschen.

Zusammenfassung

- In der Entwicklungspsychologie existieren zwei klassische Entwicklungsmodelle:
  - Das Phasenmodell der psychosexuellen Entwicklung nach Freud, welches mehrere Stufen umfasst: taktile Phase, orale Phase, anale Phase, ödipale Phase, Latenzphase und genitale Phase.
  - Das kognitive Entwicklungsmodell nach Piaget, das vier intellektuelle Entwicklungsstadien des Kinds beschreibt: sensomotorische Phase, präoperationales Denken, konkret-operationales Denken und formales Denken
- Die moderne Entwicklungspsychologie ist um eine Vielzahl von Theorien und Modellen erweitert worden. Sie befasst sich heute zunehmend mit Risikofaktoren und protektiven Einflüssen auf die Entstehung einer psychischen Störung im Erwachsenenalter.

Klassische Psychoanalyse

Persönlichkeitsmodell nach Sigmund Freud

Der Wiener Neurologe Sigmund Freud (1856–1939) ist der Begründer der Psychoanalyse, die wegen der Beschäftigung mit den unbewussten Phänomenen auch als Tiefenpsychologie bezeichnet wird.
Freud entwickelte ein Persönlichkeitsmodell, das aus drei Instanzen besteht (→ Abb. 5.1). Dieses Modell lässt sich in ein **Struktur-** und in ein **Topografisches Modell** einteilen.

> Das Strukturmodell besteht aus Es, Ich und Über-Ich. Das Topografische Modell wird in Unbewusstes, Bewusstes und Vorbewusstes eingeteilt.

Es Das Es dient der Befriedigung der eigenen Triebe (Bedürfnisse wie Abhängigkeit, Selbstwertschätzung, Liebe, Hass). Es entsteht aus dem Lustprinzip und fordert sofortige Befriedigung. Das Es liegt vollständig im Unbewussten.
Ich Das Ich ist die Instanz, in der eine Entscheidung getroffen wird. Das Ich folgt dem Realitätsprinzip und vermittelt zwischen der Triebbefriedigung (Es) und den Ansprüchen der Außenwelt (Über-Ich). Das Ich dient der Selbsterhaltung und der Anpassung – ein Drahtseilakt, aus dem Konflikte entstehen können.
Über-Ich Das Über-Ich ist die moralische Instanz, in der gesellschaftliche Normen und Vorschriften berücksichtigt werden, die i. d. R. von außen, von Vater oder Mutter, übernommen werden. Dabei spielen Identifizierungsvorgänge eine große Rolle. Das Über-Ich ist der Gegenspieler des Es.
Der Begriff **Unbewusstes** beschreibt Erlebnisse, Gefühle oder Gedanken, die im Laufe des Lebens verdrängt werden. Sie können nur schwer und gegen inneren Widerstand bewusst gemacht werden. Das Unbewusste kann man durch Deutung erschließen. Mit **Bewusstes** werden Prozesse, die unmittelbar erlebt werden, beschrieben. **Vorbewusstes** sind Inhalte, die im Moment nicht mehr erinnerlich sind, aber prinzipiell und meist ohne Schwierigkeiten bewusstseinsfähig sind.

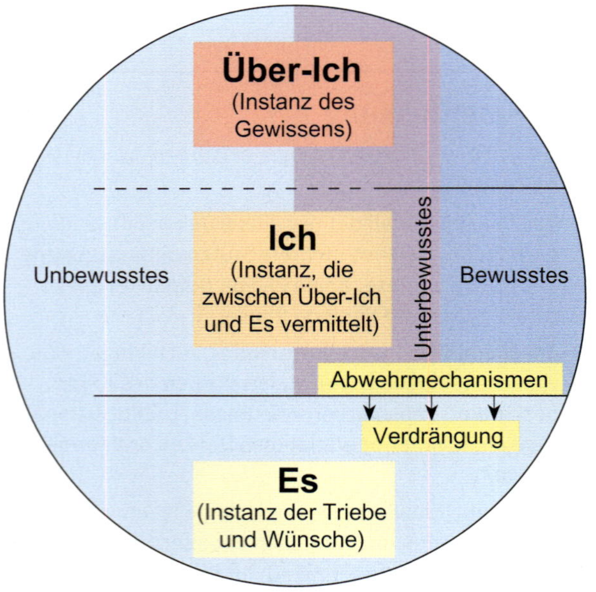

Abb. 5.1 Schematische Darstellung des Drei-Instanzen-Modells nach Sigmund Freud [L190]

Psychoanalytische Mechanismen

Mithilfe der Psychoanalyse sollen die unterbewussten Triebe und Forderungen an das Ich aufgedeckt werden. Mittels Psychoanalyse können unbewusst ablaufende Mechanismen zur Aufklärung des Unterbewusstseins genutzt werden. Dazu zählen:
Übertragung Im therapeutischen Kontext „überträgt" die Klientin Emotionen, Wünsche oder Erwartungen, die ursprünglich einer anderen Person gelten bzw. aus einer früheren Beziehungserfahrung stammen, auf den Therapeuten. Übertragung ist ein psychisches Grundphänomen menschlichen Verhaltens und nicht nur ein Artefakt innerhalb der Psychotherapie! Ein wesentliches Ziel innerhalb der Psychoanalyse ist es, die Übertragung aufzudecken, um der Klientin zu helfen, aus einem immer gleichen Rollenspiel auszutreten.
Gegenübertragung Als Gegenübertragung bezeichnet man bewusste und unbewusste Reaktionen des Arztes oder Therapeuten auf die Patientin. Anders ausgedrückt: Welche Emotionen erzeugt die Patientin beim Behandler? Die Gegenübertragung hängt 1. mit der von der Patientin entgegengebrachten Übertragung und 2. mit den Persönlichkeitsmerkmalen des Therapeuten selbst zusammen. Ist sich der Therapeut ihrer bewusst und erkennt die eigenen ausgelösten Gefühle als Gegenübertragung, ist es möglich, diese auch diagnostisch einzusetzen.
Widerstand Im Rahmen der Therapie wird das Ich mit unbewusstem Material konfrontiert, welches das Über-Ich ablehnt. Es kommt zu einem Konflikt zwischen dem Ich und dem Über-Ich. Die unbewussten Anteile des Ichs wehren sich gegen diese Behandlung mit höchst polymorphem Widerstand. Die bewussten Anteile des Ichs dagegen haben ein großes Interesse am Fortschritt der Therapie (Arbeitsbündnis mit dem Therapeuten). Der Widerstand ist grundsätzlich ein gesundes psychisches Phänomen. Er wehrt unbewusstes, nicht verarbeitetes Material des Es ab. Typische Widerstandsformen sind das Agieren (der Konflikt wird ausagiert, statt ihn zu verbalisieren), die Verdrängung, die Verleugnung und die Übertragung.
Regression Regression stellt eine Rückkehr zu Formen des Verhaltens, Denkens und Erlebens dar, die dem gegenwärtigen Entwicklungsstand nicht entsprechen. Sie entspricht einem Ausweichen vor den aktuellen Anforderungen des Lebens und dem Versuch, auftretende Konflikte mit infantilen Mitteln zu lösen.
In der klassischen psychoanalytischen Therapie versucht dann der Therapeut, über Deutung diese Mechanismen und deren Ursprünge der Patientin bewusst zu machen. Dies sieht beispielsweise so aus, dass der Therapeut der Patientin sagt, was er für die Ursache ihres Verhaltens hält: „Sie haben große Angst, dass der Traum Ihnen etwas Unangenehmes sagen könnte, und deshalb war es leichter für Sie, dass Ihnen zu diesem Thema überhaupt nichts in den Sinn kam."
Diese Vorgehensweise lässt unterschiedliche Nuancen zu. Wichtig ist v. a., dass man den richtigen Zeitpunkt für die Deutung wählt. Wird sie zu früh eingesetzt, kann man den Widerstand verstärken.

Fehlleistung

> Durch Fehlleistungen werden nicht bewusste Motive sichtbar.

Im alltäglichen Leben werden durch menschliche Fehlleistungen nicht bewusste Motive sichtbar. Darunter versteht man z. B. Versprecher (es heißt ja nicht umsonst Freudscher Versprecher), Fehlhaltungen, Übersehen, Vergessen von Namen, Austragung unbewältigter Konflikte im Straßenverkehr etc.
Je neurotischer das Verhalten wird und je mehr es Folge von unverarbeiteten Konflikten wird, desto eher treten unbewusste Faktoren in den Vordergrund.

Traumdeutung

Die Traumdeutung wurde von Sigmund Freud 1890 als „Königsweg" zum Unbewussten in die Psychotherapie eingeführt. Dabei versucht die Therapeutin, die Trauminhalte des Patienten zu deuten und seine unterbewussten Wünsche und Triebe zu analysieren.

Traumdeutung ist der „Königsweg" zum Unbewussten.

Nach Freud handelt es sich bei Träumen vorwiegend um seelische Produkte. Diese entstehen weitgehend unabhängig von äußeren Erlebnissen, nur im Dienste der Selbsterkenntnis der Träumenden. Es können aber auch Teile von Erlebnissen, Reize der Organe und Stücke bewusster Erwägungen mit in Träume einfließen.
Mithilfe der freien Assoziation wird in der Psychoanalyse versucht, die Botschaft des Traums besser zu verstehen. Dabei werden die Patient*innen aufgefordert, alles, was ihnen spontan zum Inhalt des Traums einfällt, zu erzählen.
Freud unterscheidet bei Träumen zwischen dem manifesten Traumtext, dem tatsächlich Geträumten, und dem latenten Traumgedanken, dem hintergründig Geträumten.
In den verschiedenen Traumtheorien werden die Trauminhalte als zufällige Bildvorstellungen oder als Symbole für fest zugeordnete Bedeutungen angesehen.
Unter Traumsemantik versteht man die Zeichenlehre von Träumen (→ Tab. 5.1).

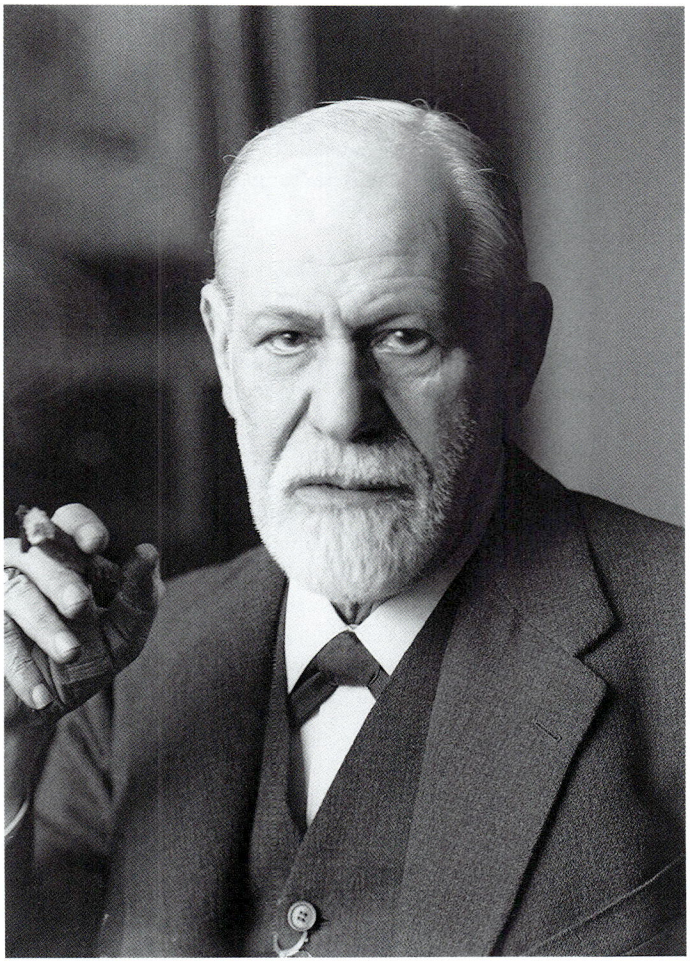

Abb. 5.2 Sigmund Freud (1856–1939), Begründer der Psychoanalyse, fotografiert von Max Halberstadt [X333]

Tab. 5.1 Traumsemantik

Trauminhaltsart	Bedeutung
Tagesreste	Erlebnisse vom Vortag, die in das Traumgeschehen eingreifen
Verschiebung	Falsche Zuschreibung von Merkmalen auf z. B. andere Personen
Angstträume (Albträume)	Häufigste Traumgattung
Substitution	Versuch einer Wunscherfüllung
Regression	Vergangenheitsbewältigung im Traum
Verdichtung	Konzentrierung auf ein Hauptmerkmal
Umwandlung	Veränderung von Materie in Personen oder auch umgekehrt

Exkurs

Sigmund Freud (→ Abb. 5.2)
Sigmund Freud wurde 1856 in Freiberg als Kind jüdischer Eltern geboren. Er wollte zuerst Jura studieren, immatrikulierte sich dann aber an der Medizinischen Universität Wien und wechselte später an das Psychologische Institut. Sigmund Freud gilt als Begründer der Psychoanalyse. Zu seinen größten Werken zählen „Jenseits des Lustprinzips" (1920) und „Das Ich und das Es" (1923). Freud immigrierte 1938 mit seiner Familie nach London. Er verstarb 1939 in London an einer Überdosis Morphium.

Tiefenpsychologie und Psychodynamik

Konzept und Terminologie der „Neurose"

Der Begriff **Neurose** wurde 1787 erstmals durch den schottischen Arzt William Cullen eingeführt, der die Neurose als Nervenkrankheit unklarer Genese definierte. Geprägt von Sigmund Freud entwickelte sich die Neurose zum Überbegriff reaktiver oder psychogener Störungen, die mit Symptomen wie Ängsten, Zwängen, traurigen Verstimmungen, hysterischen Äußerungen oder (psycho-)somatischen Störungen einhergingen. Das Neurosekonzept als solches wurde 1980 in der 3. Auflage des DSM-Systems der American Psychiatric Association fallengelassen und durch den deskriptiven Begriff der **Neurotischen Störung** ersetzt. Auch in der ICD-10 findet der Begriff „Neurose" heute keine Verwendung mehr.

Konfliktmodell und Internalisierung

Im Zentrum der psychoanalytischen Neurosenvorstellung steht der Begriff des **Konflikts.**

Die Psychoanalyse sieht Kompromissbildungen und Lösungsversuche, die sich auf reaktivierte infantile Konflikte beziehen, als ursächlich für die Entstehung von neurotischen Störungen.

Ein **Konflikt** entsteht, wenn mindestens zwei einander widerstrebende Tendenzen im Sinne unvereinbarer Interessen oder Motive auftreten. Hierbei wird eine innere Spannung hervorgerufen (z. B. „Ich möchte mich von meinem Partner trennen, weil er mir Schaden zufügt, aber meine soziale Situation lässt dies nicht zu").
Ähnelt ein aktueller Konflikt einem früheren, in der Kindheit erlebten Konflikt, welcher nur unzureichend verarbeitet wurde und somit noch potenziell pathogen ist, so kann dieser durch die momentane Konfliktsituation reaktiviert werden. Man spricht

hierbei von der **Reaktivierung infantiler Konflikte,** welche als neurotische Störung klinisch manifest werden können.

Konfliktmodell nach Anna Freud

Konflikte lassen sich nach Anna Freud, der Tochter Sigmund Freuds und Begründerin der Kinder-Psychotherapie, folgendermaßen einteilen:

Äußere Konflikte Es sind die ersten Konflikte des Kinds: Interessen der sozialen Umwelt stehen den Interessen des Kinds gegenüber. Wenn sich die äußeren Umstände ändern lassen, sind die Lösung der äußeren Konflikte und damit auch die Weiterentwicklung des Kinds meist unproblematisch.

Innere Konflikte Diese werden auch Ambivalenzkonflikte genannt. Es streiten sich triebhafte Impulse, Emotionen und Affekte unterschiedlicher Art (Liebe – Hass, Männlichkeit – Weiblichkeit, Aktivität – Passivität). Diese Ambivalenzkonflikte kennt jeder Mensch.

Verinnerlichte Konflikte Sie sind die neurotischen Konflikte des Erwachsenen. Durch den Vorgang der Internalisierung werden äußere Konfliktsituationen verinnerlicht. Der Konflikt spielt sich in der Person statt zwischen der Person und der Umwelt ab. Der soziale Konflikt wird zum individuellen Konflikt. Die Wünsche nach Befriedigung einerseits und die Verweigerung oder Versagung andererseits finden sich in einer Person.

Pathogene Konflikte Sie unterscheiden sich davon: Bei der Entwicklung eines pathogenen Konflikts übersteigt die optimale Lösung eines Konflikts die jeweils alters- und persönlichkeitsentsprechenden Möglichkeiten des Kinds.

Es gelingt dauerhaft nicht, Konflikte zu lösen, ihre Voraussetzungen zu beseitigen oder mit ihren Folgen umgehen zu können. Beispiel: dauerhafte Größenfantasie des Kinds.

Der deutsche Arbeitskreis OPD-2 2006 unterscheidet in seiner **Operationalisierten Psychodynamischen Diagnostik** folgende pathogene Konflikte („repetitive Konfliktmuster"):

- Individuation vs. Abhängigkeit
- Unterwerfung vs. Kontrolle
- Versorgung vs. Autarkie
- Selbstwertkonflikte
- Schuldkonflikte (Selbst- vs. Fremdbeschuldigung)
- Ödipaler Konflikt
- Identitäts-(Selbst-)Konflikt (Identitätsdissonanz)

Diese psychodynamischen Konflikte kann man in einen aktiven und passiven Modus einteilen, die sich gegenüberstehen. Beispiele dafür sind in → Tab. 5.2 dargestellt.

Einzelne der oben erwähnten Konflikte haben in bestimmten Lebenssituationen keinen pathologischen Krankheitswert, wie z. B. der Konflikt „Versorgung vs. Autarkie" im Rahmen einer Loslösungssituation, wenn ein junger Erwachsener sein Elternhaus verlässt. Treten diese Konfliktspannungen jedoch auch in anderen Lebensbereichen immer wieder auf, handelt es sich um einen **repetitiv-dysfunktionalen Konflikt,** der einer klinisch relevanten Störung entspricht.

Das Konfliktmodell (reaktualisierte Entwicklungskonflikte)

Das Konfliktmodell in seiner einfachsten Art sieht folgendermaßen aus:

Konfliktmodell: Entwicklungskonflikt → Reaktualisierung → Kompromiss → Symptom

Tab. 5.2 Aktiver und passiver Modus bei psychodynamischen Konflikten

Passiv	Aktiv
Abhängigkeit	Autonomie
Unterwerfung	Kontrolle
Versorgt werden	Selbstständig sein

Das Konfliktmodell ist das erste und klassische Entstehungsmodell neurotischer Symptome. Dieses sieht am Anfang der Neurose eine **auslösende Ursache** vor, bei der die belastende Situation in keinem Verhältnis zur krankhaften Reaktion steht („Versuchungs- und Versagungssituation"). Es kommt zu einer **Reaktivierung des infantilen Konflikts** (→ Abb. 5.3). Erwachsene versuchen also, den aktuellen Konflikt mit kindlichen Mitteln, z. B. Verdrängung, zu lösen **(Regression).** Dadurch kommt es zu einer Verstärkung des Konflikts und zu Spannung, sogar zu Angst. Es muss also eine Lösung gefunden werden. Diese besteht in einem Kompromiss zwischen den einzelnen Konfliktanteilen (innere Impulse, verinnerlichte Normen und äußere Einflüsse), welcher nur unzureichend Entlastung bringt und so zu **Symptomen** führt.

Die Erweiterung dieses Modells ist in → Abb. 5.3 dargestellt.

Diese Lösung des Konflikts durch Symptombildung kann auch als Selbstheilungs-, Reparations- oder Restitutionsversuch bezeichnet werden. Obwohl sie eine missglückte oder unzureichende Lösung darstellt, ist sie in der aktuellen Situation die beste Konfliktbewältigungsstrategie, die dem Kranken zur Verfügung steht. Deswegen kommt es auch leicht zum Wiederholungszwang und Betroffene erfahren folgende (scheinbare) Vorteile:

Primärer Krankheitsgewinn Durch Bildung eines Symptoms erfährt die Patientin subjektiv eine Entlastung. Sie wird versuchen, trotz aller Nachteile dieses Symptom „beizubehalten", zu wiederholen.

Sekundärer Krankheitsgewinn Durch Bestehen des Symptoms erfährt die Patientin **objektive Vorteile,** z. B. verstärkte Aufmerksamkeit, Zuwendung oder auch Berentung.

Internalisierung

Der Mensch besteht aus eigenen und fremden Persönlichkeitsanteilen. Letztere sind von unserer Identität nicht mehr zu trennen, man spricht also von einer Identifizierung.

Die Internalisierung entspricht einer Verinnerlichung, einer intrapsychischen Verankerung des Bilds von den primären Bezugspersonen (Eltern, Geschwister). Der Vorgang der Internalisierung entspricht also einer Verlagerung von Einstellungen, Beziehungen, Haltungen und Verhaltensmustern aus „dem Außen nach dem Innen". Aus dem Konflikt zwischen Kleinkind und Bezugsperson wird ein Konflikt zwischen Ich und Über-Ich, zwischen Persönlichkeit und Gewissen.

Internalisierungen und Identifizierungen werden umso rigider, je mehr das soziale Umfeld, in dem sie stattfinden, mit Liebesentzug als Erziehungsmittel arbeitet, also selbst rigide und streng ist. Wächst das Kind in einer freundlichen und entspannten Umwelt auf, wird ihm mehr Freiraum für eigene Identitäts- und Persönlichkeitsentwicklung gegeben.

Abwehr

Sigmund Freud führte den Begriff der Abwehr ein. Das Ziel der Abwehr ist, mit dem unlusterregenden Impuls, der zum Konflikt führt, fertig zu werden. Die Abwehr führt zu einem Schutz des Ichs gegen die Ansprüche des Es und Über-Ichs. Bedrohliche, angsterregende und unangenehme Situationen, Gedanken und Handlungen sollen durch Abwehr vermieden werden.

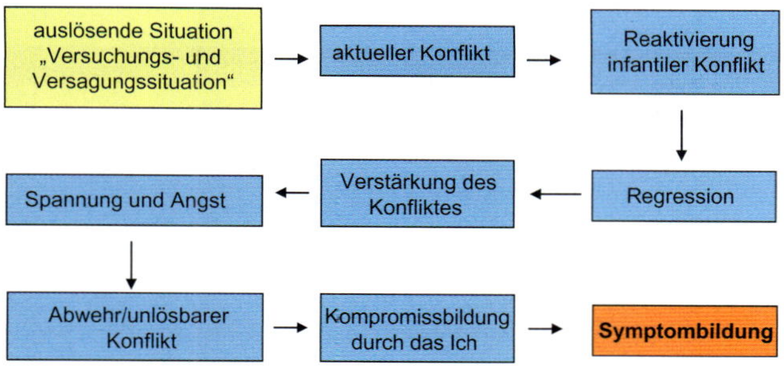

Abb. 5.3 Erweiterung des Konfliktmodells [M583]

Tab. 5.3 Abwehrmechanismen

Abwehrmechanismus	Erklärung	Beispiel
Identifikation	Um die Angst, die durch einen Stärkeren ausgeht, zu vermeiden, stellt sich das Opfer auf die Seite des Bedrohenden.	Stockholm-Syndrom
Intellektualisierung	Die unlustvollen Impulse werden aus dem emotionalen Bereich in den intellektuell-theoretischen Bereich verschoben.	„Ich habe keine Lust zu lernen, weil mich das Thema nicht interessiert."
Projektion	Der Impuls, der die Unlust auslöst, wird in die Außenwelt übertragen. Er wird erlebt, als komme er von außen und nicht aus einem selbst heraus.	Die Aggression, die man gegenüber einer anderen Person hat, wird als Aggression der anderen Person auf einen selbst erlebt.
Rationalisierung	Ein negatives Erlebnis oder Affekt, der nicht bewusst gemacht werden soll, wird durch eine andere, scheinbar logische Erklärung ersetzt.	Der Student erklärt, dass er in der Prüfung, auf die er sich schlecht vorbereitet hat, durchgefallen sei, weil die Professorin ihn nicht leiden könne.
Reaktionsbildung	Die unlustmachenden Gefühle werden unbewusst durch das Gegenteil ersetzt.	Man erzählt den Freundinnen, wie toll der eigene Freund ist, obwohl ein Trennungsimpuls vorliegt.
Regression	Man verfällt in kindliche Verhaltensmuster.	Patient*in im Krankenhaus lässt sich wie ein bedürftiges Kind umsorgen (z. B. füttern, anziehen).
Ungeschehen-machen	Die konfliktauslösende Ursache wird für nicht existent erklärt.	„Einmal ist keinmal."
Verdrängung/ Verleugnung	Der unlustmachende Gedankeninhalt, Affekt oder Impuls wird in das Unterbewusstsein verlagert. Man kann es auch als eine Art Vergessen aus Angst verstehen.	Schlechte Nachrichten, wie z. B. eine Krebserkrankung, werden von Patient*innen zunächst verdrängt, sie erklären unbeirrt, nicht an Krebs erkrankt zu sein.
Verschiebung	Verbotene Impulse werden gegen ein anderes Objekt gerichtet.	Ein Student fährt seinen Mitbewohner an, obwohl er eigentlich einen Konflikt mit seiner Doktormutter hat.
Wendung gegen das Selbst	Unlusterlebende Impulse werden gegen sich selbst gerichtet.	Selbstverletzungen, wie z. B. sich schneiden, verbrennen, etc.

Abwehrmechanismen kommen überall vor und werden von jedem verwendet. Sie kommen zum Einsatz, wenn das Ich bei seiner Vermittlungsaufgabe zwischen Es und Über-Ich unter Druck gerät. Sie werden von jedem Menschen gebraucht, aber ein übermäßiger Einsatz kennzeichnet eine neurotische Entwicklung.
Freuds Tochter Anna unterteilte 1936 die verschiedenen Abwehrmechanismen. → Tab. 5.3 zeigt eine Auswahl der häufigsten Abwehrmechanismen.

Bindung

Der Mensch hat tief sitzende soziale Bedürfnisse nach **Bindung** und sog. Kontakttröstung (jemandem Trost spenden unter Zuhilfenahme körperlicher Berührung). Für das Kleinkind ist die Bindung an seine Mutter oder eine andere Bezugsperson ausschlaggebend für seine spätere Entwicklung.
Bindung wird beschrieben als eine enge emotionale Beziehung zwischen Menschen und ist ein Verhaltenssystem, das aus verschiedenen Verhaltensweisen, wie z. B. Lächeln, Schreien, Festklammern an der Mutter etc., besteht. Zudem stellt Bindung ein biologisch-genetisch vorgeprägtes Verhalten dar, das bei objektiv oder subjektiv erlebter Gefahr Schutz durch die Bezugspersonen bieten soll. Aus diesem Grund wird Bindungsverhalten nur in Alarmsituationen aktiviert. Das Bindungssystem besteht aus dem homöostatischen Prozess von Suche nach und Aufrechterhaltung von Nähe. Eine Deaktivierung des Systems tritt ein, wenn ein Zustand der Sicherheit erreicht ist.
Das Bindungsverhalten entwickelt sich in den ersten Lebensjahren. Anfangs können die Bezugspersonen beliebig wechseln. Später erst entwickelt sich eine feste Bindung zu einer oder zwei Bezugspersonen (meist die Eltern). Die stärkste Prägung findet innerhalb der ersten sechs Lebensmonate statt. Nachdem sich das Bindungsverhalten gefestigt hat, bleibt es weitgehend konstant. Bindungsverhalten bzw. Bindungstypen eines Neugeborenen entstehen durch die Anpassung an das Verhalten der zur Verfügung stehenden Bindungspersonen.

Man unterscheidet vier Bindungstypen: sicher, unsicher, vermeidend, unsicher vermeidend.

Mary Ainsworth entwickelte in den 60er-Jahren mit den sog. Fremden Situationen ein Setting zur Erforschung kindlicher Bindungstypen. Dabei wurden Kinder mit ihren Müttern in einen Raum gebeten, in dem eine Fremde dazukam, die mit der Mutter und dem Kind Kontakt aufnahm. Nach einer Weile verließ die Mutter den Raum. Dabei war nun die Reaktion des Kinds von entscheidender Bedeutung, um das Bindungsverhalten der Kinder zu kategorisieren, wie in → Tab. 5.4 vereinfacht dargestellt.

Tab. 5.4 Die vier Bindungstypen im Kindesalter

	Sicher	Unsicher vermeidend	Ambivalent unsicher	Desorganisiert
Reaktion des Kindes	Trauer, Trost durch Fremde	Beim Verlassen und bei Rückkehr unbeeindruckt, erhöhter Kortisolspiegel	Angst, Stress beim Weggehen, bei Rückkehr einerseits nähesuchend, andererseits zurückweisend	Unterschiedliche Kombinationen und Muster, Hinweis auf Störungen

Es ergaben sich vier Bindungstypen:
- **Sichere Bindung (Typ B):** ca. 60 % der Kinder, gut anpassungsfähig
- **Unsicher vermeidende Bindung (Typ A):** ca. 25 %, wenig Emotionen
- **Ambivalent unsichere Bindung (Typ C):** ca. 15 %, erhöhte Abhängigkeit
- **Desorganisierte Bindung (Typ D):** weniger als 5 %, Hinweis auf schwere Störung

Selbstpsychologie

Unter „Selbst“ versteht man die realen oder ideellen Vorstellungen einer Person von sich selbst.

Diese Vorstellungen können in allen drei Instanzen vorkommen, d. h. bewusst, vorbewusst oder unbewusst. Das Selbst entsteht in der frühen Kindheit. In → Tab. 5.5 ist die Entwicklung des Selbst-Identitätsprinzip-Systems dargestellt.
Die Ausprägung des Selbsts ist von zahlreichen Faktoren abhängig. Besonders kontinuierliche Beziehungen und Umfelder, wie z. B. die Mutter-Kind-Beziehung und der Wohnort, sind hier entscheidend. Aber auch traumatische Erlebnisse, wie z. B. Missbrauch und Gewalt, können die Entwicklung des Selbsts prägen. Unter Selbstobjektübertragung versteht man die Übertragung vom Selbst auf ein bestimmtes Körperorgan. Beispiel: Bei einer Hauterkrankung kann die Hautsymptomatik als Selbstobjekt funktionalisiert werden. „Mir geht es ganz gut, aber meiner Haut geht es heute sehr schlecht.“

Tab. 5.5 Entwicklung des Selbst-Identitätsprinzip-Systems

Alter	Entwicklung des Selbst
0 Jahre	Frühe Selbstentwicklung
2 Jahre	Spracherwerb, Selbstwertgefühl Beginnende Selbst-/Objektpräsentanzen
3–5–7–9 Jahre	Identitätsaufbau (Geschlecht, Körper, soziale Gruppen)
11–13–15–18 Jahre	Eigene Identität

Objektpsychologie

Unter einem Objekt versteht man in der Psychosomatik Bezugspartner*innen.

Eine Objektbeziehung ist die Interaktion zwischen einem Menschen, der Umwelt, dem sozialen Umfeld und der Beziehung zu sich selbst. Darin eingeschlossen sind nicht nur die Realität, sondern auch Träume und Fantasien. Objektbeziehungen entstehen durch das Bedürfnis der Menschen nach Bindung. Objektbeziehungen sind wichtig, um das eigene Selbst zu erfahren und aufzubauen, da es durch die Reflexion zwischen Objekt und Selbst entsteht.

Zusammenfassung

- Sigmund Freud ist der Begründer der Psychoanalyse.
- Er entwickelte das „Drei-Instanzen-Modell“: das Strukturmodell, bestehend aus Es, Ich und Über-Ich, sowie das Topografische Modell, bestehend aus Unbewusstem, Bewusstem und Vorbewusstem.
- Psychoanalytische Mechanismen können über das Unterbewusstsein aufklären.
- Fehlleistungen decken unterbewusste Gedankeninhalte auf.
- Die Traumdeutung ist der „Königsweg“ zum Unbewussten.
- Das Konfliktmodell nach A. Freud unterteilt Konflikte in äußere, innere und verinnerlichte Konflikte.
- Das klassische Konfliktmodell beschreibt die psychodynamische Vorstellung der Symptomentstehung, wonach es durch eine auslösende Situation zu einer Reaktivierung infantiler Konflikte mit regressiven Lösungsversuchen der Patient*innen kommt. Der Konflikt wird verstärkt und es entsteht die Symptombildung als Zeichen eines unzureichenden Kompromisses. Primärer und sekundärer Krankheitsgewinn verstärken die Symptome.
- S. Freud führte den Begriff der Abwehr ein, unter dem er Schutzmechanismen verstand, die das Ich vor einer unlustbringenden Situation bzw. einem nahenden Konflikt schützen sollen.
- Bindung stellt ein angelegtes und erlerntes Verhalten dar, das dem Menschen Schutz durch Bezugspersonen gewährt. Es gibt verschiedene Bindungstypen.
- Die Bindungsart kann auch ein Faktor für die Entstehung von Neurosen sein.
- Die Selbstpsychologie beschäftigt sich mit der Entstehung und den Störungen des „Selbsts“.
- Die Objektpsychologie beschäftigt sich mit der Interaktion zwischen Selbst und Umwelt.

Lerntheorien

Beim Lernen eignen wir uns Wissen und Kenntnisse an, die sich in unser Gedächtnis einprägen. Dies führt im Laufe der Zeit durch persönliche Erfahrungen, Einsichten etc. zu individuellen Einstellungen und Verhaltensweisen.
Die Lerntheorien gehen von einer großen Bedeutung dieses individuellen Lernprozesses bei der Entstehung und Aufrechterhaltung psychischer Störungen aus. Verfehlte oder fehlende Lernprozesse werden hier als Ursache von Verhaltensstörungen angesehen.
Die Verhaltenstherapie geht von der Möglichkeit aus, durch neue Lernprozesse die Verhaltensstörungen wieder zu „verlernen", sie zu korrigieren.

Klassische Konditionierung

Die Lehre der bedingten (konditionierten) Reflexe/Reaktionen geht auf die Arbeiten von Iwan P. Pawlow (1849–1936) zurück. Er legte damit den Grundstein der Lerntheorie, weshalb diese Lehre der Reaktionsbildung als **klassische** Konditionierung bezeichnet wird. Pawlow beobachtete Hunde bei der Fütterung und stellte fest, dass sie mit der Zeit bereits einen Speichelfluss entwickelten, wenn sie nur die Person mit dem Futternapf sahen, auch wenn sie das Futter noch nicht riechen oder sehen konnten. Zum Beweis der Auslösung einer natürlichen Reaktion auf einen erlernten Reiz setzte Pawlow jetzt jedes Mal bei Gabe von Futter einen Glockenton ein. Gleichzeitig registrierte er den Speichelfluss des Hundes. Bei mehrmaliger Wiederholung floss der Speichel bei dem Hund auch ohne Gabe von Futter nur bei Ertönen der Glocke, wie zuvor durch alleinige Wahrnehmung der Person. Der Glockenton wurde zum konditionierten Reiz und der Speichelfluss zur konditionierten Reaktion. Eine Übersicht zu Pawlows Erkenntnissen gibt → Tab. 6.1.

Die Theorie

Die klassische Konditionierung zerlegt das Verhalten in Reiz und Reaktion. Sie beobachtet den Reiz (*engl.* stimulus) auf einen Organismus, wobei der Organismus selbst als „Black box" automatenhaft reagiert (*engl.* response).

Reiz (Stimulus) → Organismus, „Black box" → Reaktion (Response)

Eine möglichst zeitnahe Exposition eines angeborenen, nicht konditionierten Reizes (UCS) mit einem konditionierten Reiz (CS) führt zu einer festen Assoziation. Der UCS kann dann später komplett durch den CS ersetzt werden. Ein konditionierter (neutraler) Reiz kann also durch Lerneffekt eine angeborene Reaktion auslösen.
Dadurch wird die unkonditionierte Reaktion (angeborene und biologisch zweckmäßige Reaktion, z. B. der Schluckreflex durch den Nahrungsbolus) zu einer konditionierten Reaktion.

Die Konditionierung führt zur Ausbildung erlernter Reaktionen, wobei eine Reaktion auch dann eintritt, wenn an die Stelle des ursprünglichen Auslösereizes ein zunächst neutraler Reiz tritt.

Würde man nun Pawlows Hund immer weiter den Glockenton (CS) darbieten, ohne ihm Futter (UCS) zu geben, so würde die konditionierte, erlernte Reaktion (CR) wieder erlöschen **(Extinktion).** Die angelernte Reaktion wird nach dem Prinzip der Verhaltenstherapie wieder „verlernt".

Tab. 6.1 Die Reaktion des Pawlow-Hunds

	Vor dem Experiment	Nach dem Experiment
Reiz	Unkonditionierter/angeborener Reiz = UCS = Unconditioned stimulus (Futter)	
	Neutraler Reiz = NS = Neutral stimulus (Glocke)	Konditionierter Reiz = CS = Conditioned stimulus (Glocke)
Reaktion	Unkonditionierte Reaktion = UCR = Unconditioned response (Speichel)	Konditionierte Reaktion = CR = Conditioned response (Speichel)

Bei Darbietung von Reizen, die dem konditionierten Reiz ähneln, kann es auch zu einer **Reizgeneralisierung** kommen, bei der die konditionierte Reaktion schon bei einem Reiz mit ähnlichen Eigenschaften stattfindet. So kann z. B. die Angst vor Ärzt*innen auf weiße Kittel tragende Menschen übertragen werden.

Operante Konditionierung (Lernen am Erfolg)

Bei der operanten oder auch instrumentellen Konditionierung steht nun nicht mehr das passive Stimulus-Response-Modell im Vordergrund. E. Thorndike (1874–1949) untersuchte die Beeinflussung des Verhaltens bei Tieren und fand heraus, dass man deren Verhalten in eine bestimmte Richtung lenken konnte.

Die Theorie

Wird ein Verhalten ausgeführt, welches (auch zufällig) mit einer positiven Verstärkung belohnt wird, so kommt es zu einer Verhaltensänderung im Sinne einer Wiederholungstendenz. Eine **positive Verstärkung** kann Bedürfnisse, z. B. nach Nahrung, Zuwendung etc., befriedigen oder auch materiell (Geld, Geschenke), sozial (Anerkennung, Lob) und spaßbringend sein.
Wird das Verhalten mit einem **negativen Verstärker** verknüpft, so entwickelt sich eine Vermeidungstendenz. Eine negative Verstärkung ist eine unangenehme Konsequenz auf das Verhalten, wie z. B. körperliche (Ohrfeige) oder seelische (Schimpfen, Abwerten) Bestrafung.
Genauso gut kann man umgekehrt durch den Entzug positiver Verstärker oder den Wegfall negativer Verstärker das Verhalten bekräftigen.
Die Wahrscheinlichkeit des Auftretens einer bestimmten Verhaltensweise wird durch positive Verstärkung erhöht und durch negative Verstärkung gesenkt.
Die Löschung **(Extinktion)** der operant konditionierten Verhaltensweise geschieht durch:

- Beseitigung des Verstärkers
- Einsetzen eines neutralen Reizes anstelle des verstärkenden Reizes
- Einsetzen eines aversiven (unangenehmen) Reizes

Das Prinzip der operanten Konditionierung besteht darin, Handlungen, die Befriedigung zur Folge haben, zu wiederholen, und solche, die zu Unlust führen, zu unterdrücken. Diese Konditionierung kann auch wieder gelöscht werden.

Wie mit einem **Instrument** kann hier aktiv auf die erwünschte Verhaltensweise Einfluss genommen werden. Die Beeinflussung des Verhaltens ist in → Abb. 6.1 und → Tab. 6.2 dargestellt.
Der Behaviorist (*engl.* behavior = Verhalten) Burrhus Frederic Skinner (1904–1990) zeigte die operante Konditionierung am Verhalten von Tauben. Er konstruierte einen besonderen Experimentierkäfig, die berühmte „Skinner-Box", in die er Tauben setzte.

→

Tab. 6.2 Möglichkeiten, künftiges Verhalten zu beeinflussen

Verstärker	Einsatz	Entzug
Positiver Verstärker	Positive Verstärkung (durch angenehme Konsequenzen) → **Verhalten wird häufiger** ☺	Löschung (durch Verstärkerentzug) → **Verhalten wird seltener** ☹
Negativer Verstärker	Bestrafung (durch unangenehme Konsequenzen) → **Verhalten wird seltener** ☹	Negative Verstärkung (durch Wegfall eines unangenehmen Reizes) → **Verhalten wird häufiger** ☺

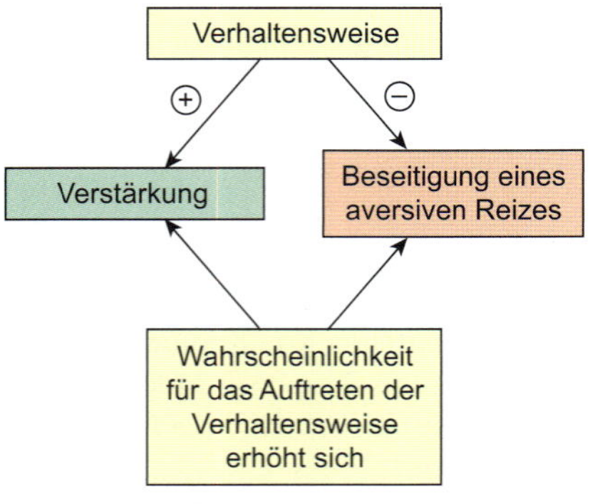

Abb. 6.1 Modell der operanten Konditionierung [L231]

Der Futternapf der Tauben wurde jedes Mal bei „Hebeldrücken" gefüllt und so lernten die Tauben durch zufälliges Versuchen, den Hebel zu drücken. Sie fanden durch das damit verknüpfte Erfolgserlebnis rasch heraus, den Hebel gezielt zu drücken, um durch Nahrung belohnt zu werden.

Lernen am Modell (Imitationslernen, soziales Lernen)

Albert Bandura (1963) studierte Kinder, die im Film beobachteten, wie Erwachsene eine Spielzeugpuppe schlugen und traten. Als die Kinder später allein mit der Puppe im Raum waren, hatten sie die Verhaltensweisen der Erwachsenen übernommen und imitierten das aggressive Verhalten (→ Abb. 6.2).
Das Verhalten anderer Personen wird also **beobachtet** und dann **imitiert.**
Ob ein Modellverhalten internalisiert wird, hängt von folgenden Faktoren ab:

- Den Persönlichkeitsmerkmalen des Vorbilds (sozial anerkannt, sympathisch, Sicht des Erfolgs beim Vorbild, z. B. wenn die beobachtete Person ein Lob bekommt)
- Den Persönlichkeitsmerkmalen der Beobachtenden (Selbstwertgefühl, Interessen, Aufmerksamkeit)
- Der Beziehung zwischen Modell und Beobachter
- Der Situation (ruhig, vertrauensvoll, angespannt)

Der Beobachter nimmt das Modell in sein Gedächtnis auf und gleicht es mit den evtl. schon vorhandenen Modellen ab. Tritt für den Beobachter eine Situation auf, in der das Modell anwendbar ist, wird er ein ihm vorteilhaft erscheinendes und erwartetes Modell ausführen. Führt das Modell zu einem Erfolg, bestätigt dies die Anwendung (positive Verstärkung und Motivation). Das Lernen an fremden Erfahrungen bietet zudem ein ökonomisches Prinzip für den Erwerb eigener komplexer Verhaltensstrategien, da bereits Erfolgsprüfungen des Handelns durch das Vorbild/Modell stattgefunden haben.

Die Imitation findet man z. B. bei frühkindlicher sprachlicher und psychomotorischer Orientierung, bei Sprachstilen und ritualisierten Formen des Kontakts, später auch bei differenzierten, kognitiven sowie affektiven Kompetenzen. So übernehmen Kinder häufig die Ängste und Vermeidungsstrategien ihrer Eltern.
Während der Pubertät kommt es zu eigenwilligen Imitationen, da in bestehenden Gruppen (Peer Group und Cliquen) eine starke **Nachahmung** und ein **Konformitätsbedarf** bestehen.
Fertige Regelsysteme werden übernommen, was die **soziale Anpassung** fördert und somit einen Erfolg bietet. Durch den Erfolg wird das angestrebte Modell beibehalten.
Therapeutisch wird dies bei der Therapie in Form von Rollenspielen genutzt.

Einsichtiges Lernen

Eine richtige Wende hat die Lehre der Konditionierung durch das Einbringen des Selbstmanagements erfahren. Die klassische operante Konditionierung und das Imitationslernen werden um ein **planvolles, einsichtiges Lernen,** das nicht als Folge einer externen Manipulation erklärt werden kann, erweitert. Dabei werden vorhandene Verhaltenselemente (Reaktionen) und Wissenselemente (Kognitionen) neu verknüpft und bewertet.
Das zeigte Edward Tolman 1932 mit einem Labyrinth für Ratten. Die Ratten, die bereits ein bekanntes Labyrinth erfolgreich durchlaufen hatten, erlernten ein spiegelbildlich aufgebautes Labyrinth wesentlich schneller als die Tiere ohne entsprechende vorherige Erfahrung.

Verhaltensmodifikation

Es gibt verschiedene Möglichkeiten, das Verhalten zu kontrollieren und zu beeinflussen (**modifizieren).** So können z. B. unerwünschte Verhaltensweisen verlernt und erwünschte Verhaltensweisen bestärkt werden. Das geschieht in der Verhaltenstherapie.

Verhaltensanalyse

Eine Verhaltensanalyse wird zu Beginn, während und als Erfolgskontrolle nach der Verhaltenstherapie erstellt. Dabei werden die einzelnen Komponenten des Verhaltens auf verschiedenen Ebenen (subjektive Darstellung und motorische, physiologische Objektivierung) berücksichtigt.
Zur Ermittlung der Lerngeschichte und der aufrechterhaltenden Bedingungen unerwünschter Verhaltensweisen wird hierbei die individuelle Verhaltensstruktur zerlegt. Bei der **Zerlegung des Verhaltens** werden in genauen Betrachtungen die Verhaltensweisen und deren kognitive Hintergründe aufgedeckt und es wird analysiert, inwieweit sie für ein abweichendes Verhalten verursachend sind. Hierzu nutzt man das **SORKC-Modell** (→ Kap. 29), das → Abb. 6.3 am Beispiel der Spinnenphobie zeigt.

Verhaltensaufbau

Ziel des Verhaltensaufbaus (*engl.* shaping) ist, ein erwünschtes Verhaltensmuster systematisch auf- bzw. ein unerwünschtes Verhalten abzubauen.
Ein **Verhaltensdefizit** liegt vor, wenn wichtige Reaktionen nur insuffizient oder gar nicht auftreten (z. B. selbstsicheres Verhalten).
Der Verhaltensaufbau soll zur Verstärkung von Verhaltenstendenzen führen, die einer angestrebten Reaktion ähneln. Das angestrebte Verhalten wird hier nach und nach aufgebaut.

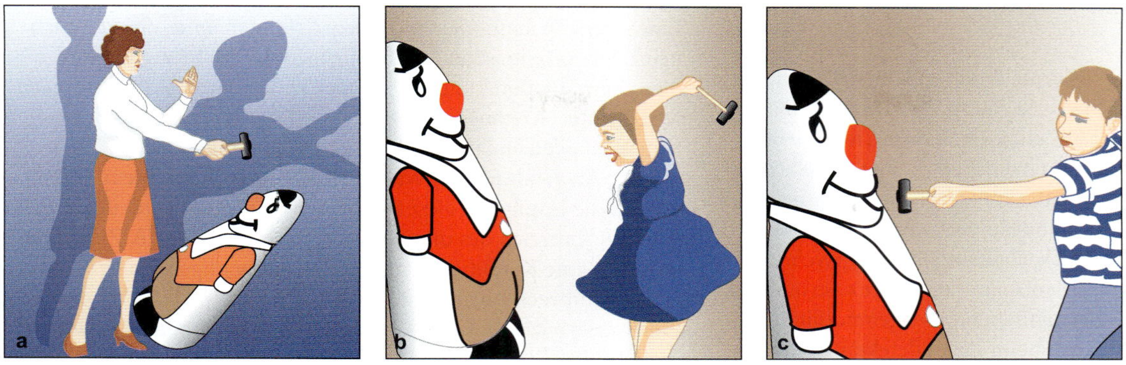

Abb. 6.2 Lernen aggressiver Handlungen durch Beobachtung (nach Bandura, 1963). [L138]
a) Aggressive Handlung an einer Puppe durch ein erwachsenes Modell.
b) Nachahmen des aggressiven Verhaltens durch ein Mädchen.
c) Nachahmung durch einen Jungen. [L138]

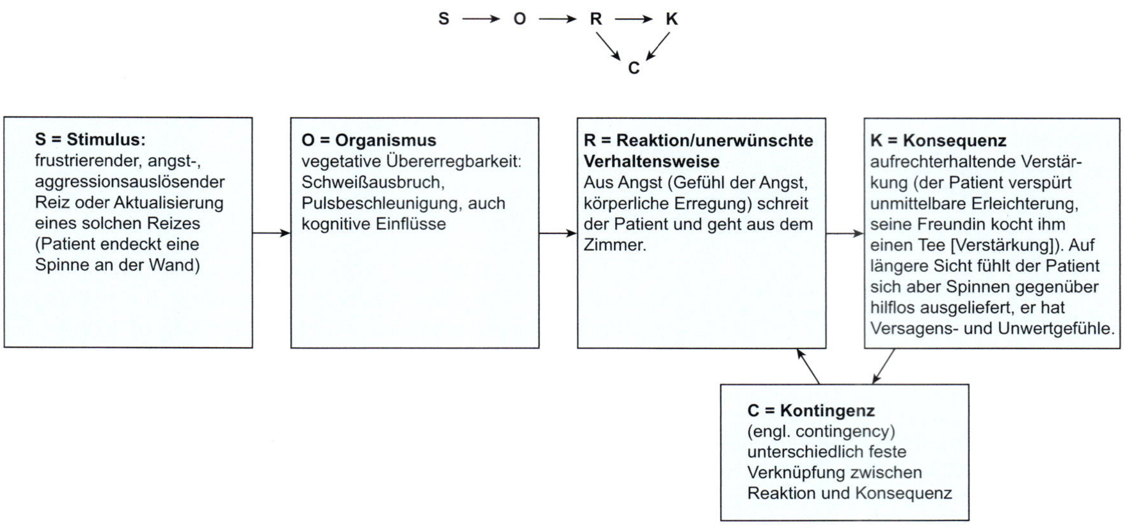

Abb. 6.3 Das SORKC-Modell am Beispiel eines Patienten mit Spinnenphobie [L231]

Reaktionen, die dem Zielverhalten im Wege stehen können (z. B. Angst und Vermeidung), werden beseitigt, wobei **erwünschtes Kontaktverhalten** (z. B. die Auseinandersetzung mit einer Spinne als angstauslösendem Objekt) wahrscheinlicher wird. Dabei müssen irrelevante, störende Reize (lauter Knall, während der Patient die Spinne beobachtet) vermieden werden.
Durch Modelllernen (der Patient beobachtet z. B. eine Freundin, die eine Spinne in der Hand hält und entspannt bleibt, nicht gebissen wird) können Restdefizite ausgeglichen werden.
Verhaltensaufbau wird im **Durchsetzungstraining** angewandt, bei der Ausformung verbesserter kognitiver oder affektiver Expressivität.
Greensporn führte 1955 ein interessantes Experiment der **verbalen Konditionierung** durch. Versuchspersonen wurden mittels nonverbaler Reaktionen oder durch sprachliche Zustimmung wie „hm“ seitens der Therapeutin in ihrem erwünschten Sprachverhalten verstärkt. Der Patient lernt dabei rasch, das zu verbalisieren, was die Ärztin erwartet.

Angstverhalten

Angst ist laut John Bowlby (1907–1990) eine „natürliche Disposition des Menschen“, ein menschliches Phänomen, das allgegenwärtig ist und eine wesentliche Bedeutung für die evolutionäre Anpassungsleistung des Menschen hat. Angst ist ein charakteristisches Symptom der neurotischen Störungen. Die Entstehung von Angst erklärt man aus dem Gefühl der Bedrohung in einer Gefahrensituation. Wiederholt sich die Situation, erinnert dies an die vorangegangene Situation; daher tritt eine Signalangst mit Schutzfunktion auf. Für Außenstehende ist kein adäquater Auslöser erkennbar.

Exkurs

Konfliktängste

Ein 30-jähriger Lehrer stellt sich in der dermatologischen Praxis vor, nachdem er erstmals eine Psoriasis (Schuppenflechte) entwickelte. Zwei Wochen zuvor hat ihm seine Freundin eröffnet, dass sie sich trennen möchte. Diesem Konflikt kann der Patient sich nicht stellen, es ist ihm nicht möglich, adäquat mit Traurigkeit oder Wut zu reagieren. Er fühlt sich hilflos, zurückgelassen, nicht gewollt und findet keinen Weg, mit der Situation umzugehen. Er entwickelt eine charakteristische Spannung, die man als Angst vor dem Konflikt beschreibt. Da er diese nicht ertragen kann und um jeden Preis vermeiden möchte, verdrängt er den Konflikt (pathogener Konflikt). Es kommt zur Symptombildung (Schuppenflechte). Die Konfliktangst des Patienten bleibt dabei unbewusst. Seine Freundin zeigt sich besorgt, kümmert sich nun um ihn und seine Hautproblematik. Die Trennung ist bis auf Weiteres „vom Tisch“ (sekundärer Krankheitsgewinn!).
Typische Konfliktängste sind Verfolgungs- und Verlassenheitsängste, Verlust- und Trennungsängste, Ängste vor Liebesverlust, Straf- und Gewissensängste.

Vermeidung

Wird eine angstauslösende Situation vermieden (bei Angst vor Menschenmassen z. B. Vermeidung von Einkäufen im Supermarkt) und dadurch eine Belohnung erlebt (Spannungsreduktion: Der Ehemann erledigt den Einkauf), so wird die Patientin auch in Zukunft den Gang in den Supermarkt meiden.
Das Vermeidungsverhalten wird also durch die operante Konditionierung mit Belohnung in Zukunft wahrscheinlicher!

Biofeedback

Biofeedback (*engl.* feedback = Rückmeldung) soll die **willkürliche Kontrolle der Körperfunktionen** erleichtern. Dazu werden biologische Daten gemessen, die der Mensch normalerweise nicht wahrnimmt. Durch die Rückmeldung an die Patientin über visuelle oder akustische Signale werden ihr nun die körperlichen Reaktionen ihres Körpers bewusst und damit beeinflussbar gemacht. Beeinflussen lassen sich Herzfrequenz, Blutdruck, Hautleitfähigkeit (psychogalvanische Hautreaktionen), Muskelentspannung, Potenziale im EEG, Atmung, Hauttemperatur, Gefäßvolumen und Magenmotilität.
Das Biofeedbackprinzip wird auch beim Lügendetektor genutzt: Die elektrische Hautleitfähigkeit steigt durch eine erhöhte Schweißsekretion und kurzzeitiges Absinken des elektrischen Hautwiderstands bei Erhöhung des Sympathikotonus. Bei einer Lüge steigt durch die emotionale Angespanntheit der Sympathikotonus.
Biofeedback wird in der Psychotherapie z. B. zur Entspannung eingesetzt. Patient*innen können auf einem Bildschirm die Kurvendiagramme von Puls, Körpertemperatur und Atmung sowie eine Wohlfühllinie beobachten. In entspanntem Zustand atmet die Patientin in den Bauch (tiefe Atmung) und bemerkt, dass der Puls sich ihrer Atmung anpasst. Sie kann so lernen, tief in den Bauch zu atmen und dadurch besser zu entspannen.
Weitere Anwendungsgebiete sind Migräne, Bluthochdruck und psychosomatische Erkrankungen.

Bestrafung

Bestrafung ist eine negative Konsequenz, die einem Verhalten folgt. Dies kann entweder ein Strafreiz der Umwelt (z. B. eine Ohrfeige) oder eine Unterbrechung einer dauerhaft wirksamen befriedigenden Stimulierung (z. B. Liebesentzug) sein.
Diese Form der Verhaltensmodifikation beinhaltet allerdings folgende unerwünschte Nebenwirkungen:

- Steigende Strafintensität bei negativer Verstärkung
- **Artifizielles Defizit** (z. B. Dämpfung der gesamten Sprachaktivität bei Löschung von kindlichen Widerreden)
- **Übernahme strafender Modelle** durch die Bestraften
- Positive Verstärkung, wenn **Strafe als Zuwendung verstanden** wird (z. B. Sadomasochismus)
- **Fehlender** Verhaltensaufbau durch fehlende Unterstützung des eigenen Verhaltens
- **Strafreizprogression** (bei gleich bleibender Intensität verliert die Strafe ihre gezielte Wirkung)

> Der Zuwendungsentzug wird als wirksamere Bestrafung angesehen.

Aversionstechniken

Definition

Aversivreize (*lat.* aversio = Abneigung) sind Reize, auf die der Organismus mit Aversion **(Abneigung, Ekel** oder **Vermeidung)** reagiert, z. B. Schmerz, Nahrungsmittel oder bestimmte Situationen. Zugrunde liegt meist eine unangenehme Erfahrung in einer vorher neutralen Situation, die mit der unangenehmen Erinnerung verknüpft wurde (Konditionierung).

Eine Aversion kann erlernt werden: Erfolgt in einer ursprünglich neutralen Reizsituation eine unangenehme Erfahrung, so wird diese Reizsituation künftig gemieden, z. B. erlernte Aversion gegen weiße Kittel (Arztangst), Erregung und starke Angstgefühle bei lautem Knallen an Silvester bei Kriegsflüchtlingen.
Mit der Anwendung der Aversivreize bei unerwünschtem Verhalten soll die Häufigkeit dieses Verhaltens reduziert werden. Dabei wird bei Auftreten des unerwünschten Verhaltens (z. B. Zigarettenrauchen) eine Konditionierung mit einem unangenehmen Reiz (z. B. Nichtbeachtung) vorgenommen.
Ein Aversivreiz ist z. B. die **Fixation** von Oligophrenen (Bezeichnung für Intelligenzmangel/Geistesschwäche) bei **Selbstbeschädigung.**
Diese Techniken haben keine starke Effizienz gezeigt und sollten therapeutisch nur eingesetzt werden, wenn schwere Symptome vorliegen und andere Techniken versagen, z. B. bei Autoaggression und zur Gewichtskontrolle bei lebensbedrohlichen Essstörungen. In jedem Fall kontraindiziert sind sie bei Ängsten und Depressionen!

Selbstsicherheit

Die Selbstsicherheit umfasst einen weiten Bereich unserer Persönlichkeit. Eine selbstsichere Person bildet sich eine eigene Position, kann diese ausdrücken und ggf. verteidigen. Selbstsicherheit ist kein individuelles Persönlichkeitsmerkmal, sondern auch vom gesellschaftlichen System und von dessen Normen abhängig.
Selbstunsicherheit hat verschiedene Einflussfaktoren (→ Abb. 6.4), die für eine Verschiebung in Richtung Selbstsicherheit angegangen und überwunden werden sollten.
Zum Aufbau der Selbstsicherheit nutzt man Methoden wie **Rollenspiel, Modelllernen** und **differenzielle Verstärkung.**

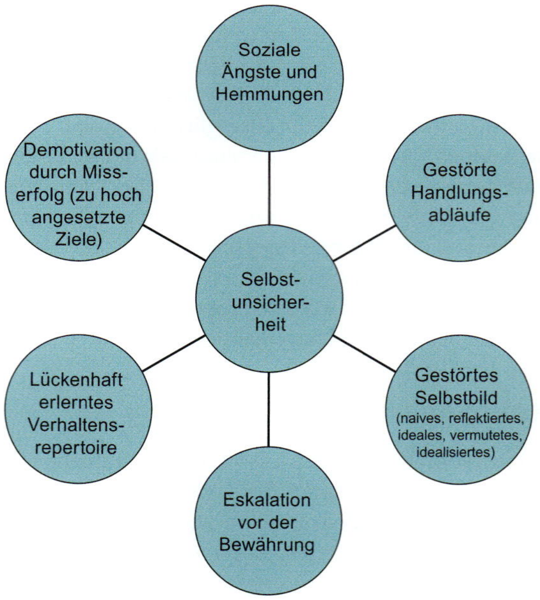

Abb. 6.4 Einflussfaktoren der Selbstunsicherheit [O650]

Selbstkontrolle

Selbstkontrolle wird durch Verhaltensänderungen erreicht, die vom Individuum **selbst gesteuert** werden. Durch **Selbstbeobachtung, Überwachung, Bewertung und Protokollieren eigener Reaktionen** kann deren Auftreten kontrolliert werden. Dies wirkt als Konsequenz auf eigenes Verhalten verstärkend, ausblendend oder bestrafend.
Beispielsweise können die weit verbreiteten Gewichtsprobleme durch eine Selbstkontrolle günstig beeinflusst werden.

Diese Methode benötigt Selbstverstärkung, wie kleine Belohnungen, z. B. eine Arbeitspause.
Der adipöse Patient lernt so durch die Kontrolle seines Verhaltens („Esse ich schon den dritten Riegel Schokolade?"), das nun kontrollierte Verhalten zu steuern („Ich esse bewusst einen Riegel Schokolade mit Genuss").
Situationskontrolle bedeutet die Ausblendung bestimmter Reizangebote, bevor sie ihre auslösende Wirkung ausüben können. Der werdende Nichtraucher sollte z. B. andere Raucher, Zigarettenautomaten oder Aschenbecher meiden.

Zusammenfassung

- Die Theorie vom erlernten Verhalten beschäftigt sich mit äußeren Reizen, die in konditionierte (erlernte) Reize umgewandelt werden können. Die Reaktion auf den Reiz lässt sich durch positive und negative Verstärker beeinflussen. Wird eine erlernte Reaktion nicht mehr durch eine positive Konsequenz bestärkt, so kann sie wieder verlernt werden (Extinktion).
- Bei der Reizgeneralisierung kann die Reaktion eines ursprünglichen Reizes auf ähnliche Reize übertragen/verallgemeinert werden.
- Um uns in einer Umwelt und Gesellschaft zurechtzufinden sowie den erwarteten Verhaltensweisen zu entsprechen, lernen wir aus eigenen Erfahrungen und aus den Erfahrungen anderer, indem Verhalten beobachtet und ggf. nachgeahmt wird.
- Es gibt verschiedene Methoden der Verhaltensbeeinflussung und somit des systematischen Auf- bzw. Abbaus von Verhaltensweisen.
- Um den Verlauf einer Verhaltensreaktion zu verstehen, wird das Verhalten mithilfe des SORKC-Modells zerlegt und analysiert.
- Eine angestrebte Verhaltensweise wird beim Verhaltensaufbau stufenweise erarbeitet.
- Der zugrunde liegende Konflikt sollte gelöst werden, um dem Teufelskreis der Angst entkommen zu können und ein Vermeidungsverhalten zu verhindern.
- Methoden zur Modifikation des Verhaltens sind Reizüberflutung, Desensibilisierung, Biofeedback, Bestrafung, Aversionstechniken, Entwicklung von Selbstsicherheit und Selbstkontrolle.

Spezieller Teil

BASICS

Übersicht Diagnosen

Psychosomatik

Psychotherapie

Phobische Störungen (ICD-10: F40)

Definition

Phobien sind Angstzustände mit einem **konkreten Objektbezug,** wobei die **Unsinnigkeit** der Angst eingesehen wird und Patient*innen versuchen, das angstauslösende Objekt zu meiden. Die Angst kann in ihrer Intensität das Ausmaß von Panikattacken erreichen. Alle Phobien weisen folgende Charakteristika auf:

- Die Angstentstehung ist an eine **reale Situation** oder an ein **Objekt gebunden.**
- Die Angst kann **nicht durch Vernunft erklärt oder beseitigt werden.**
- Die Angst ist dem **Willen entzogen und unverhältnismäßig.**
- Durch Angstvermeidung kommt es zu **Einschränkungen** des täglichen Lebens.

Untertypen

Agoraphobie (*griech.* agora = Marktplatz) Es handelt sich um eine irrationale Angst vor Situationen, bei denen das Haus verlassen und/oder öffentliche Orte aufgesucht werden müssen (→ Abb. 7.1) und/oder in denen man auf Reisen allein, weit weg von zu Hause entfernt ist. Die Agoraphobie stellt die häufigste und oft auch schwerste Form der gebundenen Ängste dar. John Bowlby (1907–1990), britischer Arzt und Bindungsforscher, bezeichnet diese Sonderform der Phobie als Pseudophobie, da Patient*innen nicht nur eine bestimmte Situation fürchten, sondern auch darunter leiden, dass keine Bindungsfigur (oder eine andere sicherheitsvermittelnde Basis) präsent ist. Aus diesem Grund können die Betroffenen schon besser mit der gefürchteten Situation umgehen, wenn sie eine vertraute Person, einen Talisman o. Ä. bei sich haben. Die Angst beginnt oft, wenn das Haus ohne Begleitung verlassen werden soll. Kennzeichnend sind vegetative Angstkorrelate (in über 50 % in Kombination mit Hyperventilationsanfällen). Oft werden nur die körperlichen Veränderungen wahrgenommen. Die Agoraphobie tritt gehäuft in Kombination mit einer Panikstörung auf (→ Kap. 11).

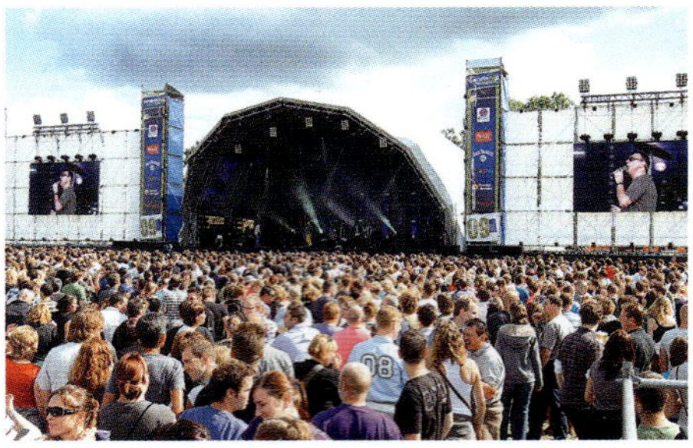

Abb. 7.1 Angstauslösende Situation für Personen mit Agoraphobie: eine große Menschenmenge auf einem öffentlichen Platz [J787]

Spezifische Phobien Hauptmerkmal der spezifischen Phobien ist die anhaltende Angst vor einem bestimmten Objekt. Sie gelten nur als Störung, wenn dadurch erhebliches Leiden entsteht. Es gibt alle möglichen Formen von Phobien. In → Tab. 7.1 sind verschiedene häufige und außergewöhnliche Beispiele aufgelistet.

Soziale Phobien (Anthrophobie) Diese sind charakterisiert durch die Angst vor Aufmerksamkeit und kritischer Beachtung durch andere Menschen. Diese Angst kann zahlreiche Auswirkungen auf Betroffene haben. Von Erröten bis zu starkem Schwitzen, Händezittern, Übelkeit, Erbrechen, Drang zum Wasserlassen oder der Vermeidung von Blickkontakt mit anderen ist vieles möglich. Dies wird als unvernünftig und übertrieben empfunden und führt zu starkem Vermeidungsverhalten. Soziale Phobien sind häufig mit einem niedrigen Selbstwertgefühl und Furcht vor Kritik verbunden. Ein Beispiel ist die Erythrophobie (die Angst zu erröten).

Epidemiologie

Prävalenz: 5–10 % der Bevölkerung, w > m, Ausnahme bei sozialen Phobien m = w.

Pathogenese und Psychodynamik

Die Ursache der meisten Phobien ist eine unbewusste Vorstellung, z. B. ein Wunsch oder Impuls, der subjektiv verboten ist und dessen Inhalt verdrängt wird. Durch diesen inneren Konflikt („Ich möchte etwas, das ich eigentlich nicht darf") kommt ein Gefühl der inneren Gefahr auf, das Betroffene als Angst bewusst wahrnehmen. Diese Angst wird als Abwehrmechanismus auf eine Situation oder ein Objekt in der Außenwelt verschoben. Der innere Konflikt ist somit entlastet, es bleibt jedoch die verschobene, reale Angst. Durch Vermeidung der angstauslösenden Situation (bzw. des Objekts) kann die Angst eingedämmt werden, was aber zu erheblichen Einschränkungen des Lebens führen kann. Aus lerntheoretischer Sicht kann die stetige Angstvermeidung in einer Chronifizierung der Phobie oder sogar in einer Generalisierung resultieren.

Tab. 7.1 Beispiele für verschiedene Phobien

Phobie	Erklärung
Zoophobie	Angst vor Tieren
Akrophobie	Angst vor der Höhe bzw. vor der Tiefe (Höhenangst)
Klaustrophobie	Platzangst
Aviophobie	Flugangst
Ablutophobie	Angst vor dem Waschen oder Baden
Achluophobie	Angst vor Dunkelheit
Belonophobie	Angst vor Nadeln
Entomophobien	Angst vor Insekten
Dysmorphophobie	Angst vor Hässlichkeit

Therapie

Mittel der Wahl bei allen Phobien ist die **Psychotherapie.** In zahlreichen Studien hat sich die **kognitiv-behaviorale Therapie (CBT)** als besonders effizient herauskristallisiert. Psychopharmakologisch haben sich die Serotonin-Wiederaufnahmehemmer und die trizyklischen Antidepressiva als wirksam erwiesen.

Anmerkung

Unter kontraphobischem Verhalten versteht man die Umkehr in ein gegenteiliges Verhalten, wenn z. B. eine Patientin mit Höhenangst als Hobby Bungee-Jumping betreibt.

Zusammenfassung

- Phobien beziehen sich auf ein Objekt, sind irrational und behindern das alltägliche Leben.
- Man unterscheidet zwischen Agoraphobie, sozialen und spezifischen Phobien.
- Die Prävalenz liegt bei 5–10 % der Bevölkerung.
- Die Therapie der Wahl ist die Verhaltenstherapie.

Zwangsstörungen (ICD-10: F42)

Definition

Zwangsstörungen = anankastisches Syndrom = obsessiv-kompulsive Funktionsstörung.
Von einem Zwang spricht man, wenn sich **Gedanken** oder **Handlungsimpulse immer wieder aufdrängen,** wie beispielsweise: „Habe ich das Bügeleisen ausgeschaltet?" (→ Abb. 8.1). Diese können aber nicht unterdrückt oder verdrängt werden, obwohl Betroffene meist erkennen, dass sie unsinnig sind. Zwänge werden als dem Ich zugehörig, jedoch meist als **unsinnig** und **bedrohlich** erlebt. Wird den Gedanken oder Handlungsimpulsen nicht nachgegeben, resultiert oft unerträgliche Angst.

Epidemiologie

Bei der Zwangsstörung handelt es sich um eine relativ seltene Erkrankung. Die **Lebenszeitprävalenz** beträgt 2–3 %, m = w. Patient*innen aus mittleren und oberen sozialen Schichten scheinen besonders häufig betroffen zu sein. Auffallend ist der frühe Krankheitsbeginn in der Adoleszenz und im jungen Erwachsenenalter.

Pathogenese und Psychodynamik

Organische Ursachen wie eine Hirnschädigung oder Tumoren bestimmter Hirnareale, Störungen im Hirnstoffwechsel sowie genetische Faktoren können eine Rolle spielen. Aus psychodynamischer Sicht liegt nach dem Konfliktmodell jeder Neurose bzw. jeder Symptombildung ein infantiler Konflikt zugrunde, der durch eine auslösende Situation reaktualisiert wird. Bei der Zwangsstörung wird der Grundstein in der analen Phase gelegt. Der Konflikt besteht zwischen einem besonders rigiden Über-Ich und antisozialen Triebwünschen aus dem Es (Instanzen-Modell, → Kap. 5). Diese als antisozial erlebten Bedürfnisse können unerlaubte aggressive und sexuelle Triebimpulse sein. Auf der Ich-Seite besteht jedoch eine gewisse Handlungsstörung aufgrund einer Ambivalenz zwischen dem Wunsch zu handeln und nicht handeln zu dürfen (dies kommt in Form der beherrschenden Zweifel zum Ausdruck!). Das Ich ist nicht in der Lage, freie und klare Entscheidungen zu treffen, weil es in der frühen Entwicklung nicht „ausprobieren" konnte, welche Handlung welche Konsequenzen hat. Von daher kann das Ich auch nicht zwischen Denken und Handeln unterscheiden (deshalb die „magische Grundeinstellung").
Der beschriebene unbewusste Konflikt kann nicht gelöst werden, und es kommt zu einer Kompromissbildung. Diese Kompromissbildung äußert sich bei Betroffenen als Zwangssymptom und kann als versuchte Abwehrleistung des Ichs angesehen werden. Die typischen Abwehrmechanismen der Zwangsneurose sind Affektisolierung, Sublimierung, Rationalisierung, Reaktionsbildung und Ungeschehen-machen (→ Kap. 5).
Es gibt zwei Möglichkeiten der Symptomentstehung:

- Ein unbewusster antisozialer Zwangsimpuls wird über sekundäre Bearbeitung zu einer bewussten Zwangsbefürchtung oft phobischen Ausmaßes. Diese wird über versuchte Abwehr zu einem Zwangsgedanken, der zu einer Zwangshandlung führen kann.
- Ein bewusster antisozialer Zwangsimpuls wird über versuchte Abwehr (Einspruch des Gewissens) zu einem Zwangsgedanken, der zu einer Zwangshandlung führen kann.

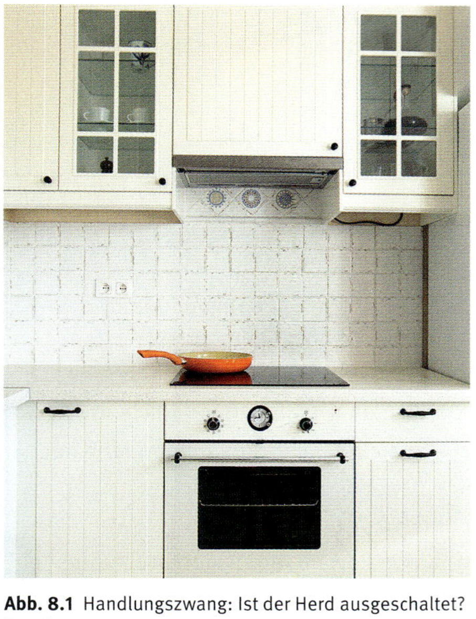

Abb. 8.1 Handlungszwang: Ist der Herd ausgeschaltet? [J787]

Klinik

Zwangsgedanken Das zwanghafte Denken wird treffend als von Zweifeln beherrschtes Denken beschrieben. Die eigentlichen Inhalte der Gedanken, die der Handlung vorausgehen, sind scheinbar nicht bewusst. Im Allgemeinen kann bei der Zwangsstörung das Denken sowohl formal als auch inhaltlich gestört sein.

- Bei **inhaltlichen Denkstörungen** sind die Gedankeninhalte verändert, typisch ist eine **magische Grundeinstellung:** Gedanken, Farben, Situationen, Zahlenkombinationen müssen vermieden werden, weil sie vermeintlich Unglück bringen. Um die negative Wirkung zu neutralisieren, müssen bestimmte Gegengedanken gedacht werden. Häufig treten **Zählzwänge** auf, hierbei müssen bestimmte Zahlenreihenfolgen durchgegangen, Zahlen geordnet und sortiert werden (z. B. eine gerade Quersumme ist gut, ungerade Quersummen müssen vermieden werden).
- Bei **formalen Denkstörungen** ist der Ablauf der Gedankengänge gestört (ständiges Grübeln, Weitschweifigkeit, Verlust des Blicks für das Wesentliche, unablässiges Wiederholen der gleichen Abläufe).

Zwangsimpulse Bei einem Zwangsimpuls handelt es sich um einen plötzlichen, zwanghaften Drang, eine meist aggressive Handlung durchzuführen, z. B. jemanden anschreien, anspucken, verletzen, vergewaltigen zu müssen o. Ä. Diese quälenden Impulse werden allerdings nur extrem selten in die Tat umgesetzt, doch die betroffenen Patient*innen leben in der ständigen Angst, wirklich einmal eine andere oder die eigene Person zu schädigen.

Zwangshandlungen Folgende Zwangshandlungen sind typisch für die Zwangsneurose: **Ordnungszwänge** (inkl. Wasch- und Putzzwänge), **Kontrollzwänge** und **magische Rituale.** Diese Zwangshandlungen sind Konsequenzen aus Zwangsgedanken und unterliegen ausgeprägten Zweifeln, weshalb sie auch ständig wiederholt werden müssen (→ Abb. 8.2).

Differenzialdiagnose

Zum **Spektrum der Zwangsstörungen** gehören u. a. die Trichotillomanie (zwanghaftes Haareausreißen), Perionychomanie und -phagie (zwanghaftes Manipulieren an Fingernägeln und Nagelhaut) sowie die Acne excoriée de jeunes filles (zwanghaftes Manipulieren an der Haut).
Differenzialdiagnostisch muss man die Zwangshandlungen v. a. vom Wahn abgrenzen, wie er besonders häufig bei den **schizophrenen Psychosen** vorkommt. Beim Wahn werden die Handlungen nicht als unsinnig empfunden, Patient*innen sind von der Richtigkeit der Wahnvorstellungen sogar absolut überzeugt. Darüber hinaus erleben wahnhafte Personen ihre Gedanken- und Handlungsinhalte als „von

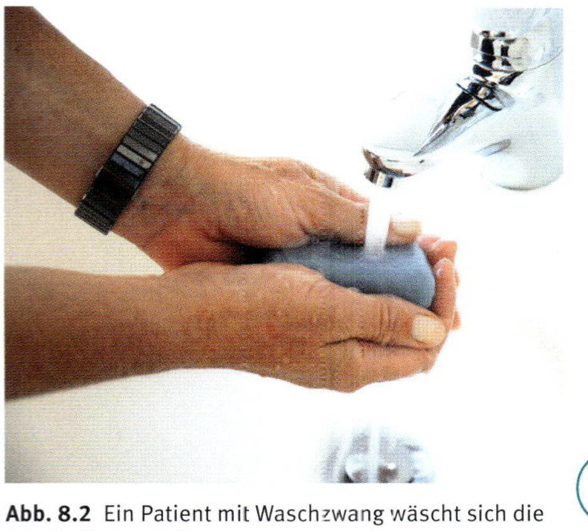

Abb. 8.2 Ein Patient mit Waschzwang wäscht sich die Hände. [J787-003]

außen gemacht“, sie fühlen sich fremdbeeinflusst.
Die **anankastische (zwanghafte) Persönlichkeitsstörung** stellt eine wichtige Differenzialdiagnose dar, bei ihr steht zwar eine rigide Pedanterie mit Einengung der Denkvorgänge im Vordergrund, jedoch entspricht dies nicht einer Zwangsstörung.
Eine **Impulshandlung** liegt z. B. bei der Kleptomanie (pathologisches Stehlen) oder Pyromanie vor. Dabei handelt es sich um einen rasch auftretenden und unreflektierten Durchbruch von Handlungen. Diese Handlungen treten v. a. in Versuchungssituationen immer wieder auf, und führen bei den Betroffenen zu einer ungerichteten emotionalen Entladung. Vor der Handlung besteht ein erhöhter Spannungszustand, während der Handlung empfinden die Betroffenen Befriedigung und Erleichterung, die kurze Zeit später in Reue oder Schuldgefühle umschlagen können.

Therapie

Die **Verhaltenstherapie** stellt bei der Zwangsstörung das Mittel der ersten Wahl dar, wobei Zwangshandlungen besser auf die Behandlung ansprechen als Zwangsgedanken. Als Standardverfahren gilt die Expositionsmethode (Konfrontation) in Verbindung mit einer Reaktionsverhinderung. Auch die erfolgreiche medikamentöse Behandlung mit Serotonin-Wiederaufnahmehemmern ist nachgewiesen, wobei die VT langfristigere Erfolge aufweist.

Anmerkung

Man findet im täglichen Leben häufig **zwanghafte Rituale.** Es gibt persönliche oder gesellschaftliche Rituale, z. B. beim Essen oder bei der Begrüßung. Diese Rituale sind jedoch nicht pathologisch. Von pathologischen Phänomenen spricht man in folgenden Fällen:

- Wenn es Patient*innen nicht gelingt, sich davon zu lösen, obwohl sie die Unsinnigkeit der Handlungen einsehen.
- Wenn eine erhebliche Einschränkung des täglichen Lebens vorliegt.
- Wenn Patient*innen die Zwangsinhalte als „in der eigenen Person entstanden“ empfinden, gleichzeitig aber ein ausgeprägtes Fremdheitsgefühl der Symptomatik gegenüber besteht („Ich-Fremdheit“ oder „Ich-Dystonie“); so sprechen Betroffene z. B. von „meinem Zählzwang“.

Zusammenfassung

- Zwang bedeutet, dass sich Handlungsimpulse und/oder -gedanken immer wieder aufdrängen. Der Zwang ist dann behandlungsfähig, wenn er als unsinnig und nicht veränderbar empfunden wird.
- Man kann zwischen Zwangsimpulsen, -gedanken und -einfällen unterscheiden.
- Psychoanalytisch wird eine Fixierung auf die anale Phase im Zusammenhang mit rigiden Erziehungsformen angenommen.
- Die Verhaltenstherapie ist die Therapie der ersten Wahl.
- Differenzialdiagnostisch muss man schizophrene Psychosen, Sucht und Impulshandlungen abgrenzen.

Depressive Störungen (ICD-10: F32, F33, F34)

Definition

Depressive Störungen sind eine Untergruppe der affektiven Störungen, die hauptsächlich gekennzeichnet sind durch eine gedrückte Stimmung sowie Verminderung von Antrieb und Aktivität. Die Fähigkeit zu Freude, das Interesse und die Konzentrationsfähigkeit sind meist vermindert. Weiter können rasche Ermüdbarkeit und Schlafstörungen bestehen. Selbstwertgefühl und Selbstvertrauen sind häufig reduziert. Oft spielen Schuldgefühle oder Gedanken über eigene Wertlosigkeit eine Rolle. Die Symptomatik verändert sich von Tag zu Tag wenig, reagiert nicht auf Lebensumstände. In der ICD-10 kann bei leichten bzw. mittelgradigen depressiven Episoden zusätzlich klassifiziert werden, ob zu den Haupt- und Zusatzsymptomen ein **somatisches Syndrom** vorliegt (→ Tab. 9.1). Dieses kann durch typische Symptome wie Früherwachen, Morgentief, deutliche psychomotorische Hemmung, Agitiertheit, Appetitverlust, Gewichtsverlust und Libidoverlust gekennzeichnet sein. In → Abb. 9.1 wird versucht, die depressive Verstimmung eines Mädchens darzustellen.
Häufig suchen depressive Patient*innen zwar Ärzt*innen auf, berichten jedoch erst einmal nicht von typischen depressiven Symptomen. Oft stehen diffuse, häufig körperliche Symptome im Vordergrund:

- Allgemeine körperliche Abgeschlagenheit
- Schlafstörungen
- Abdominelle Beschwerden (reduzierter Appetit, Magendruck, Gewichtsverlust, Obstipation, Diarrhö)
- Diffuser Kopfschmerz
- Druckgefühl in Hals und Brust, Globusgefühl
- Störungen des Herz-Kreislauf-Systems (z. B. Tachykardie, Arrhythmie, Synkopen)
- Neurologische Symptome (z. B. Schwindelgefühle, Flimmern vor den Augen, Sehstörungen)
- Schmerzsymptome (Muskelverspannungen, neuralgiforme Schmerzen)
- Libidoverlust, Menstruationsstörungen
- Sexuelle Funktionsstörungen

Bei schweren depressiven Episoden können zudem Denkhemmungen, Gedächtnisstörungen bis hin zu demenziellen Symptomen **(Pseudo-Demenz)** imponieren.
Bei schweren depressiven Episoden können gelegentlich auch **wahnhafte Symptome** auftreten (F32.3, z. B. Verarmungswahn, Schuldwahn).

Untertypen

Depressive Episode (leichte: F32.0, mittelgradige: F32.1, schwere: F32.2): Mindestens zwei (bei der schweren Episode: drei) Hauptsymptome müssen über einen Zeitraum von mind. zwei Wochen anhalten. Betroffene sind bei der leichten Episode im Allgemeinen zwar davon beeinträchtigt, aber oft noch in der Lage, ihre beruflichen und privaten Aktivitäten fortzusetzen, bei der mittelgradigen Episode haben Betroffene häufig große Schwierigkeiten, ihre alltäglichen Aktivitäten beizubehalten.
Rezidivierende depressive Störung (gegenwärtig leichte Episode: F33.0, gegenwärtig mittelgradige Episode: F33.1, gegenwärtig schwere Episode: F33.2): Die schwere depressive Episode ist neben den o. g. Hauptsymptomen gekennzeichnet durch mindestens vier Nebensymptome, sodass die Patient*innen in sämtlichen Lebensbereichen stark eingeschränkt und in der Regel arbeitsunfähig sind.
Es kommt zu wiederholten depressiven Episoden. Die erste Episode kann in jedem Alter zwischen Kindheit und Senium auftreten, der Beginn kann akut oder schleichend sein, die Dauer reicht von wenigen Wochen bis zu vielen Monaten.
Dysthymia (F34.1) Eine chronische, seit mindestens zwei Jahren bestehende depressive Verstimmung, die weder schwer noch hinsichtlich einzelner Episoden anhaltend genug ist, um die Kriterien einer schweren, mittelgradigen oder leichten rezidivierenden depressiven Störung (F33.–) zu erfüllen.

Epidemiologie

Die depressiven Störungen gehören zu den häufigsten psychischen Erkrankungen in Deutschland. Die Prävalenz der Gesamtbevölkerung liegt bei ca. 8,1 % im Alter von 18–79 Jahren. Das Lebenszeitrisiko, an einer Depression zu erkranken, liegt bei 16–20 %. Es gibt zwei Häufigkeitsgipfel: mit 20–29 Jahren und mit 50–59 Jahren; m < w = 1 : 2–3.

Pathogenese und Psychodynamik

Biologische Faktoren, wie **genetische Faktoren** und eine **Dysbalance im Neurotransmitterstoffwechsel** (Serotonin-, Noradrenalinstoffwechsel), spielen eine wesentliche Rolle in der Entstehung depressiver Störungen. Auch **biografische und soziale Belastungen** in der Kindheit, wie Vernachlässigung, Missbrauch, Misshandlung und der Verlust von Bezugspersonen, kommen gehäuft in der Anamnese depressiver Patient*innen vor.
Aus psychodynamischer Sicht soll hier zudem auf die Pathogenese (die frühkindliche Komponente) und die Psychodynamik (den

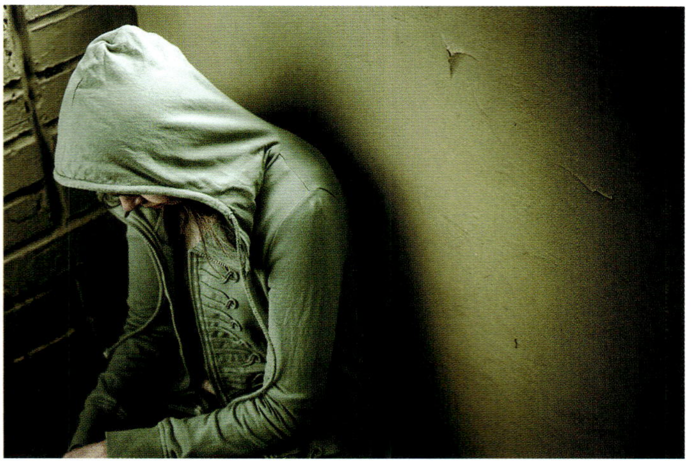

Abb. 9.1 Sozialer Rückzug ist ein typisches Symptom bei Depressionen [J787]

Tab. 9.1 Haupt- und Nebensymptome depressiver Episoden nach ICD-10

Hauptsymptome	Nebensymptome
• Depressive Stimmung • Interessenverlust und Freudlosigkeit • Antriebsminderung, rasche Ermüdbarkeit, Aktivitätseinschränkung	• Verminderte Konzentration und Aufmerksamkeit • Vermindertes Selbstwertgefühl und Selbstvertrauen • Schuldgefühle, Gefühle von Wertlosigkeit • Pessimistische Zukunftsperspektiven • Schlafstörungen • Verminderter Appetit • Suizidgedanken, Selbstverletzung oder Suizidhandlungen

Tab. 9.2 Tendenzen der Depression

Hemmung von Aktivität und Willenskraft mit Neigung zu Selbstzweifeln	Offene oder verdeckte Vorwürfe, Aggressionen, Forderungen	Ängste mit begleitenden Insuffizienzgefühlen und Unruhe

eigentlichen Prozess, der zur Depression führt) eingegangen werden.
Vereinfacht gesagt, stellt die Depression die **Möglichkeit des Ichs dar, Kränkungen des Selbstwertgefühls, die im Zusammenhang mit Verlusten (Enttäuschungen) entstehen, zu verarbeiten.** Freud sprach auch von einer „Ich-Verarmung". Heute geht man von einem narzisstischen Defizit, einem Verlust bzw. einer massiven Störung des Selbstwertgefühls aus.
Die entscheidende Voraussetzung für die Entstehung einer Depression ist das Zusammenwirken einer bestimmten Charakterstruktur (→ Tab. 9.2) und der äußeren Realität.
Im Mittelpunkt der Dynamik der depressiven Störung steht die **unbewusste Fantasie vom Verlust.** Den Depressiven schwebt vor, dass früher etwas Gutes vorhanden war, das jetzt verschwunden ist. In selteneren Fällen liegt ein realer Mangel an Zuwendung in der frühen Kindheit vor. In beiden Fällen versuchen die Betroffenen jedoch, sich vor realen oder fantasierten Verlusten zu schützen. Zu diesem Zweck stehen ihnen **zwei Kompensationsmechanismen** zur Verfügung:
Herstellung ausgeprägter Abhängigkeitsbeziehungen Diesem Schutzmechanismus liegt die Vorstellung der Patient*innen zugrunde, dass eine andere Person ihnen genau das geben könne, was sie selbst vermissen. Die sozialen Partner*innen werden sozusagen als „Puzzlestein" zur eigenen Vollständigkeit gebraucht. Um die dadurch noch gesteigerte Verlustangst so gering wie möglich zu halten, verhalten sich die Personen in besonderem Maße „klammernd". Partner*innen können diesem Druck nur eine gewisse Zeit standhalten, und letztlich tritt genau das ein, was die depressiven Personen am meisten befürchten, die Trennung. Wird den Betroffenen dieser Teufelskreis bewusst, reagieren sie mit einem noch schneller sinkenden Selbstwertgefühl und der Schlussfolgerung, dass sie, so wie sie sind, nicht liebenswert sind. Als Alternative gibt es für diese Personen nur den sozialen Rückzug oder die selbst gesuchte Isolation.
Ausbildung unbewusster Größenfantasien Für jeden Menschen stellen Größenfantasien in gewissem Maße einen Trost gegenüber erlebten Frustrationen dar. Depressive Personen leben diese jedoch konsequent aus. Und obwohl sie immer wieder erleben, dass sie in der Realität nicht so groß sind wie in ihrer Vorstellung (sondern ein Mensch mit Fehlern und Schwächen wie jeder andere), lernen sie nicht daraus. Sie versuchen im Anschluss an solche frustrierenden Erkenntnisse, noch größer zu sein und noch mehr zu vollbringen. Da sie dadurch jedoch von ihren Mitmenschen als „noch größer" behandelt werden möchten, werden auch die Verletzungen, die sie sich so selbst zufügen, größer. Von daher ist die Größenfantasie für die depressiven Personen im Endeffekt kein Trost, sondern eher eine Steigerung ihrer sowieso schon extrem großen Verletzlichkeit.
Bei beiden Mechanismen handelt es sich um Lösungsversuche von Konflikten, die irgendwann misslingen müssen, da sie unzureichend sind. Wenn die vorliegenden Liebeswünsche oder Größenfantasien dann enttäuscht werden, kommt das einem Angriff auf das ohnehin schon extrem verletzliche Selbstwertgefühl der Depressiven gleich. Die ständigen Frustrations- und Versagenserlebnisse (frustriertes passives Liebesverlangen, frustrierte Größenfantasien) führen zum **Auftreten von Wut, Ärger und Aggressionen.** Da depressive Personen jedoch über ein sehr strenges, rigides Gewissen verfügen, dürfen die aggressiven Empfindungen unter keinen Umständen gegenüber anderen Personen geäußert werden. Betroffene geraten in eine Zwickmühle: **Einerseits steigen ständig aggressive Impulse in ihnen auf, die andererseits aber nie in die Außenwelt gelangen dürfen.** Die einzige (pathologische!) Lösung besteht für sie in der **Wendung der Aggressionen gegen die eigene Person.** Durch diesen Umgang mit den aggressiven Impulsen wird verhindert, dass Konflikte entstehen, und gleichzeitig können die Schuldgefühle, die wegen der empfundenen Wut entstanden sind, beschwichtigt werden. Durch die anhaltende Autoaggression induzieren die Betroffenen immer wieder die charakteristischen Einbrüche des Selbstwertgefühls, die in der depressiven Verstimmung münden. Dies erklärt auch, warum die Aggressivität meist vom Gegenüber, also z. B. auch vom Therapeuten, eher wahrgenommen wird und nicht selten dazu führt, dass daraus eine erneute Ablehnung entsteht, die die Patientin wiederum autoaggressiv interpretiert.
Im Mittelpunkt des verhaltenstheoretischen Verständnisses steht die sog. **„erlernte Hilflosigkeit".** Damit ist die verzerrte Wahrnehmung alltäglicher Erfahrungen durch Patient*innen gemeint. Die Wahrnehmung positiver Erlebnisse wird unterdrückt, dafür rücken negative Erlebnisse in den Vordergrund.

Differenzialdiagnose

- Abnorme Trauerreaktion
- Anpassungsreaktion
- Erschöpfungsdepression
- Organisch begründete Depression
- Medikamentös induzierte Depression

Therapie

Das Ziel einer Depressionsbehandlung ist es, die depressiven Symptome zu vermindern und eine vollständige Remission zu erreichen, die Mortalität, insbesondere durch Suizid zu verringern sowie die berufliche und psychosoziale Leistungsfähigkeit wiederherzustellen. Häufig ist es dabei wichtig, die **Angehörigen** in die Behandlung miteinzubeziehen.
Für die **ambulante Therapie** depressiver Störungen stehen als psychotherapeutische Verfahren, die von den gesetzlichen Krankenversicherungen übernommen werden, Verhaltenstherapie, die tiefenpsychologisch fundierte und die analytische Psychotherapie zur Verfügung. Im **stationären Bereich** können weitere Psychotherapieverfahren eingesetzt werden: gesprächstherapeutische, systemische (familien-)therapeutische Verfahren sowie die Interpersonelle Psychotherapie. Diese werden durch weitere Behandlungsverfahren, wie z. B. Psychoedukation, Ergotherapie, Angehörigengruppen, künstlerische Therapien oder Entspannungstechniken und körper- und bewegungsbezogene Therapien ergänzt. Ferner können Therapieverfahren wie Wachtherapie und Lichttherapie angewandt werden.
Bei einer **leichten depressiven Episode** kann mit dem Beginn der Behandlung zunächst abgewartet werden („watchful waiting"). Ein aktiver Lebensstil, die Aufrechterhaltung von Tagesstruktur, individuellen Ritualen und sozialen Kontakten sind wichtig. Klingen die Symptome innerhalb von zwei Wochen jedoch nicht ab, sind Gespräche im Sinne einer psychiatrisch-psychotherapeutischen bzw. psychosomatischen Grundversorgung indiziert. Auch niederschwellige psychosoziale Interventionen wie Unterstützung durch Selbsthilfe- bzw. Selbstmanagement-Bücher können hilfreich sein.
Bei **mittelgradigen Episoden** können Antidepressiva allein oder in Kombination mit einer Psychotherapie eingesetzt werden, bei **schweren depressiven Episoden** ist deren Gabe erforderlich. Hier stehen neben selektiven Serotonin-Wiederaufnahmehemmern (SSRI) trizyklische Antidepressiva (TZA),

selektive Serotonin-/Noradrenalin-Wiederaufnahmehemmer (SSNRI) und weitere Antidepressiva zur Verfügung. Je nach Ausprägung, Symptomkonstellation und Wunsch der Patient*innen müssen behandelnde Ärzt*innen oder Therapeut*innen entscheiden, welche Therapie angewendet wird.

Das Risiko für einen Suizidversuch ist bei depressiven Patient*innen ca. 30-mal höher als in der Allgemeinbevölkerung. Aus diesem Grund ist es besonders wichtig, Patient*innen schon beim Erstkontakt nach Suizidgedanken und -handlungsimpulsen zu fragen! Auch im Behandlungsverlauf sollte die Suizidalität immer wieder aktiv abgeklärt werden.

Anmerkung

Der Begriff der „Neurotischen Depression" findet sich in der seit 1992 verwendeten 10. Auflage der ICD der WHO nicht mehr und wurde durch die Diagnosen depressive Episode (leicht und mittelgradig), rezidivierende depressive Störung (leicht- und mittelgradige Episoden) und Dysthymia ersetzt.

Zusammenfassung

- Depressive Störungen umfassen depressive Episoden, rezidivierende depressive Störungen sowie die Dysthymia.
- Störungen der psychischen Erlebnisverarbeitung werden durch ganz oder teilweise verdrängte Konflikte in der Biografie bewirkt.
- Als ursächliche biologische Faktoren sind genetische Faktoren und eine Dysbalance im Neurotransmitterstoffwechsel (Serotonin-, Noradrenalinstoffwechsel) nachweisbar.
- Meist lassen sich auch gestörte Eltern-Kind-Beziehungen nachweisen: Mangel an Zärtlichkeit, Geborgenheit und Sicherheit, direkte Ablehnung, Härte, Ausstoßung, Tabuisierung der Sexualität, verängstigende oder gespannte familiäre Verhältnisse, aber auch überfürsorgliche Verwöhnung in der Kindheit.

→ 10 Dissoziative Störungen (Konversionsstörungen)

Definition

Dissoziation = „Bewusstseinsspaltung".

> Die **Dissoziation** stellt eine **Störung des Bewusstseins** dar, die mit einer teilweisen oder völligen **Desintegration psychischer Funktionen**, wie Wahrnehmung von Selbst und Umwelt, Wahrnehmung unmittelbarer Empfindungen, Erinnerungen an die Vergangenheit oder Kontrolle der Körperfunktionen, einhergeht.

Dissoziative Störungen wurden früher als verschiedene Formen der **„Konversionsneurose oder Hysterie"** klassifiziert. Sie stehen meist in enger zeitlicher Verbindung mit traumatisierenden Ereignissen, unlösbaren oder unerträglichen Konflikten oder gestörten Beziehungen und können mit anfallsartig oder chronisch auftretenden körperlichen Symptomen, wie Lähmungen, Einnehmen einer vermeintlich krankheitsbedingten Körperhaltung (→ Abb. 10.1) oder Empfindungslosigkeiten, denen keine organischen Funktionsstörungen zugrunde liegen, einhergehen (→ Tab. 10.1).

> Die **Konversion** stellt eine neurotische Symptombildung im körperlichen Bereich durch symbolhafte Somatisierung dar.

Konversionsstörungen sind psychogene „pseudoneurologische" Störungen, die früher dem Krankheitsbild der „Hysterie" zugeordnet wurden. Es handelt sich um Störungen der Wahrnehmung und Empfindung, wie z. B. Störungen des Hörens, der Sensibilität oder des Sehens (selten!) sowie Störungen der Motorik, wie Lähmungen oder Gangstörungen. Auch sie stellen symbolhafte Kompromissbildungen zur Lösung eines unbewussten Konflikts dar.
Die häufigsten motorischen Konversionssymptome sind:

- **Astasie** (Standunfähigkeit)
- **Abasie** (Gangunfähigkeit)
- **Dysbasie** (Gangstörung)

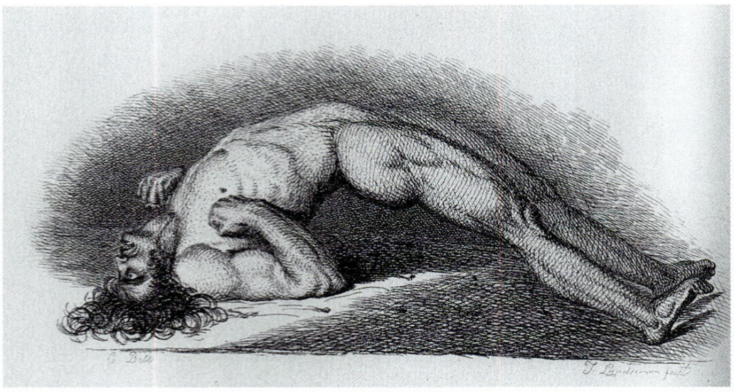

Abb. 10.1 Arc de cercle (*franz.:* Kreisbogen): ein von Jean Martin Charcot (1825–1893) beschriebenes Phänomen im Sinne eines „großen hysterischen Anfalls" (Hysterie grande). (Von Sir Charles Bell: Essays on the Anatomy and Philosophy of Expression, London, 1824) [X381]

Tab. 10.1 Gruppe der dissoziativen Störungen

Dissoziative Amnesie	Psychogener Gedächtnisausfall: qualvolle Inhalte aus der Vergangenheit werden verdrängt, der Inhalt wird häufig zwar wahrgenommen, seine Verfügbarkeit jedoch versperrt.
Dissoziative Fugue	Plötzliches, unerwartetes Weglaufen (von zu Hause, vom Arbeitsplatz) oder Verreisen, ohne sich an Vergangenes erinnern zu können, oftmals verbunden mit Verwirrungen bezüglich der eigenen Identität bzw. der Annahme einer neuen Identität
Dissoziativer Stupor	Zustand mit plötzlicher Verringerung oder Fehlen willkürlicher Bewegungen, häufig kombiniert mit Sprachverarmung oder Mutismus. Bei vorhandenem Bewusstsein ist die Fähigkeit, auf Umgebungsreize zu reagieren, aufgehoben.
Trance- und Dämmerungszustände	Induzierbarer Verlust der Wahrnehmung von eigener Identität und Umwelt, die Aufmerksamkeit kann sich nur auf einzelne Umgebungsaspekte richten.
Dissoziative Krampfanfälle	Ohnmachten bzw. psychogene Synkopen (plötzlicher Bewusstseinsverluste), Affektausbrüche mit starker Bewegungsunruhe, motorische Entladungen, abreaktive Anfälle (hysterischer Anfall = „arc de cercle")
Ganer-Syndrom	Kurzzeitige Bewusstseinsveränderung mit Halluzinationen und Gedächtnislücken und anschließender Amnesie (kann bei Inhaftierten auftreten)
Depersonalisationssyndrom	Störung der Identität mit Entfremdungs- und Unwirklichkeitsgefühlen, Patient*innen erleben sich als „neben sich stehend", dem Körper nicht mehr zugehörig, das Schmerzempfinden ist reduziert (häufig bei Borderline-Störung).
Derealisationssyndrom	Die Umwelt wird als fremd oder unwirklich wahrgenommen
Dissoziative Identitätsstörung	„Multiple Persönlichkeit": Das Bewusstsein der Patient*innen wird von zwei oder mehreren Persönlichkeitszuständen bestimmt, die sich völlig voneinander unterscheiden können.

Die Störungen treten meist einseitig auf und können jahrelang anhalten und sekundär zu Atrophien der Muskulatur und Versteifungen der Gelenke führen. Der „primäre" Krankheitsgewinn spielt hierbei eine wichtige Rolle.
Konversionssymptome können sich weiter als **schlaffe Lähmungen,** meist der der unteren Extremitäten, nichtorganischer **Tremor, psychogene Dysphonie** bis hin zu **Mutismus** äußern. Auch **psychogene Blindheit** und **Taubheit** sowie **sensible Dysfunktionen, Hemianästhesien** und **Schmerzen** werden dazu gezählt.

Epidemiologie

Allgemeine Angaben über die Häufigkeiten in der Allgemeinbevölkerung fehlen; w > m. Wird insgesamt selten diagnostiziert.

Pathogenese und Psychodynamik

Es ist inzwischen empirisch gesichert, dass dissoziative Störungen als eine **Folge schwerer chronischer Traumata** (bei Frauen v. a. sexueller Missbrauch) zu verstehen sind. Die Dissoziation stellt dabei eine Abspaltung traumatischer Erlebnisse dar im Sinne eines misslungenen Abwehr- und Bewältigungsmechanismus.
Nach dem Konfliktmodell ist die Voraussetzung für die Entstehung der Konversionsstörung eine hysterische Charakterstruktur im Zusammenspiel mit äußeren Umständen, die einen Trieb-Über-Ich-Konflikt reaktivieren. Die unbewussten, triebhaften Fantasien müssen von den Patient*innen abgewehrt werden. Das geschieht mithilfe der typischen Abwehrmechanismen (Verdrängung, Verleugnung, Verschiebung, Projektion) einerseits und durch eine Veränderung des Selbstbilds und Hyperemotionalität andererseits. Der vorliegende Trieb-Über-Ich-Konflikt kann mit den Mitteln, die den Patient*innen zur Verfügung stehen, nicht gelöst werden und es kommt zu einer Scheinlösung. Diese Scheinlösung ist, absolut gesehen, zwar insuffizient, stellt für die Patient*innen jedoch die optimale Lösung dar. Sie drückt sich in der Konversion ins Körperliche aus und führt so zu einem primären Krankheitsgewinn (d. h. zu verdrängter Abfuhr der entstandenen Triebspannung).

Differenzialdiagnose

Dissoziative Krampfanfälle sind differenzialdiagnostisch v. a. von hirnorganischen Anfallsleiden und Entzündungen, Intoxikationen und toxisch-metabolischen Entgleisungen abzugrenzen. Kriterien, die eher für einen psychogenen Krampfanfall sprechen sind:

- Fehlende weite, lichtstarre Pupillen
- Fehlender Zungenbiss
- Fehlende Verletzungen (Schutzreflexe sind vorhanden)
- Nicht abruptes Auftreten
- Unauffälliges Anfalls-EEG

Konversionssymptome Beispiel: Lähmungen. Sie treten meist einseitig auf, wohl bevorzugt links. EMG und ENG sind bei diesen Lähmungen unauffällig, bis auf das Symptom selbst fehlen sonstige neurologische Korrelate. Sensible Dysfunktionen organischen Ursprungs können meist einem Dermatom segmental zugeordnet werden, während konversive Sensibilitätsstörung häufig handschuh- oder strumpfartige Ausbreitungen haben. Psychogene Hemianästhesien verlaufen im Vergleich zur organisch bedingten meist streng mittellinig und erfassen auch die Genitalien, während Letztere die Genitalien aussparen und meist noch einige Zentimeter über die Mittellinie hinaus verlaufen.
Fast immer lassen sich belastende Lebensumstände, emotionale Krisen oder Konflikte eruieren, der Beginn ist meist akut!

Therapie

Je nach den Symptomen sind verschiedene Therapieansätze möglich. Häufig werden psychoanalytische/psychodynamische Therapie, Verhaltenstherapie, Hypnose und Entspannungstherapie eingesetzt. Die Rezidivneigung ist hoch.

Anmerkung

Die Bezeichnung **Hysterie** wurde für die o. g. Symptome in der Antike unter der Annahme eingeführt, die bei Frauen auftretende Hysterie sei auf ein Umherwandern oder eine durch unbefriedigte Sexualität bedingte Fehlfunktion der Gebärmutter (*griech.* hystera) zurückzuführen.

Zusammenfassung

- Dissoziative und Konversionsstörungen sind anfallsartig oder chronisch auftretende körperliche Symptome, denen keine organischen Funktionsstörungen zugrunde liegen.
- Unter Konversion versteht man eine symbolhafte Somatisierung einer zugrunde liegenden unterbewussten Konfliktproblematik.
- Die Dissoziation stellt eine Störung des Bewusstseins dar mit einer Desintegration psychischer Funktionen.
- Es gibt verschiedene Formen der Dissoziation: dissoziative Amnesie, dissoziative Fugue, dissoziative Krampfanfälle, dissoziativer Stupor, Depersonalisations- und Derealisationserleben etc.
- Dissoziative Störungen sind die Folge schwerer chronischer Traumata in der Vorgeschichte.
- Meist bestehen neben einem akuten Beginn der Symptome belastende Lebensereignisse, aktuelle emotionale Krisen oder Konflikte.

Andere Angststörungen (ICD-10: F41)

Definition

> Unter **Angst** versteht man ein qualvolles, unbestimmtes und individuell sehr unterschiedlich ausgeprägtes Gefühl der Beengung, Bedrohung und des Ausgeliefertseins.

Normale Angst (Realangst) Jeder kennt sie (→ Abb. 11.1). Sie hat eine Alarmfunktion, die den Menschen vor Gefahren schützen soll. Wenn die Gefahr abgewendet ist, verschwindet auch die Angst.
Pathologische Angst Sie hat diesen Schutzmechanismus nicht mehr. Es wird krankhaft, wenn die Angst nicht mehr aufhört, grundlos und/oder gesteigert ist. Auch das völlige Fehlen von Angst ist pathologisch. Angststörungen können extreme Folgen für das Leben haben. Sie können ausgeprägte familiäre, soziale und individuelle Beeinträchtigungen nach sich ziehen.

Untertypen

Panikstörungen (episodisch paroxysmale Angst) Ohne sichtbaren Anlass entstehen starke Ängste, die mit ausgeprägten körperlichen Symptomen verbunden sind und **anfallsartig** auftreten.

> Im Gegensatz zu Phobien sind Panikattacken nicht situations- oder objektgebunden.

Das wesentliche Kennzeichen sind wiederkehrende schwer Angstattacken **(Panikattacken),** die sich nicht auf eine spezifische Situation oder besondere Umstände beschränken, deshalb unerwartet auftreten und auch nicht vorhersehbar sind. Wie bei anderen Angsterkrankungen zählen zu den wesentlichen Symptomen plötzlich auftretendes Herzklopfen, Brustschmerz, Erstickungsgefühle, Schwindel, Schwitzen und Entfremdungsgefühle (Depersonalisation oder Derealisation). Die Furcht, zu versterben, verrückt zu werden oder die Kontrolle zu verlieren, ist typisch. Nach einer Panikattacke besteht häufig die Angst, dass sich die Panikattacken wiederholen **(Angst vor der Angst).**

> **Exkurs**
>
> ***Hyperventilationstetanie***
> Im Extremfall kann es zu einer Hyperventilationstetanie kommen. Das klinische Bild entsteht durch eine massiv verstärke Atmung, die zu einer sekundären Alkalose führen und tetaniforme Krämpfe, besonders der Hände, auslösen kann („Pfötchenstellung"). Dieses Krankheitsbild sieht man regelmäßig in der Notaufnahme! Häufig ist den Betroffenen das Gefühl der Angst oder Panik rückblickend nicht mehr bewusst.

Generalisierte Angststörungen = Angstneurose Bei der generalisierten Angststörung haben Patient*innen **ständig** und vor allem Angst. Der Angstpegel ist stetig erhöht und es bestehen keine angstfreien Intervalle. Es handelt sich um eine **„frei flottierende" Angst** ohne konkreten Objekt- oder Situationsbezug. Die Angst ist generalisiert und anhaltend. Sie ist nicht auf bestimmte Umgebungsbedingungen beschränkt oder auch nur besonders betont in solchen Situationen. Die wesentlichen Symptome sind variabel, Beschwerden wie ständige Nervosität, Zittern, Muskelspannung, Schwitzen, Benommenheit, Herzklopfen, Schwindelgefühle oder Oberbauchbeschwerden gehören zu diesem Bild. Häufig wird die Befürchtung geäußert, Patient*innen selbst oder Angehörige könnten demnächst erkranken oder einen Unfall haben.
Angst und depressive Störungen gemischt Sie werden nach ICD klassifiziert, wenn keine der Störungen überwiegt und beide nebeneinander vorkommen.
Andere gemischte Angststörungen Sie werden nach ICD klassifiziert, wenn neben der Angst noch andere psychische Störungen vorkommen.

Epidemiologie

> Angst und Panikstörungen gehören zu den häufigsten psychischen Erkrankungen.

Etwa 15 % aller Menschen erkranken einmal im Leben an einer Angststörung (Lebenszeitprävalenz); w < m. → Abb. 11.2 zeigt schematisch die Lebenszeitprävalenz verschiedener Angststörungen.

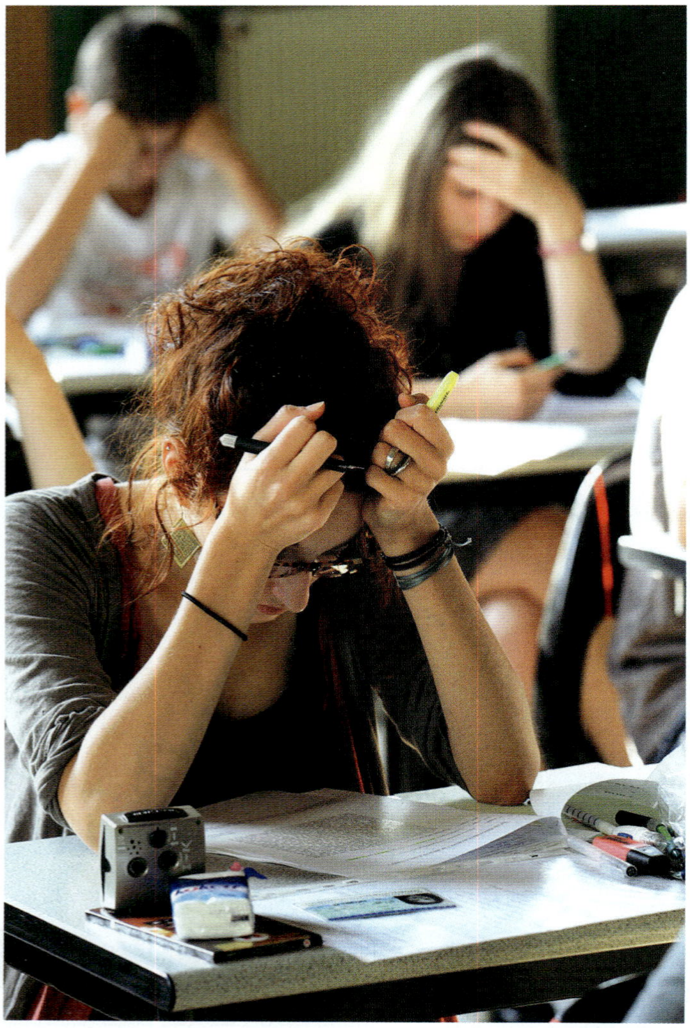

Abb. 11.1 Eine Angst, die viele kennen: die Prüfungsangst. Abgebildet ist eine Studentin während einer Klausur. [J787-004]

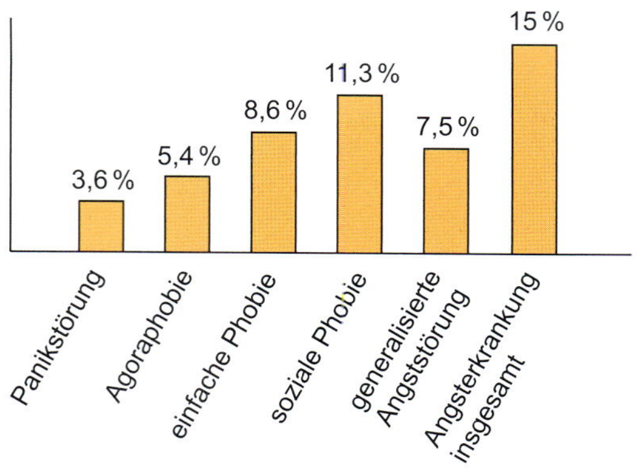

Abb. 11.2 Lebenszeitprävalenz verschiedener Angststörungen [L231]

Pathogenese und Psychodynamik

Neurobiologisch wird von einer Dysregulation des limbischen Systems (Amygdala, Hippocampus, Hypothalamus) ausgegangen. Auch scheinen verschiedene Neurotransmitter eine Rolle zu spielen (GABA-System, Serotonin, Noradrenalin). Psychodynamisch wird als Voraussetzung für die Entstehung einer Angstneurose eine Ich-Schwäche angenommen. Diese Ich-Schwäche kann durch schlechte Entwicklungsbedingungen während der Kindheit entstehen, d. h., die Angstpatient*innen konnten keine stabile Persönlichkeit aufbauen, was beinhaltet, dass auch keine stabilen Abwehrmechanismen bestehen. Die Ich-Schwäche bewirkt, dass die Angst nicht toleriert werden kann und die Angstbewältigung in der Neurose misslingt. Betroffenen erleben ihre Ich-Schwäche als „innere Brüchigkeit" und empfinden sie als Bedrohung. Da die Angstbewältigung jedoch nicht adäquat gelingt, kommt es zum Durchbruch der Angst als Symptom, dem die Patient*innen hilflos ausgeliefert sind. Entlastende Handlungen oder Verschiebungen (wie bei der Phobie) sind den Betroffenen nicht möglich. Deshalb können sie den Angstaffekten nicht entkommen und nur sehr schwer Angstfreiheit erreichen.

Therapie

Zur Behandlung von Angststörungen wird eine Kombination aus **Psychopharmaka** (SSRI: selektive Serotonin-Wiederaufnahmehemmer) und **nichtpharmakologischer Therapie** gewählt. Bei der generalisierten Angststörung ist die **psychoanalytisch-psychodynamische Therapie** Mittel der Wahl. Bei Panikstörung ist die **Verhaltenstherapie** (→ Kap. 29) in Kombination mit Entspannungsverfahren eine wirkungsvolle Maßnahme.

Differenzialdiagnose

Um die verschiedenen Arten der Angststörungen besser unterscheiden zu können, sind die einzelnen Störungen in → Tab. 11.1 kurz dargestellt.

Tab. 11.1 Unterscheidungskriterien bei Angststörungen

	Phobie	Panikstörung	Generalisierte Angststörung
Beispiel	• Agoraphobie (Platzangst) • Soziale Phobie • Spezifische Phobie	Panikattacke	Übersteigerte, pathologische Ängstlichkeit
Auslöser	• Vorhersagbar, d. h., Verhalten tritt immer in bestimmten Situationen auf • Ausmaß der Angst ist nicht proportional zum Stressor • Vermeidung von auslösenden Situationen führt zur Beeinträchtigung des täglichen Lebens	Kein spezifischer Auslöser vorhanden; Attacke ist nicht vorherzusehen, das Leben wird durch die ständige Angst vor einer Attacke beeinträchtigt; Patient*innen sind zwischen den Attacken jedoch beschwerdefrei	Sozialer Stress, Umweltstress, Patient*innen machen sich vermehrt Sorgen, v. a. was die Bereiche Familie, Gesundheit, Beruf angeht; tritt oft zusammen mit depressiven Episoden auf
Erscheinungsalter	• Spezifische Phobie: Kindheit • Soziale Phobie: Pubertät • Agoraphobie: 20.–30. Lj.	20.–30. Lj.	1. Gipfel: Adoleszenz 2. Gipfel: 40. Lj.

Zusammenfassung

- Realangst ist eine normale biologische Reaktion, die vor Gefahren schützen soll.
- Pathologische Angst schützt nicht mehr vor Gefahren, sondern kann den Alltag schwer beeinträchtigen.
- Angststörungen gehören zu den häufigsten psychischen Erkrankungen.
- Man unterscheidet zwischen der generalisierten Angststörung, die ständig vorhanden ist, und Panikattacken, die anfallsartig auftreten können.
- Panikstörungen können mit Hyperventilationstetanien einhergehen, die auf den ersten Blick ein dramatisches klinisches Bild darstellen.
- Nach einer Panikattacke ist die „Angst vor der Angst" typisch.

→ 12 Artifizielle Störungen (ICD-10: F68.1)

Definition

Artifizielle Störungen sind Erkrankungen, bei denen Betroffene körperliche – oder auch psychische – Krankheitssymptome erzeugen, verstärken oder auch vortäuschen, um eine Aufnahme in Krankenhaus und diagnostische oder auch invasive Eingriffe zu erzwingen (→ Abb. 12.1).

Die durch die Betroffenen **verursachten vorgetäuschten** oder **verstärkten** (aggravierten) **Schäden** ähneln oft „normalen" Krankheiten. Daher ist es für Ärzt*innen oft schwer, die künstliche Herbeiführung zu bemerken. Die Patient*innen versuchen immer wieder, sich in Krankenhäuser aufnehmen zu lassen, sie suchen aktiv die Krankenrolle.

Erkrankungszeichen können in allen medizinischen Fachgebieten angegeben werden, z. B.:

- Gastrointestinal (z. B. Koliken, Appendizitis, Ulzera, Erbrechen, Bridenileus)
- Neurologisch (z. B. Kopfschmerzen, Krampfanfälle, Bandscheibenschaden)
- Urologisch (z. B. urogenitale Infektionen durch Kotlösungen, Gabe von Zucker und tierischem Eiweiß in den Urin etc.)
- Dermatologisch (chronische Reizzustände = Dermatitis factitia, z. B. nicht abheilende Ulzera durch Säuren)
- Gynäkologisch (z. B. chemische Vagina- oder Portiomanipulation, artifiziell induzierte Schwangerschaftskomplikationen)
- Kardial (z. B. Myokardinfarkt, Angina pectoris, Herzstillstand)
- Psychiatrisch (z. B. durch heimlich eingenommene Medikamente)
- Fieber (z. B. Thermometermanipulation oder Selbstinjektion infektiöser Substanzen)
- Hypoglykämien (heimliche Insulininjektion) etc.

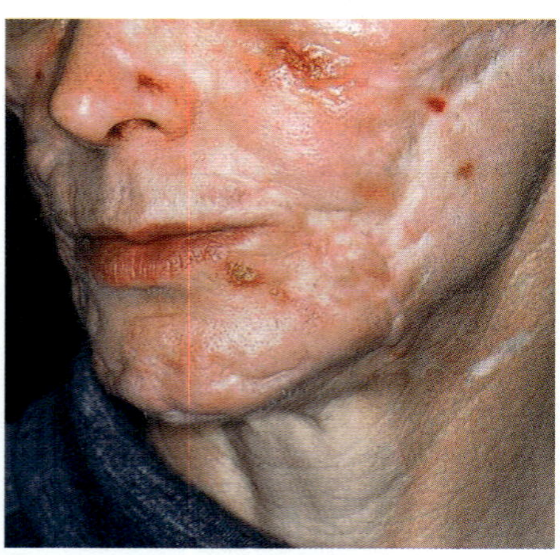

Abb. 12.1 Schweres Artefakt nach langer Missbrauchserfahrung in der Kindheit [T543]

Epidemiologie

Artifizielle Störungen kommen in bis zu 2 % der Fälle bei allgemeinmedizinischen Patient*innen und bis zu 5 % bei dermatologischen Patient*innen vor. Über 80 % davon sind Frauen, oft sind sie auch in medizinischen Bereichen tätig oder Angehörige medizinischen Personals. Der Beginn artifizieller Verhaltensweisen liegt in frühen Entwicklungsstadien (Pubertät oder frühes Erwachsenenalter).

Das Münchhausen-Syndrom wird bei etwa 10 % der Patient*innen mit artifiziellen Störungen gefunden und ist damit sehr selten.

Untertypen

Münchhausen-Syndrom Wegen der oft fantasiereichen Geschichten der Betroffenen zur Entstehung ihrer Krankheiten (= **Pseudologia phantastica**) wurde der Name des Lügenbarons **Münchhausen** gewählt. Im Gegensatz zur Lüge wird hier der unwahre Gehalt ihrer Geschichten i. d. R. nicht mehr realisiert. Die Patient*innen versuchen, durch eine eindrucksvolle Symptomschilderung selbst herbeigeführter oder nicht vorhandener Symptome eine stationäre Aufnahme oder eine OP zu erreichen. Wenn ein Patient immer wieder versucht, die Chirurgin durch Darbietung ungewisser Krankheitszustände zu verunsichern und zu einer OP zu verleiten, spricht man auch von einer **Mania operativa.** Es liegt i. d. R. eine neurotische PS zugrunde, eine **ausgeprägte Störung zwischenmenschlicher Beziehung** zeigt sich in einem Mangel an sozialem Umfeld und führt auch immer wieder zum Wechseln des Krankenhauses.

Münchhausen-by-Proxy-Syndrom Diese Unterform des Münchhausen-Syndroms wird auch **Münchhausen-Stellvertreter-Syndrom** bezeichnet. Hier fügen i. d. R. Eltern ihren Kindern Symptome zu und stellen sie dann ärztlich vor. Diese Form der Kindesmisshandlung kann bis zum Tod des Kinds führen. Meist wird das Kind stellvertretend benutzt, um eigene Bedürfnisse wie Zuwendung zu befriedigen.

Pathogenese und Psychodynamik

Biografisch finden sich gehäuft **traumatische Erlebnisse** wie sexueller Missbrauch. Der durch die Selbstverletzung provozierte ärztliche „Übergriff" durch die intensive Diagnostik oder OPs ist dann in gewisser Weise eine Fortsetzung der Traumatisierung. Die Opferrolle wird also aktiv gesucht **(Viktimisierung).** Betroffene inszenieren oft eine besondere Symptomatik, um teilweise angenehme Erfahrungen in der Kindheit durch Zuneigung bei einem früheren Krankenhausaufenthalt zu wiederholen.

Meist sind sich die Patient*innen der Täuschung bewusst. Trotz dieses Wissens um die Selbstmanipulation können **dissoziative** (abgespaltene) **Zustände** des Bewusstseins dazu führen, dass der Patient selbst sich nicht mehr an die Entstehung erinnert und deshalb den Verdacht der Ärztin diesbezüglich als zutiefst ungerecht empfindet.

Psychopathologisch zeigen Betroffene oft ein unauffälliges Verhalten und vermeiden biografische Gespräche. Ein Kontrast zwischen der Gleichgültigkeit gegenüber weiterem Krankheitsverlauf oder Untersuchungsergebnissen und dem Wunsch nach Untersuchungen ist auffallend.

Das Ausmaß tatsächlicher Hospitalisierung kann enorm sein, es wurden Patient*innen mit über 200 Krankenhausaufenthalten in zehn Jahren beschrieben.

Differenzialdiagnose

Differenzialdiagnostisch kommt die Simulation infrage. Da diese Differenzierung oft sehr schwierig ist, kann eine nachgewiesene Komorbidität wie PS, posttraumatische Belastungsstörung, Süchte oder dissoziative Störungen den Hinweis auf Artefakte geben.

Bei der **Simulation** wird bewusst eine Krankheit vorgetäuscht, um sich dadurch einen psychosozialen Vorteil (wie Beurlaubung, Rente etc.) zu verschaffen. Hier sind im Gegensatz zum Artefakt v. a. Männer betroffen.

Therapie

Grundsätzlich sollten sich Ärzt*innen auf mögliche psychische Probleme der Patient*innen einlassen und artifizielle Störungen als mögliche Differenzialdiagnose berücksichtigen.

Typischerweise idealisiert der Patient mit selbst induzierten Krankheiten die Ärztin und wertet sie gegenüber anderen (früher konsultierten) Ärzt*innen auf. Die Gefahr besteht darin, dass die Ärztin dadurch besonders gut sein will und möglichst viele Untersuchungen vornimmt, um die Erkrankung zu heilen, was sehr im Interesse des Patienten liegt, der oberflächlich angepasst und kooperativ wirkt. Wird die Ärztin mit der Zeit misstrauischer, reagiert der Patient aggressiv und ablehnend. Über einen Konfrontationsversuch ärgert der Patient sich, und häufig kommt es zu einer vom Patienten selbst arrangierten Entlassung. Dieser Ablauf wird dann in einem anderen Krankenhaus wiederholt.

Eine schnelle Konfrontation des Patienten allein reicht therapeutisch nicht aus, und da er als Konsequenz meist nur die Ärztin oder das Krankenhaus wechselt und alles wieder von vorn beginnt, sollte das artifizielle

Verhalten ohne eine ausreichend stabile Vertrauensbeziehung nicht angesprochen werden! Der Aufbau von Vertrauen ist in der Arzt-Patienten-Beziehung umso wichtiger, auch um mit den Patient*innen über eine Überweisung zu einer Fachärztin für Psychosomatik und/oder zu einem Psychotherapeuten reden zu können (man spricht über mögliche psychosoziale Zusammenhänge, ohne das Artefakt direkt anzusprechen: „Ich weiß, dass du weißt, dass ich weiß"). Ziel sollte eine psychodynamisch-psychoanalytische oder psychiatrische Therapie sein.

Autoaggression

Bei der Autoaggression kommt es durch eine gegen sich selbst gerichtete Aggression zu körperlichen Schäden. Meist liegt eine psychiatrische Erkrankung oder PS zugrunde. Grundsätzlich muss man zwischen offenen und heimlichen Selbstverletzungen unterscheiden:

Offene Selbstverletzungen (= Paraartefakte) Hier ist deutlich erkennbar, dass Patient*innen sich den Schaden selbst zugefügt haben. Sie geben dies während der Behandlung auch zu, es werden keine Krankheitszeichen vorgetäuscht!

Die Selbstverletzungen können leichterer (z. B. „Cutter", die sich die Arme aufritzen) und schwererer Form (lebensbedrohlich) sein. Schwerste Selbstverletzungen wie z. B. das Abtrennen von Körpergliedern weisen auf eine schizophrene Psychose mit sog. zönästhetischen Wahrnehmungen (Fremdheitsgefühl eines Körperteils) hin.

Heimliche Selbstverletzungen (= Artefakte, artifizielle Störungen) Patient*innen fügen sich heimlich Schaden zu und verschweigen auch anschließend die Selbstverletzung vor ihren Ärzt*innen.

Epidemiologie

Die Prävalenz von Autoaggressionen liegt in der Allgemeinbevölkerung bei unter 1 %. In bestimmten Gruppen findet man Autoaggression allerdings gehäuft, z. B. bei Essstörungen und Suchterkrankungen, emotional instabilen PS wie Borderline-Typ.

Pathogenese und Psychodynamik

Nach Christian Scharfetter unterscheidet man:

- **Aggravation,** d. h. die Darstellung übertriebener, aber vorhandener Symptome/**Simulation,** also bewusstes Vortäuschen von Krankheitssymptomen
- Selbstschädigung aus **Angst** oder **Ich-Schwäche** (durch die Autoaggression entstehen hier eine Erleichterung und ein Befreiungsgefühl)
- Selbstschädigung als **Bestrafung**
- Selbstschädigung als notwendige **Wahrnehmung der eigenen Existenz**
- Selbstschädigung als psychische **Spannungsabfuhr.** Die Selbstschädigung kann absichtlich, gezielt oder ungezielt und unbeherrschbar geschehen. Oft ist sie zwanghaft.

Differenzialdiagnose

Im Gegensatz zum Suizidversuch ist das selbstschädigende Verhalten hier nicht akut lebensgefährdend. Dennoch kann es als „larvierter Suizid" und Hilfeschrei verstanden werden.

Zusammenfassung

- Artefakte sind von Patient*innen selbst herbeigeführte Krankheitserscheinungen.
- Ärzt*innen werden Symptome präsentiert, die heimlich selbst verursacht wurden.
- Durch Aufmerksamkeit der Ärzt*innen oder die Zuwendung während eines Krankenhausaufenthalts werden Bedürfnisse der Patient*innen befriedigt.
- Teilweise wird die Fortführung traumatischer biografischer Lebensereignisse (körperliche/psychische Schädigung) mithilfe durchgeführter invasiver Untersuchungen und OPs auf Ärzt*innen übertragen.
- Um die Chronifizierung solchen Verhaltens zu durchbrechen, ist eine lange begleitende, vertrauensvolle Arzt-Patienten-Beziehung wichtig!

Definition

Die Persönlichkeitsstörung (PS) ist eine Extremvariante einer bestimmten Persönlichkeit, die andauerndes abnormes Verhaltens- und Erlebensmuster in mehreren Bereichen wie z. B. Affektivität, Antrieb, Impulskontrolle, Wahrnehmung, Denken und Beziehungen zeigt. Die tiefgreifende Störung des Charakters und des Verhaltens umfasst die gesamte Persönlichkeit und beschränkt sich nicht auf ein einzelnes Symptom. Daher ist auch das deutliche subjektive Leidensgefühl diffus, entwickelt sich manchmal erst im Verlauf. Es kommt meist zur Einschränkung der beruflichen und sozialen Leistungsfähigkeit.
Die PS ist stabil. Sie beginnt meist in der Kindheit oder Jugend und manifestiert sich im Erwachsenenalter. Die Diagnose wird daher frühestens im 21. Lebensjahr gestellt.

Untertypen

Die PS werden nach ICD-10 (F60) und DSM-5 eingeteilt.
Paranoide PS (F60.0) Die paranoide PS beschreibt die ungerechtfertigte Neigung, fremde unbedeutende oder freundliche Handlungen als feindlich zu missdeuten. Deshalb bestehen Misstrauen, eine übertriebene Empfindlichkeit auf Zurückweisung und streitsüchtiges Beharren auf vermeintlichen Rechten. Betroffene reagieren auf Kränkungen oft nachtragend und zeigen häufig eine pathologische Eifersucht. Sie neigen zu einem überhöhten Selbstwertgefühl.
Unterformen: Die fanatische Persönlichkeit bezieht sich auf eine überwertige Idee. Bei der querulatorischen PS bezieht sich das eindeutig unpassende Verhalten auf den Kampf gegen ein Unrecht.
Schizoide PS (F60.1) Patient*innen mit einer schizoiden PS zeigen ein einzelgängerisches Verhalten mit einem Mangel an engen, vertrauensvollen Beziehungen. An sexuellen Erfahrungen besteht wenig Interesse. Ihnen fehlt das Vermögen, Gefühle auszudrücken und Freude zu erleben, so zeigen sie z. B. schwache Reaktionen auf Lob und Kritik (→ Abb. 13.1).
Dissoziale PS (F60.2) Sie tritt v. a. durch ein Missachten der sozialen Normen und Regeln zutage. Patient*innen fehlt die Fähigkeit, sich in Gefühle anderer hineinzuversetzen **(Mangel an Empathie).** Sie sind andauernd reizbar. Die sehr niedrige Frustrationstoleranz ruft oft gewalttätiges Verhalten hervor, welches dann rationalisiert wird. Es besteht Unfähigkeit, durch negative Erfahrungen oder auch Bestrafungen zu lernen.
Emotional-instabile PS (F60.3) Die Gemeinsamkeit der emotional-instabilen PS liegt in einem raschen Wechsel der Stimmung mit einer Tendenz, Impulse auszuagieren. Dadurch entstehen oft Ausbrüche mit gewalttätigem, explosivem Verhalten. Man unterscheidet einen impulsiven und einen Borderline-Typ.

- **Impulsiver Typ:** Der Schwerpunkt liegt hier auf der Instabilität der Stimmungen und mangelnder Impulskontrolle. Häufig wird durch Kritik anderer gewalttätiges Verhalten ausgelöst.
- **Borderline-Typ:** häufige Störung (etwa 2 % der Allgemeinbevölkerung, zwei Drittel davon Frauen). Es besteht zusätzlich eine andauernde Beeinträchtigung des Selbstbilds und der Ziele (→ Tab. 13.1). Eine chronische Leere wird empfunden. Die zwischenmenschlichen Beziehungen sind intensiv, aber instabil, sodass es zu selbstschädigenden Handlungen oder Suiziddrohungen und -versuchen kommen kann. Häufig liegt ätiologisch sexueller oder physischer Missbrauch vor.

Borderline-Patient*innen erleben häufig chronischen Ärger und/oder Wutausbrüche im Wechsel mit Ängstlichkeit, Depression und Entfremdungsgefühlen. Sie können sich nicht freuen (Anhedonie) und haben Angst vor dem Alleinsein. Beziehungen werden oft durch Manipulationen und Erpressungen festgehalten, wobei der Partner abwechselnd idealisiert und abgewertet wird.

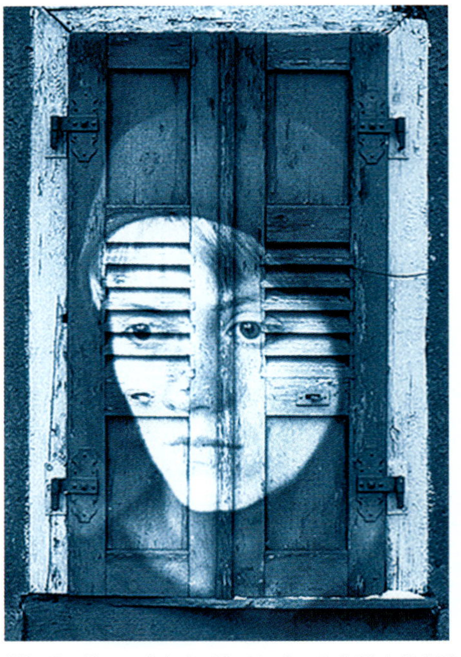

Abb. 13.1 Katatonie bei schizoider Persönlichkeit [O652]

> Das Merkmal von Borderline-Patient*innen ist Widersprüchlichkeit:
> - Die Betroffenen können keine Widersprüche tolerieren.
> - Die Betroffenen verhalten sich widersprüchlich.

Histrionische PS (lat. histrio = Schauspieler, Gaukler; F60.4) Sie ist durch oberflächliche und labile Affektivität, Dramatisierung, einen theatralischen, übertriebenen Ausdruck von Gefühlen, Suggestibilität, Egozentrik, Genusssucht, Mangel an Rücksichtnahme, erhöhte Kränkbarkeit und ein dauerndes Verlangen nach Anerkennung, äußeren Reizen und Aufmerksamkeit gekennzeichnet. Persönlichkeit(sstörung): hysterisch, infantil. Tritt gehäuft mit dissoziativen Konversionsstörungen auf.

Tab. 13.1 DSM-5-Kriterien der Borderline-Störung

Borderline-Kriterien nach DSM-5	
1	Verzweifeltes Bemühen, tatsächliches oder vermutetes Verlassenwerden zu vermeiden. Beachte: Hier werden keine suizidalen oder selbstverletzenden Handlungen berücksichtigt, die in Kriterium 5 enthalten sind.
2	Ein Muster instabiler, aber intensiver zwischenmenschlicher Beziehungen, das durch einen Wechsel zwischen den Extremen der Idealisierung und Entwertung gekennzeichnet ist
3	Identitätsstörung: ausgeprägte und andauernde Instabilität des Selbstbilds oder der Selbstwahrnehmung
4	Impulsivität in mindestens zwei potenziell selbstschädigenden Bereichen (Geldausgaben, Sexualität, Substanzmissbrauch, rücksichtsloses Fahren, „Essstörungen"). Beachte: Hier werden keine suizidalen oder selbstverletzenden Handlungen berücksichtigt, die in Kriterium 5 enthalten sind.
5	Wiederholte suizidale Handlungen, Selbstmordandeutungen oder -drohungen oder Selbstverletzungsverhalten
6	Affektive Instabilität infolge einer ausgeprägten Reaktivität der Stimmung (z. B. hochgradige episodische Dysphorie, Reizbarkeit oder Angst, wobei diese Verstimmungen gewöhnlich einige Stunden und nur selten mehr als einige Tage andauern)
7	Chronische Gefühle von Leere
8	Unangemessene, heftige Wut oder Schwierigkeiten, die Wut zu kontrollieren (z. B. häufige Wutausbrüche, andauernde Wut, wiederholte körperliche Auseinandersetzungen)
9	Vorübergehende, durch Belastungen ausgelöste paranoide Vorstellungen oder schwere dissoziative Symptome

Anankastische (zwanghafte) PS (F60.5) Diese PS ist durch Gefühle von Zweifel, Perfektionismus, übertriebene Gewissenhaftigkeit, ständige Kontrollen, Halsstarrigkeit, Vorsicht und Starrheit gekennzeichnet. Es können beharrliche und unerwünschte Gedanken oder Impulse auftreten, die nicht die Schwere einer Zwangsstörung erreichen. Häufig treten depressive Verstimmungen auf.
Ängstliche (vermeidende) PS (F60.6) Sie ist durch Gefühle von Anspannung und Besorgtheit, Unsicherheit und Minderwertigkeit gekennzeichnet. Es besteht eine andauernde Sehnsucht nach Zuneigung und Akzeptanz, eine Überempfindlichkeit gegenüber Zurückweisung und Kritik mit eingeschränkter Beziehungsfähigkeit. Die betreffende Person neigt zur Überbetonung potenzieller Gefahren oder Risiken alltäglicher Situationen bis zur Vermeidung bestimmter Aktivitäten.
Abhängige (asthenische) PS (F60.7) Personen mit dieser PS verlassen sich bei kleineren oder größeren Lebensentscheidungen passiv auf andere Menschen. Die Störung ist ferner durch große Trennungsangst, Gefühle von Hilflosigkeit und Inkompetenz, durch eine Neigung, sich den Wünschen anderer, v. a. Älterer, unterzuordnen sowie durch ein Versagen gegenüber den Anforderungen des täglichen Lebens gekennzeichnet. Die Kraftlosigkeit kann sich im intellektuellen und/oder emotionalen Bereich zeigen; bei Schwierigkeiten besteht die Tendenz, die Verantwortung anderen zuzuschieben.
Sonstige spezifische PS (F60.8) Exzentrisch, haltlos, narzisstisch.
Narzissmus ist eine Störung des Selbstwertgefühls, die als Minderwertigkeits- oder überzogenes Selbstgefühl auftritt. Die **narzisstische PS** geht mit einer ständigen Angst und Unsicherheit einher, das „falsche" Ich nach außen zu zeigen. Patient*innen zeigen ein durchgängiges Muster von Großartigkeit in Fantasie (grenzenloser Erfolg, ideale Liebe) und Verhalten (verlangt besondere Anerkennung, Aufmerksamkeit, Bewunderung). Sie reagieren überempfindlich auf Kritik und Einschätzung anderer und zeigen einen Mangel an Einfühlungsvermögen. → Abb. 13.2 zeigt eine Frau, die sich, ähnlich wie Narziss in der Mythologie, selbstverliebt betrachtet. Heute steht im DSM-5 unter Narzissmus: ein tief greifendes Muster von Großartigkeit (in Fantasie oder Verhalten), Bedürfnisse nach Bewunderung und Mangel an Empathie. Der Beginn liegt im frühen Erwachsenenalter und zeigt sich in verschiedenen Situationen. Mindestens fünf Kriterien in → Tab. 13.2 müssen erfüllt sein.
Kombinierte oder andere PS Wenn nach den allgemeinen Kriterien PS vorliegen, diese aber keine spezifischen Symptomenmuster zeigen oder Kombinationen der verschiedenen Symptome obiger PS bieten.

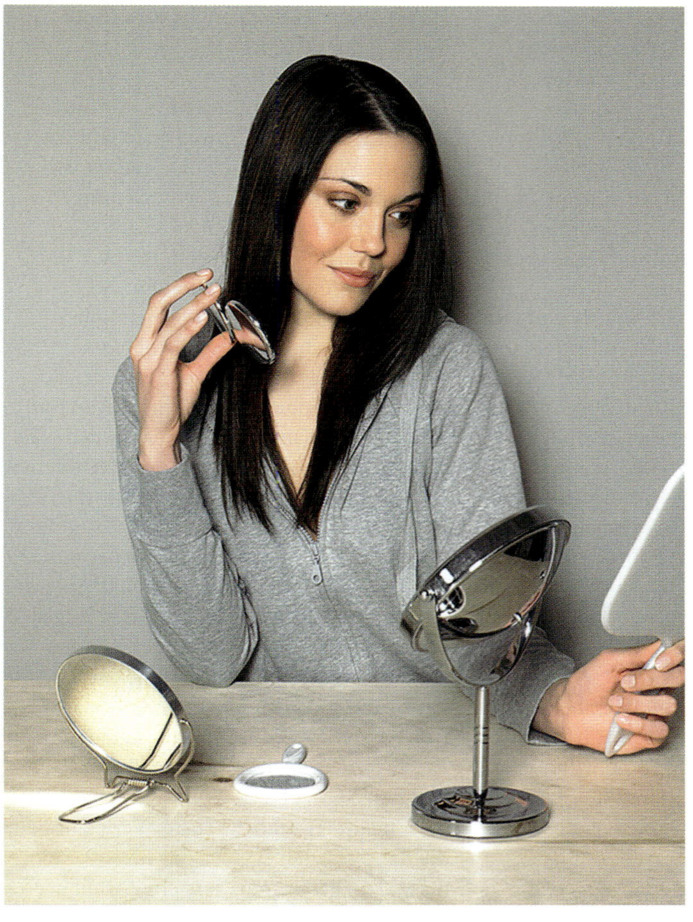

Abb. 13.2 Narzisstischer Anblick einer „Schönheit" im Spiegel [J787-005]

Tab. 13.2 DSM-5-Kriterien des Narzissmus

Narzissmuskriterien nach DSM-5	
1	Hat ein grandioses Gefühl der eigenen Wichtigkeit (übertreibt z. B. die eigenen Leistungen und Talente; erwartet, ohne entsprechende Leistungen als überlegen anerkannt zu werden)
2	Ist stark eingenommen von der Fantasie grenzenlosen Erfolgs, Macht, Glanz, Schönheit oder idealer Liebe
3	Glaubt von sich, „besonders" und einzigartig zu sein und nur von anderen besonderen Personen (oder Institutionen) verstanden zu werden oder nur mit diesen verkehren zu können
4	Verlangt nach übermäßiger Bewunderung
5	Legt ein Anspruchsdenken an den Tag, d. h. übertriebene Erwartungen an eine besonders bevorzugte Behandlung oder automatisches Eingehen auf die eigenen Erwartungen
6	Ist in zwischenmenschlichen Beziehungen ausbeuterisch, d. h. zieht Nutzen aus anderen, um eigene Ziele zu erreichen
7	Zeigt einen Mangel an Empathie: ist nicht willens, die eigenen Gefühle oder Bedürfnisse anderer zu erkennen oder sich mit ihnen zu identifizieren
8	Ist häufig neidisch auf andere oder glaubt, andere seien neidisch auf ihn/sie
9	Zeigt arrogante, überhebliche Verhaltensweisen oder Handlungen

Allen PS gemeinsam sind die bestehende Unflexibilität und Starrheit der dominierenden Charakterzüge.

Epidemiologie

Die Prävalenzangaben der PS liegen in Deutschland bei etwa 11 %.
Die häufigsten Formen sind:
- Borderline-PS
- Histrionische PS
- Dissoziale PS
- Abhängige PS

Die Geschlechtsverteilung ist unterschiedlich und hängt von der jeweiligen PS ab.

Pathogenese und Psychodynamik

Persönlichkeitsstörungen haben eine komplexe Genese. Jede PS entsteht aus verschiedenen Defiziten in Anlage, Umwelt und/oder sozialem Umfeld.
Psychodynamisch wird die Entstehung von PS durch Störungen in den einzelnen frühkindlichen Entwicklungsphasen erklärt (→ Tab. 13.3). Eine Störung durch Missbrauch, Traumata etc. in einer bestimmten Phase lässt sich auf eine Verhaltensstörung zurückführen.

Narzissmus

In den ersten 2 Lj. entwickelt sich das Selbstgefühl. Diese Entwicklung findet während des Individuationsprozesses und der ersten Zeit danach statt. Nach Abschluss des Individuationsprozesses benötigt das kohärente, aber labile Selbst noch Unterstützung in Form von empathischer Spiegelung und Anerkennung der Individualität des Kinds, Berechtigung und Bestätigung der kindlichen Bedürfnisse, Bewunderung seiner Größe. Bei der narzisstischen PS kann der Individuationskonflikt relativ stabil verarbeitet werden, doch treten hier die Störungen in der Anschlussphase auf. Wenn die empathische Spiegelung durch die Eltern bei einzelnen Gefühlsäußerungen (z. B. Aggressionen) ausbleibt oder in übermäßiger Form stattfindet („Overprotection"), so entsteht beim Kind der Eindruck von Ablehnung. Als Reaktion darauf und als Schutz vor Liebesentzug spaltet das Kind die missachtete Gefühlsqualität ab. Dadurch kommt es jedoch zu einem Ungleichgewicht, das sowohl Spannungen als auch eine generelle Selbstunsicherheit verursacht. Winnicott bezeichnet dieses unsichere Selbst als falsches Selbst.
Man unterscheidet primären und sekundären Narzissmus: Ein primärer Narzissmus liegt in der oralen und analen Phase vor, in denen das Interesse und die Libido des Kinds ausschließlich auf die eigene Person gerichtet sind. Er ist physiologisch und kann als „Durchgangsstadium" angesehen werden. Später bezieht sich das Interesse bzw. die Libido sowohl auf die eigene als auch auf andere Personen im Umfeld. Von sekundärem Narzissmus spricht man, wenn dieses Interesse an Personen in der Außenwelt verschwindet und wieder ausschließlich auf die eigene Person gerichtet wird.

Tab. 13.3 Störungen der frühkindlichen Entwicklungsphasen

Phase	Verhalten	Persönlichkeitsstörung
Orale	Abhängiges und forderndes Verhalten	Abhängige, passiv-aggressive
Anale	Rigides und zwanghaftes Verhalten	Zwanghafte
Phallische	Unfähigkeit zu intimen Beziehungen und oberflächliche Emotionen	Histrionische

Borderline

Die vulnerable Phase für die Entwicklung einer Borderline-Persönlichkeit ist die **frühkindliche Entwicklungsphase.** Diese fällt in das 1. und 2. Lj. und ist normalerweise spätestens mit dem 18. Lebensmonat abgeschlossen. Sowohl Mangelerlebnisse und Beeinträchtigungen in dieser Zeit als auch Realtraumatisierungen nach Abschluss der vulnerablen Kindheitsphasen (Erfahrungen sexuellen Missbrauchs, körperlicher Gewalt) können zur Entstehung einer Borderline-Persönlichkeit führen. In der Individuationsentwicklung muss der Säugling zwei Fähigkeiten erlernen:
1. Die Differenzierung von Selbst- und Objektbildern (Bilder von anderen Personen in sich), was beinhaltet, dass er schrittweise eine eigene Persönlichkeit entwickelt
2. Die Vereinigung von gegensätzlichen Qualitäten eines Objekts, d. h., er muss lernen, dass eine Person verschiedene, auch gegensätzliche Funktionen ausüben kann (z. B., dass die Mutter ihn füttern und trösten, aber auch bestrafen kann).

Bis zum erfolgreichen Abschluss der zweiten Phase bestehen im Inneren des Säuglings also lediglich Teilobjektbeziehungen (jeder einzelnen Funktion wird eine Person zugeordnet, mehrere Zuordnungen zu einer Person sind nicht möglich). Durch diese Spaltungsprozesse projiziert der Säugling auf einige Objekte alles „Böse", andere Objekte werden als Gegengewicht mit „guten" Fähigkeiten ausgestattet. Durch diese Polarisierung der Objektvorstellungen ist es ihm möglich, sich (v. a. bei quälenden Erlebnissen wie Versagungen, mangelnder Zuwendung u. Ä.) zu trösten und gleichzeitig bestehende Spannungen abzubauen. Diese Spaltungsprozesse sind typisch für die Individuationsentwicklung, sollten jedoch bis zum Ende dieser Phase stabil verarbeitet werden. Störungen in der Verarbeitung der Spaltungsprozesse treffen auf ein völlig unreifes Ich. Folglich wirken sich solche Störungen auf mehrere Grundstrukturen aus: auf basale Ich-Funktionen, auf das Selbstgefühl, auf die Beziehungen zu anderen Menschen. Bei Menschen, die eine gestörte bzw. nur unzureichend bewältigte Individuationsentwicklung erlebt haben, können die Spaltungsprozesse reaktiviert und gezielt als (unreife) Spaltungsabwehr zur Konfliktbewältigung eingesetzt werden. Diese Spaltungsabwehr führt zu einer Aufspaltung von Vorstellungen, Affekten etc. So kann z. B. ein Gefühl der Wut auf eine geliebte Person mittels Spaltungsabwehr auf zwei Arten verarbeitet werden:
a) Die Wut wird auf eine andere Person projiziert (es entstehen sehr polare Beziehungen).
b) Die Wut wird verleugnet, die Person wird weiterhin als „nur gut" erlebt, bis es irgendwann zur Entwertung kommt und sie als „nur schlecht" erlebt wird (unter Verleugnung der positiven Anteile).

Durch die Spaltungsabwehr (zusammen mit anderen frühen Abwehrmechanismen) wird die Wahrnehmung der Realität verzerrt und werden instabile Beziehungen vor dem Zerbrechen geschützt.
In psychodynamischer Sicht ist die Borderline-Persönlichkeit aufgrund der basalen Ich-Schwäche und des fragilen Selbstgefühls besonders bedroht zu dekompensieren. Die innere Welt der Betroffenen ist angefüllt mit aggressiven und destruktiven Fantasien. Daher werden viele alltägliche Belastungen von den Betroffenen umgedeutet und erhalten subjektiv die Bedeutung eines Angriffs auf das Selbstgefühl. Sie setzen alle verfügbaren Abwehrmechanismen (v. a. die Spaltungsabwehr) ein, um den vermeintlichen Angriff zu bewältigen. Gelingt dies nicht, so kommt es zu einer Dekompensation. Die o. g. subjektive Umdeutung von Geschehnissen erklärt, warum keine spezifischen, einschneidenden Auslösesituationen nötig sind, um eine Dekompensation zu bewirken. Es handelt sich oft um eine Vielzahl kleinster Verletzungen, die das Sicherheitsgefühl der Betroffenen dermaßen gefährden, dass ein Zerfall der Persönlichkeit stattfindet (Desintegration). Diese Desintegration der Persönlichkeit ist ein akutes Krankheitsbild, das man mit dem Begriff Borderline-Syndrom beschreibt. Patient*innen sind nicht auf bestimmte Symptome oder Erscheinungsbilder festgelegt, sondern können wahllos alle Symptome produzieren. Manchmal steht ein Symptom im Mittelpunkt, doch meist bestehen mehrere nebeneinander. Zum Teil häufen sich die Symptome derart, dass sich ein chaotisches klinisches Bild ergibt, welches man als **Panneurose** bezeichnet. Beim Borderline-Syndrom kommt es zu einer Verstärkung der Besonderheiten und Störungen, v. a. zu Kontaktabbrüchen und **Affekt- bzw. Impulsdurchbrüchen** (Wutausbrüche, durchbruchartige perverse

Handlungen, Selbstverletzungen, Alkohol- und Drogenexzesse). Die Desintegration oder die Bedrohung durch diese ist verbunden mit panischer Angst, Fragmentierungserlebnissen, depressiven Leeregefühlen und einer Lockerung des Realitätsbezugs mit zeitlich begrenztem Auftreten von Halluzinationen und Wahnerlebnissen (auch mit **Selbstbeschädigungen** und **dissoziativen Zuständen**). Zur Abwehr dieser extremen Begleitzustände der Desintegration werden alle verfügbaren Abwehrmechanismen eingesetzt. Sie sollen die panischen Ängste binden und den Zerfall des Selbst verhindern. Durch die Abwehrversuche entstehen – als Kompromiss zu verstehen – zahlreiche Symptome, die wesentlichen Zwangsgedanken, phobische Ängste, Konversionssymptome und dissoziative Zustände.

Therapie

Im Rahmen der DBT erlernen die betroffenen Patient*innen verschiedene Fertigkeiten (s. Kasten). Mittels einer sog. Tagebuchkarte („Diary-Card") z. B. können persönliche Problemverhalten (Selbstverletzung, Promiskuität, Substanzabusus etc.) herausgearbeitet und die bewusste Wahrnehmung des aktuellen Anspannungsniveaus in Zusammenhang mit der aktuellen Situation gebracht werden. Bei Auftreten von Problemverhaltensweisen können diese im Nachgang per schriftlicher Verhaltensanalyse aufgearbeitet werden. Das Trainieren von sog. Skills als Möglichkeit der Anspannungsregulation soll das bisherige Problemverhalten als Regulationsmechanismus ablösen und die Patient*innen in ihrer Selbstwirksamkeit im Sinne einer Kontrollinstanz bestärken.
Je nach PS und Patient*innencharakter gibt es unterschiedliche Ansätze und Möglichkeiten.

Exkurs
Dialektisch-behaviorale Therapie (DBT)
Die DBT wurde in den 1980er-Jahren von der amerikanischen Psychologin Marsha M. Linehan als störungsspezifische Psychotherapie der Borderline-Persönlichkeitsstörung entwickelt.
Auf der kognitiven Verhaltenstherapie basierend, enthält sie auch Elemente anderer Therapierichtungen, u. a. Achtsamkeitstraining. Die DBT war ursprünglich als ambulante Therapieform konzipiert, inzwischen wird sie jedoch auch erfolgreich im stationären Setting praktiziert. Die „dialektische Strategie" kann als eine Balance verstanden werden zwischen dem Verstehen und Respektieren eines Problems bzw. Problemverhaltens und der Erarbeitung einer Veränderung dieses Problems. Die Gegensätze in der Welt der Betroffenen werden herausgearbeitet, um sie aufzulösen und schrittweise zu integrieren.
Die DBT besteht aus vier Modulen: Einzeltherapie, Fertigkeitentraining in der Gruppe, Telefonberatung, Supervisionsgruppe für Therapeuten.

Auch Psychopharmaka können eine unterstützende Wirkung haben. **Antidepressiva,** z. B. SSRI, können bei depressiven Symptomen eingesetzt werden. Zur Behandlung starker Stimmungsschwankungen und Impulsivität oder Aggressivität spielen sog. **„mood stabilizer"** wie Lamotrigin oder Valproinsäure inzwischen eine wichtige pharmakotherapeutische Rolle. Auch **atypische Antipsychotika** wie Aripiprazol werden eingesetzt.

Zusammenfassung

- Die PS ist eine Extremvariante einer bestimmten Persönlichkeit, die andauerndes abnormes Verhaltens- und Erlebensmuster in mehreren Bereichen, wie z. B. Affektivität, Antrieb, Impulskontrolle, Wahrnehmung, Denken und Beziehungen, zeigt.
- PS treten mit einer Prävalenz von etwa 11 % auf.
- Man kann zwischen paranoider, schizoider, histrionischer, dissozialer, Borderline-, ängstlicher, abhängiger, anankastischer und passiv-aggressiver PS unterscheiden.
- Die DBT stellt eine störungsspezifische Psychotherapie der Borderline-Persönlichkeitsstörung dar.

Belastungs- und Anpassungsreaktionen

Definition
Belastungsreaktionen
Hierunter versteht man psychische, körperliche und Verhaltensstörungen, die in unmittelbarem zeitlichem Zusammenhang nach einer **psychosozialen Belastung auftreten und durch die Intensität bzw. die Dauer der Belastung verursacht werden.** Sie dauern an, solange die Belastung wirksam ist oder bis eine effektive Bewältigung zum Tragen kommt (→ Abb. 14.1).

Exkurs:
Trauma
Der Begriff **Trauma** (*griech.* = Wunde) wird im heutigen Sprachgebrauch inflationär verwendet. Im medizinischen Sinne wird hierunter jedoch eine äußerst schmerzhafte Erfahrung katastrophenartigen Ausmaßes verstanden, die vorübergehende oder anhaltende psychische Symptome hervorrufen kann (→ Abb. 14.2). Ein solches Erlebnis liegt außerhalb der üblichen Erfahrungen (Naturkatastrophen, Kriegserlebnisse, Unfälle mit schweren Verletzungen, Geiselnahmen, Vergewaltigungen, Folter etc.). Ob eine derartige Erfahrung zu einer krankhaften Verarbeitung und Ausbildung einer PTBS (s. u.) führt, hängt u. a. von der psychischen Resilienz (→ Kap. 4), dem inneren Erleben und eigenen Bewältigungsstrategien ab.

Akute Belastungsstörung

Klinik Trotz der großen Varianz der Symptome sind folgende Erscheinungen charakteristisch: **eingeengte Bewusstseinslage** („Betäubung"), **Unfähigkeit, Reize zu verarbeiten, Desorientiertheit.** Die akuten Symptome sind variabel. Darauf können die u. g. Erscheinungen folgen: **depressive Verstimmungen,** heftige **Ängste, Unruhe** und **unproduktive Überaktivität, soziale Rückzugstendenzen, Fluchtreaktionen** oder **Fugue.** Fast immer vervollständigen zahlreiche vegetative Begleitsymptome das Bild.
Dauer und Verlauf Unter optimalen Bedingungen verschwindet das Beschwerdebild innerhalb weniger Stunden. Doch selbst unter weniger günstigen Bedingungen liegen die Symptome gewöhnlich nach drei Tagen nur noch in minimaler Ausprägung vor. Allgemein lässt sich sagen, dass akute Belastungsreaktionen folgenlos ausheilen können.
Risiko Das Risiko, mit einer akuten Belastungsreaktion auf ein traumatisches Erlebnis zu reagieren, hängt von der individuellen Vulnerabilität und den zur Verfügung stehenden Bewältigungsstrategien ab. Es ist erhöht bei körperlicher Erschöpfung, höherem Lebensalter, fehlenden Erfahrungen im Umgang mit Belastungen, Vorliegen

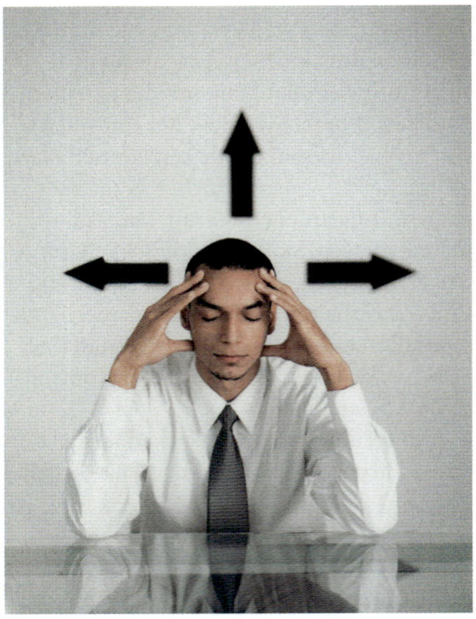

Abb. 14.1 Ein Manager, unter enormer Belastung stehend, nachdem er schwierige Personalentscheidungen treffen musste [J787-006]

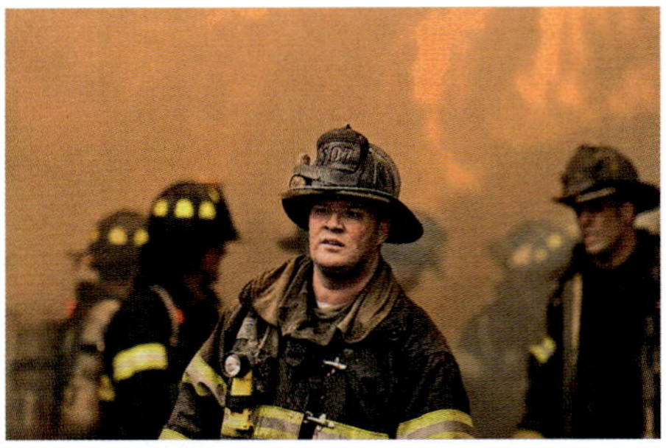

Abb. 14.2 Ein Feuerwehrmann während eines schweren Brandeinsatzes. Dieser kann zu einem Trauma führen. [J787]

von spezifischen Bedeutungen des Erlebnisses für die betroffene Person, mangelnder sozialer Unterstützung und mangelnder Kontrollierbarkeit der Situation.

Posttraumatische Belastungsstörung

Definition Die posttraumatische Belastungsstörung (PTBS) ist eine Reaktion auf massiv belastende und außergewöhnliche Situationen (z. B. Kriege, Folter, KZ-Haft, Vergewaltigung, schwere Unfälle, Naturkatastrophen). Dieses Beschwerdebild tritt mit einer Latenz von Wochen bis Monaten auf.
Klinik Die posttraumatische Belastungsstörung ist durch folgende Trias charakterisiert:
1. Einschränkungen des emotionalen Erlebens (Anhedonie, Affektverflachung, fehlendes Einfühlungsvermögen, häufig einhergehend mit Schuldgefühlen, vermehrtes Grübeln) und **Vermeidungsverhalten** (in Bezug auf triggernde Stimuli, die an das zurückliegende Trauma erinnern)
2. Sich aufdrängende wiederkehrende Erinnerungen **(Intrusionen),** nächtliche Albträume, Gefühl des Wiedererlebens des Traumas **(„flashbacks")** teils einhergehend mit Körpersensationen (z. B. Schmerz) und starken Angstreaktionen
3. Psychovegetative Übererregbarkeit **(„Hyperarrousal"),** einhergehend mit erhöhter Reizbarkeit, Schreckhaftigkeit und erhöhtem Anspannungsniveau. Zudem können vegetative Symptome wie Schlafstörungen, Tachykardien, Tremor und vermehrtes Schwitzen auftreten.

Akute affektive Ausbrüche (Ärger und Aggression) treten gehäuft auf.
Komorbiditäten wie Depressionen, Angststörungen, somatoforme Störungen sowie Substanzmissbrauch und -abhängigkeiten insbesondere von Alkohol, Cannabis und Benzodiazepinen stellen bei der Behandlung eine häufige Herausforderung dar.
Dauer und Verlauf Die posttraumatische Belastungsstörung folgt dem Trauma mit einer Latenz von Wochen bis Monaten. Der Verlauf der posttraumatischen Belastungsstörung ist wechselhaft, es findet jedoch in den meisten Fällen eine Heilung statt. Aufgrund des hohen Leidensdrucks der Patient*innen geht die PTBS nicht selten mit Komorbiditäten wie Suchterkrankungen und Suizidalität einher.

Anpassungsstörungen

Definition Hier handelt es sich um Zustände von subjektivem Leiden und emotionaler Beeinträchtigung, die soziale Funktionen und Leistungen behindern und während des Anpassungsprozesses **nach einer entscheidenden Lebensveränderung oder nach belastenden Lebensereignissen wie auch schwerer körperlicher Erkrankung auftreten.** Die Störung beginnt im Allgemeinen innerhalb eines Monats nach dem belastenden Ereignis oder der Lebensveränderung. Die Symptome halten meist nicht länger als sechs Monate an. Anpassungsreaktionen können durch Todesfälle, Trennungserlebnisse (z. B. Ehescheidung), Emigration, Umzug, Pensionierung oder schwere Enttäuschungen ausgelöst werden.

Epidemiologie

Die Lebenszeitprävalenz für **posttraumatische Belastungsstörungen** in der Allgemeinbevölkerung liegt zwischen 2 und 7 %. Die Häufigkeit ist abhängig von der Art des Traumas. Es lässt sich sagen, dass die Prävalenz nach Vergewaltigung ca. 50 %, nach anderen Gewaltverbrechen ca. 25 %, bei Kriegs- und Vertreibungsopfern ca. 50 %, bei Verkehrsunfallopfern ca. 15 % und bei schweren Organerkrankungen (Herzinfarkt, Malignome) ca. 15 % beträgt.

Pathogenese und Psychodynamik

In → Abb. 14.3 ist die Psychopathogenese von Belastungsstörungen skizzenhaft dargestellt.

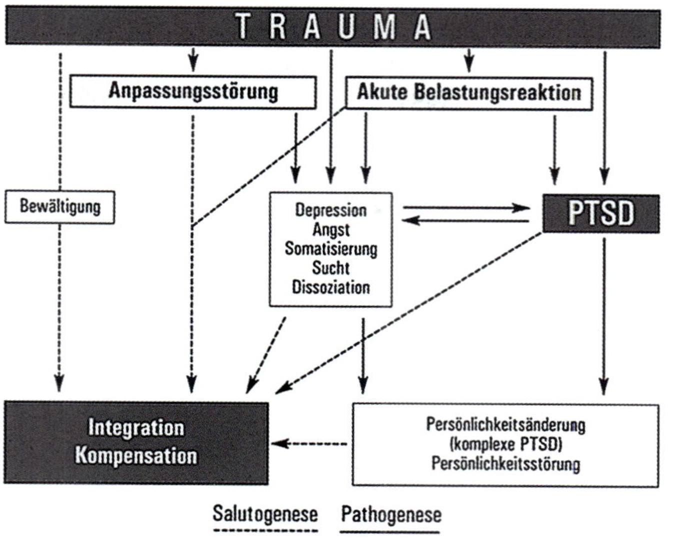

Abb. 14.3 Darstellung der Psychopathogenese von Belastungsstörungen (AWMF online) [T577]

Therapie

Akute Belastungsstörung In der Regel ist keine Therapie notwendig. Lediglich bei protrahierten Verläufen ist eine psychiatrische bzw. psychosomatische Psychotherapie mit supportiven Gesprächen und Medikamenten indiziert.

Posttraumatische Belastungsstörung Die Behandlung der Wahl ist die Trauma-fokussierte Psychotherapie, bei der der Schwerpunkt auf der Verarbeitung der Erinnerung an das traumatische Ereignis liegt. Als Behandlungsformen mit nachgewiesener Wirksamkeit gelten die traumafokussierte kognitive Verhaltenstherapie (TF-KVT) sowie die Eye-Movement-Desensitization and Reprocessing Therapy (EMDR, → Kap. 33). Pharmakotherapeutisch kommen v. a. die selektiven Serotonin-Wiederaufnahmehemmer Sertralin und Paroxetin sowie der selektiven Serotonin-Noradrenalin-Wiederaufnahmehemmer Venlafaxin zum Einsatz. Auf die Gabe von Benzodiazepinen sollte aufgrund des hohen Abhängigkeitspotenzials verzichtet werden. Insgesamt gilt: Mittel der Wahl ist die traumfokussierte Therapie. Ergänzend können AD eingesetzt werden, als alleinige Therapieoptionen eignen sie sich jedoch nicht.

Anpassungsstörungen Nichttrauma-fokussierte Interventionen haben den Schwerpunkt auf der Vermittlung von Fertigkeiten der Emotionsregulation, des Umgangs mit posttraumatischen Belastungssymptomen oder der Lösung aktueller Probleme (z. B. Techniken zur Entspannung, Gedankenstopp).

Die Psychotherapie (z. B. Gesprächstherapie) findet häufig Anwendung. In besonders schweren Fällen (z. B. Suizidalität) ist auch an Psychopharmaka zu denken. Bei längeren Störungen muss differenzialdiagnostisch das Bestehen einer depressiven Störung oder einer generalisierten Angststörung abgeklärt werden.

Zusammenfassung

- Nach einem Trauma können Belastungsreaktionen auftreten.
- Man unterscheidet zwischen akuten und posttraumatischen Belastungsstörungen.
- Anpassungsreaktionen können nach persönlichen Schicksalsschlägen auftreten.
- Eine Therapie ist bei posttraumatischen Belastungsstörungen und bei Anpassungsstörungen meist notwendig.

Studien ergaben, dass 13–18 % der Allgemeinbevölkerung an psychosomatischen Störungen leiden.
Für alle klinisch tätigen Ärzt*innen ist es also wichtig, die psychosomatischen Erkrankungen zu kennen, um die Beschwerden der Patient*innen einordnen zu können!
Aufgrund der **multifaktoriellen** Genese von Krankheiten werden heute die psychosomatischen und somatischen Krankheiten nicht mehr streng getrennt betrachtet.

Überblick der Krankheitsbilder

Derzeit werden v. a. folgende Klassifikationssysteme für psychische Störungen genutzt:
- Die **Internationale Klassifikation psychischer Störungen (International Classification of Diseases, ICD-10, Kapitel V)** wird von der Weltgesundheitsorganisation (WHO) veröffentlicht. Dieses Klassifikationssystem spielt v. a. im deutschen Gesundheitswesen eine tragende Rolle.
- Das **Diagnostische und Statistische Manual Psychischer Störungen (DSM)** wird von der American Psychiatric Association (APA) heraus gegeben, seit 2013 in der 5. Revision (DSM-5). Dieses Klassifikationssystem für psychische Störungen wird im US-amerikanischen Gesundheitssystem eingesetzt und z. T. in forschungsorientierten Einrichtungen in Deutschland zusätzlich zur ICD-10 angewandt.

Neben diesen beiden Klassifikationssystemen findet zudem die **Operationalisierte Psychodynamische Diagnostik (OPD)** als diagnostisches Handbuch in der psychotherapeutischen Arbeit Gebrauch. Das OPD-System basiert auf vier psychodynamisch relevanten diagnostischen Achsen und der ICD-10-Klassifikation in Achse V:
- Achse I: Krankheitserleben und Behandlungsvoraussetzungen
- Achse II: Beziehungen
- Achse III: Konflikte
- Achse IV: Struktur
- Achse V: syndromal (nach Kapitel V [F] der ICD-10)

Die frühere Einteilung psychosomatischer Erkrankungen v. a. nach der zugrunde liegenden Psychodynamik ist verlassen worden. Die ICD-10 richtet sich auf die Beschreibung der Symptome. Der wesentliche Unterschied zwischen ICD-10 und DSM-5 ist der Verzicht auf das Kriterium der fehlenden medizinischen Erklärbarkeit der beklagten somatischen Beschwerden. Die Kategorie, unter welche die meisten Störungsbilder der ICD-10-Gruppe F45 jetzt eingeordnet werden, ist die Gruppe **Somatische Belastungsstörung und verwandte Störungen.**

Somatoforme autonome Funktionsstörungen (funktionelle Störungen)

Die Gruppe der somatoformen (*griech.* soma = Körper, *lat.* forma = Gestalt, also „körpergestaltig") Funktionsstörungen wird im aktuellen DSM-5 (Diagnostic and Statistical Manual of Mental Disorders) als Somatische Belastungsstörung und verwandte Störungen bezeichnet. Dazu gehören:

Somatische Belastungsstörung
- Krankheitsangststörung (früher: Hypochondrie)
- Konversionsstörung (Störung mit funktionellen neurologischen Symptomen)
- Psychologische Faktoren, die eine körperliche Krankheit beeinflussen
- Vorgetäuschte Störung
- Andere, näher bezeichnete somatische Belastungsstörung und verwandte Störungen
- Nicht näher bezeichnete somatische Belastungsstörung und verwandte Störungen

Zu den engeren diagnostischen Kriterien einer somatischen Belastungsstörung gehören zwei Gruppen von Kriterien:
- **A-Kriterium:** Es bestehen eines (!) oder mehrere somatische Symptome, die belastend sind oder zu erheblichen Einschränkungen in der alltäglichen Lebensführung führen.
- **B-Kriterium:** exzessive Gedanken, Gefühle oder Verhaltensweisen, die sich auf die somatischen Symptome oder damit einhergehende Gesundheitssorgen beziehen, nämlich:
  a) Unangemessene und andauernde Gedanken bezüglich der Ernsthaftigkeit der vorliegenden Symptome
  b) Anhaltende, stark ausgeprägte Ängste in Bezug auf die Gesundheit oder die Symptome
  c) Exzessiver Aufwand an Zeit und Energie, die für die Symptome oder die Gesundheitssorgen aufgebracht werden
- **C-Kriterium:** Die o. g. Symptome bestehen seit mindestens sechs Monaten.

Im Vorfeld des Auftretens von somatoformen Störungen berichten Patient*innen häufig über eine Zunahme belastender Ereignisse.
Die körperlichen Symptome sind **vielgestaltig,** meist diffus und wechseln in ihrer Intensität und Lokalisation. Trotz wiederholter negativer Ergebnisse und ärztlicher Versicherung, dass keine körperlichen Ursachen der Beschwerden zu finden sind, fordern Betroffene hartnäckig weitere medizinische Untersuchungen.
Funktionelle Störungen treten v. a. im Magen-Darm-Trakt, aber auch im Herz-Kreislauf-System, Respirationstrakt und weiteren Organsystemen auf.
Manchmal sind sie schwer von den Konversionsstörungen abzugrenzen.

Untertypen
Somatoforme autonome Störungen Diese werden bei den einzelnen Fachgebieten behandelt.
Somatisierungsstörung

Definition der Somatisierungsstörung nach ICD-10
1. Mindestens zwei Jahre anhaltende multiple und unterschiedliche körperliche Symptome, für die keine ausreichende somatische Erklärung gefunden wurde
2. Hartnäckige Weigerung der Patient*innen, die Versicherung mehrerer Ärzt*innen anzunehmen, dass für die Symptome keine körperliche Erklärung zu finden ist
3. Eine Beeinträchtigung familiärer und sozialer Funktionen durch die Art der Symptome und des daraus resultierenden Verhaltens
4. Insgesamt sechs oder mehr Symptome aus einer Liste von 14 Beschwerden, die dem gastrointestinalen, dem kardiovaskulären, dem urogenitalen und dem Haut- und Schmerzbereich zugeordnet sind. Dabei sollten die Symptome mindestens in zwei verschiedenen Bereichen auftreten.

Die rasch wechselnde körperliche Symptomatik ohne somatische Begründbarkeit, die v. a. bei jungen Frauen anzutreffen ist, wurde früher als Hysteria bezeichnet. Der Begriff der Hysterie hingegen bezieht sich auf die Konversionsstörungen und dissoziativen Störungen.

Hypochondrische Störung Betroffene beschäftigen sich in übertriebener Weise und über eine lange Zeit mit der Vorstellung, an einer schweren und fortschreitenden körperlichen Erkrankung zu leiden. Durch genaue Selbstbeobachtung kommt es zur Überbewertung von Körperwahrnehmungen als Krankheitszeichen. Diese auf den Körper bezogene Angst kann sich bis in einen hypochondrischen Wahn steigern.

Neurasthenie (Chronic-Fatigue-Syndrom) Die Betroffenen klagen über starke Ermüdbarkeit nach geistiger Anstrengung oder über körperliche Schwäche und Erschöpfung nach geringsten physischen Anstrengungen. Nach ICD-10 muss mindestens eines der folgenden Symptome beschrieben werden:

- Akute oder chronische Muskelschmerzen
- Benommenheit, Konzentrationsstörungen
- Spannungskopfschmerzen
- Schlafstörungen
- Unfähigkeit, zu entspannen
- Reizbarkeit

Die Patient*innen sind nicht mehr in der Lage, sich durch Ruhe oder Entspannung zu erholen. Die Symptomatik muss seit mindestens drei Monaten bestehen und geht mit einer deutlichen Minderung der beruflichen, sozialen oder persönlichen Aktivitäten einher.

Depersonalisationssyndrom Es beschreibt Patient*innen mit Zuständen, in denen sie sich nicht mehr als sie selbst erleben. Ihre Gefühle und Empfindungen sind „wie fremd und losgelöst" von ihnen (so beschreiben Patient*innen z. B., es sei wie im Traum, sie hätten das Gefühl, der Schmerz wäre der eines anderen). Bei der **Derealisation** klagen die Betroffenen über ein Gefühl der Unwirklichkeit. Die Umgebung erscheint dann fremd oder verzerrt.

Die Betroffenen können diesen Zustand wahrnehmen. Im Unterschied zu den dissoziativen Störungen erleben sich die Patient*innen in einem „Als-ob"-Zustand („als ob ich es nicht gewesen wäre").

Somatoforme Schmerzstörung Die Patient*innen haben andauernde, quälende Schmerzen, die pathophysiologisch nicht ausreichend erklärbar sind. Die Störung tritt in Verbindung mit emotionalen Konflikten oder Belastungssituationen auf.

Konversionsstörungen/dissoziative Störungen der Bewegung und Sinnesempfindung (früher Hysterie oder hysterische Neurose)

Die psychogenen Störungen des Körpers werden als Konversionsstörung bezeichnet (→ Kap. 10).

Diesen körperlich dargestellten Krankheiten wie Lähmung, Ertaubung, Erblindung oder Sensibilitätsstörung liegt ein **psychogener Konflikt** zugrunde. Dieser wird in **ein körperliches Symptom umgewandelt (konvertiert).** Daher beschrieb von Uexküll sie als **„Ausdruckskrankheiten".** Sie sind die Neurosen im engeren Sinne.

Das Symptom steht symbolhaft für den zugrunde liegenden Konflikt. Betroffene sind nicht in der Lage, den Konflikt zu bewältigen und signalisieren über die Symptome einen Ruf nach Hilfe. Führt die körperliche Erkrankung zu einem Krankheitsgewinn, wie Zuneigung, Aufmerksamkeit oder Schonung, kann es zu einem **sekundären Krankheitsgewinn,** zu einer Fixierung des Symptoms oder einer Verschiebung in ein anderes Organsystem kommen.

Als Dissoziation (*lat.* dissociare = aufspalten, hier im Sinne einer Bewusstseinsspaltung) wird die **Bewusstseinsstörung** beschrieben. Sehr ausgeprägt und eindrücklich wird eine dissoziative Identitätsstörung bei der multiplen PS, bei der zwei oder mehrere unterscheidbare Persönlichkeitszustände existieren, die im Wechsel das Verhalten der Person kontrollieren.

In der ICD-10 sind die Konversions- und dissoziativen Störungen zusammengefasst, im DSM-5 werden sie getrennt behandelt.

> Konflikt → Symptom → Krankheitsgewinn → anhaltender Konflikt → Fixierung des Symptoms = Chronifizierung oder → Symptom-„Shift" = Verschiebung in anderes Organsystem

Organkrankheiten mit psychosozialer Komponente

Von Uexküll prägte für diese Gruppe den Begriff **„Bereitstellungserkrankungen",** da hier vegetative Bereitstellungsreaktionen (Flucht, Aggression) ursächlich an der Krankheitsentstehung beteiligt sind. Früher nannte man diese Erkrankungen auch **Psychosomatosen.** Franz Alexander ordnete dieser Gruppe **sieben Krankheiten** zu („holy seven"): Ulcus pepticum, Colitis ulcerosa, Asthma bronchiale, essenzielle Hypertonie, Neurodermitis, Hyperthyreose und rheumatoide Arthritis. Andere, seelisch beeinflusste Erkrankungen müssten ergänzt werden. Heute interessiert bei diesen meist chronischen Krankheiten eher die Krankheitsbewältigung **(Coping).**

Unter psychosomatischen Erkrankungen im engeren Sinne versteht man heute psychisch ausgelöste oder zumindest beeinflusste organische Erkrankungen. Hier ist also ein organisches Korrelat der Symptombeschreibung vorhanden, die Ursache liegt aber weitestgehend im psychischen Bereich. Durch immunbiologische Nachweisverfahren, Psychoimmunologie, Verbesserungen der Bildgebung v. a. im Schädelbereich etc. ist der Einfluss psychischer Faktoren auf körperliche Organe teilweise schon gut nachweisbar. So können „Bereitstellungserkrankungen" wie die Neurodermitis, die Colitis ulcerosa oder Asthma als nach neuester medizinischer Evidenz psychosomatische Erkrankungen im engeren Sinne verstanden werden, während man z. B. beim Ulkus durch Nachweis von *Helicobacter pylori* den psychischen Faktoren weniger Einfluss als angenommen zuspricht.

Dauerstress, ein belastendes oder unzureichend verarbeitetes biografisches Ereignis (Life Event) oder eine prämorbide Persönlichkeitsstruktur wie z. B. neurotische PS führen in einer psychischen Belastungssituation zu einer fehlenden Kompensationsmöglichkeit. In einem vulnerablen Organsystem kommt es durch **somatopsychische Wechselwirkungen** zur Manifestation des Symptoms bzw. der Krankheit. Als Beispiel sind in → Abb. 15.1 die psychisch-organischen Wechselwirkungen bei Bauchschmerzen dargestellt.

Psychische Faktoren bei Bauchschmerzen

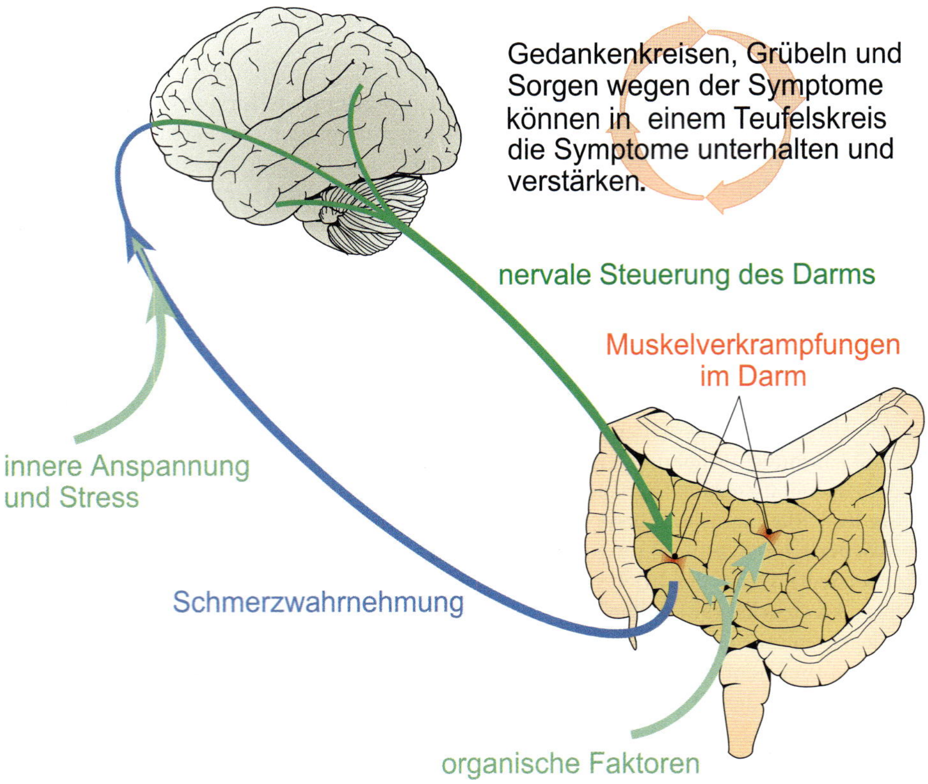

Abb. 15.1 Psychische Faktoren bei Bauchschmerzen [L141]

Psychische Belastungssituation → Fehlanpassung → anatomische Prädisposition/Organsprache → Organmanifestation

Somatopsychische Störungen

Somatopsychische Störungen sind psychogene Erkrankungen, die sich auf der Basis einer organischen Krankheit **sekundär** entwickeln, z. B. depressive Stimmung bei Krebspatient*innen. Es wird dann auch von **psychischer Überlagerung** gesprochen. Weitere Beispiele für eine mögliche sekundäre psychische Pathogenese sind Dialysepflichtigkeit, Brustamputation, Ileostoma, HIV-Infektion oder AIDS.

Zusammenfassung

- In der psychosomatischen Medizin interessieren die Behandler*innen die primär krankheits(mit)auslösende psychische Ursache und die sekundär im Verlauf der Krankheit entwickelten oder für die Bewältigung der Krankheit wichtigen psychischen Komponenten.
- Man unterscheidet Konversionsstörungen und dissoziative Störungen von somatoformen autonomen Funktionsstörungen.
- Coping bedeutet Krankheitsbewältigung, also der Umgang mit belastenden Lebensereignissen oder Erkrankungen.

Störungen der Nahrungsaufnahme bzw. des Körpergewichts ohne organische Ursachen fasst man als Essstörungen zusammen. Diese reichen von der „Magersucht" **(Anorexia nervosa)** über Heißhungerattacken mit anschließenden gegensteuernden Maßnahmen **(Bulimia nervosa)** oder ohne gegensteuernde Maßnahmen (Binge Eating Disorder) bis hin zur „Fettsucht" **(Adipositas).** „Sucht" beschreibt den zwanghaften Charakter dieser Störungen. Diese **primären Essstörungen** müssen von den **sekundären Essstörungen,** z. B. bei Tumorerkrankungen, Infektionen, Hyper-/Hypothyreose oder psychiatrischen Erkrankungen wie Depressionen, abgegrenzt werden. Es wird versucht, zugrunde liegende psychische Konflikte über die Nahrung (Nahrungsaufnahme/-ablehnung) zu kompensieren. Dabei spielt das Unvermögen, mit (gewünschten oder geäußerten) Emotionen umzugehen, pathogenetisch eine große Rolle. Auch das westliche Schlankheitsideal trägt einen erheblichen Teil zu den Störungen bei.
Früher wurde das Normalgewicht nach **Broca** berechnet:
Körpergröße (cm) – 100–10 % bei Männern und – 15 % bei Frauen = Idealgewicht.
Das Idealgewicht ist das Gewicht mit der höchsten Lebenserwartung. Heute berechnet man das Gewicht nach dem **Quetelet-Index (QI = „Body-Mass-Index" = BMI;** → Tab. 16.1).

Tab. 16.1 Gewichtsdefinitionen

BMI = Körpergewicht (kg)/Körperlänge² (m²), z. B. 75/(1,79 m)² = 23,4	
Untergewicht	< 18,5 kg/m²
Starkes Untergewicht	< 16 kg/m²
Mäßiges Untergewicht	16,0 bis < 17 kg/m²
Leichtes Untergewicht	17,0 bis < 18,5 kg/m²
Normalgewicht	18,5–24,9 kg/m²
Übergewicht	25–29,9 kg/m²

Anorexie

Definition

Als Anorexia nervosa (Magersucht) bezeichnet man eine meist bei Mädchen in der Pubertät auftretende Entwicklung, die auf dem Wunsch beruht, Gewicht abzunehmen, schlank zu werden und zu bleiben. Im oft chronischen Verlauf besteht eine phobisch zu nennende Angstbindung, normal zu essen, an Gewicht zuzunehmen sowie durchschnittliche Körperformen und ein gesundheitlich vertretbares Körpergewicht zu erreichen. Das angestrebte Gewicht wird sehr niedrig festgelegt. Um es zu erreichen, halten die Patient*innen eine strikte Diät **(restriktiver Typ)** oder es kommt zu Heißhungerattacken mit anschließendem Erbrechen, Einnahme von Laxanzien oder sonstigen gegensteuernden Maßnahmen **(bulimischer Typ).** Beiden Typen gleich ist die Gewichtsreduktion. Sie kann auch durch übertriebene körperliche Aktivitäten (Anorexia athletica) gesteigert werden. Den Betroffenen fehlt eine realistische Einstellung gegenüber dem eigenen körperlichen Zustand **(Körperschemastörung),** sie sehen im Spiegel eine „fette" Person, auch wenn sie schon extremes Untergewicht haben.
Primär somatische, etwa hormonelle Störungen sind nicht zu finden.

Kriterien einer Anorexie (in Anlehnung an die ICD-10):
- Selbst herbeigeführter Gewichtsverlust mit einem BMI ≤ 17,5
- Körperschemastörung
- Angst, zu dick zu werden
- Endokrine Störung der Achse Hypothalamus-Hypophyse-Gonaden, die sich bei Frauen mit Amenorrhö, bei Männern mit Potenz- und Libidoverlust äußert

In Studien mit fastenden Personen konnten die psychischen und körperlichen Konsequenzen der körperlichen Mangelernährung gezeigt werden:
Auf der psychischen Seite sind eine gesteigerte Reizbarkeit, Ängstlichkeit und Affektlabilität bis hin zur Depression sowie eine gedankliche Einengung durch Kreisen um das Thema „Essen" Folgen längerer Mangelernährung. Neben Störungen in der Konzentrations- und Entscheidungsfähigkeit treten vielfältige vegetative Störungen (u. a. Schlafstörungen, Kopfschmerzen, Obstipation) auf. Körperliche Symptome sind in → Abb. 16.1 zusammengestellt.

Epidemiologie

Die Lebenszeitprävalenz liegt für Frauen bei 0,5 %. Frauen sind zehnmal häufiger als Männer betroffen. Die Erkrankung tritt meist zwischen dem 13. und 23. Lj. auf. In Risikogruppen (z. B. Turnerinnen, Models) finden sich Prävalenzangaben von bis zu 7 %.

Psychodynamik

Auslöser können belastende Lebensereignisse wie Trennung, körperliche Krankheiten oder einfach eine banale Bemerkung Außenstehender über den (rundlicher werdenden) Körper sein.
Die Störung steht vor dem Hintergrund adoleszenter Entwicklungskonflikte, ohne dass ein Konfliktbewusstsein vorliegt. Verschiedene Konflikte können zur Erklärung herangezogen werden, z. B.:
- Das Ideal-Ich kollidiert in seinen Vorstellungen mit dem Körper-Ich. Das Körper-Ich verändert sich und entwickelt triebhafte Bedürfnisse wie weibliche Sexualität. Die weibliche Identität und v. a. die weibliche Sexualität werden durch die Flucht in ein asketisches Ideal (geschlechtsloses, bedürfnisloses, autonomes Wesen) bekämpft.
- Durch die Kontrolle über das Essen wird ein Gefühl von Unabhängigkeit gegenüber

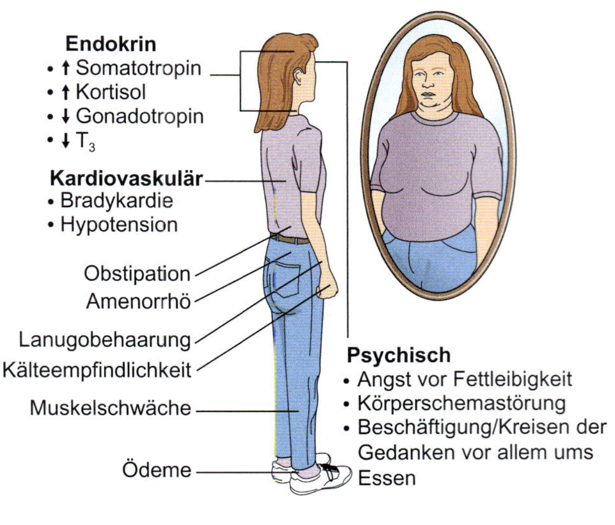

Abb. 16.1 Körperliche Symptome und Komplikationen der Anorexia nervosa [E905]

der Natur, dem eigenen Körper und der (fürsorgenden) Mutter erlebt, das bei Schwierigkeiten der Ablösung eine Lösungsmöglichkeit für die Patient*innen darstellen kann.

- Auch eine zu große reale oder empfundene Dominanz der Eltern kann zu einem Kampf um Autonomie führen. Hier wird die Verweigerung von Nahrung als Mittel genutzt, sich selbst als Individuum zu spüren.

Oft gibt es in den Familien magersüchtiger Personen bestimmte Strukturen, die die Sucht zumindest aufrechterhalten können; man findet hier überhäufig Spannungen, Depressionen, Essstörungen und Alkoholismus. Es besteht oft eine Suchtneigung, wobei durch eine kachexiebedingte Endorphinausschüttung der Wille zur weiteren Gewichtsabnahme unterstützt wird. Hohe Konkordanzraten in Zwillingsstudien von ca. 50 % zeigen, dass auch ein genetischer Faktor vorliegt.

Therapie

Gewichtsrekonstruktion und systemische Psychotherapie Bei einem BMI < 17,5 kg/m² sollte eine stationäre Aufnahme erfolgen und schrittweise, möglichst unter Veränderung des Körperbilds, eine Gewichtszunahme erzielt werden. Eine Sondenernährung und ggf. die Überwachung auf der Intensivstation können bei ausgeprägter Kachexie notwendig sein. Bei steigendem Gewicht können die psychotherapeutischen Gespräche intensiviert werden. Auch familientherapeutische Gespräche sind, v. a. bei jüngeren Patient*innen, sinnvoll.

Verhaltenstherapie Die Betroffenen sollen eine aktive Rolle in ihrem neu zu erlernenden Essverhalten einnehmen. Dies kann über Absprachen und „Verträge", z. B. die regelmäßige Nahrungsaufnahme und Gewichtszunahme (etwa 500 g/Woche), erreicht werden.

Die Letalitätsrate beträgt bei Anorexie 5 %, etwa 65 % haben eine gute Prognose, während in 15 % der Fälle ein gefährliches Untergewicht persistiert. 15 % bleiben moderat untergewichtig. Männer haben generell eine schlechtere Prognose.

Bulimie

Definition

Als Bulimie bezeichnet man ein psychosomatisches Syndrom mit wiederholt auftretenden **Zuständen von Heißhunger,** in denen große Nahrungsmengen verschlungen werden. Aus Furcht vor Gewichtszunahme wird meist unmittelbar **anschließend willkürliches Erbrechen** provoziert und/oder versucht, durch Verringerung der Nahrungsaufnahme, Fasten, Laxanzienabusus, Einnahme von Schilddrüsenhormonen und exzessive sportliche Betätigung diese zu verhindern. Das tatsächliche Gewicht schwankt meist um ± 5 kg und liegt im (hoch)normalen Bereich.

Wie bei der Anorexie zeigen die Patient*innen eine übertriebene Sorge um Körperform und Gewicht.

Im Unterschied zur Anorexie leiden die Betroffenen oft erheblich unter ihrer Erkrankung, verschweigen sie aber trotzdem, da sie sich deswegen schämen.

Neben o. g. körperlichen Folgen kommt es außerdem durch das Erbrechen zu Parotitis, schwerer Karies, Ösophagitiden, Pharyngitiden, Herzrhythmusstörungen, Elektrolytstörungen (v. a. Hypokaliämie), Schwielen an Fingern oder Handrücken, Gastritiden, diabetischen Entgleisungen und Niereninsuffizienz.

Kriterien einer Bulimie (in Anlehnung an die ICD-10):
- Zwanghafte Essattacken mit Nahrungsaufnahme in großen Mengen (mindestens über drei Monate und mindestens zweimal pro Woche)
- Anschließende Gewichtsabnahme mithilfe von selbst induziertem Erbrechen und/oder Laxanzien- oder Diuretikamissbrauch, Appetitzüglern, Schilddrüsenhormonen, Fasten, Diäten
- Endokrine Störungen (Amenorrhö, Impotenz)
- Sozialer Rückzug, Interessenverlust, Denkeinengung auf das Thema „Essen"

Epidemiologie

Frauen zwischen dem 15. und 35. Lj., also etwas später als bei der Anorexie, erkranken zu 1–5 %. Die Bulimia nervosa kommt bei Männern noch viel seltener vor, nimmt aber auch hier zu. Nicht selten geht eine anorektische Periode in der Pubertät voraus. Es existieren auch Mischtypen, die als **Bulirexie** bezeichnet werden.

Psychodynamik

Die bei der Anorexie beschriebenen Modelle lassen sich auf die Bulimie übertragen. Multifaktorielle Ursachen tragen auch hier im Sinne eines Stress-Vulnerabilitätsmodells zur Krankheitsentstehung bei.

Therapie

Da die psychodynamischen Merkmale denen der Anorexie ähneln, kommen die gleichen psychotherapeutischen Prinzipien, z. B. Verhaltenstherapie sowie die Interpersonelle Therapie (ITP), zum Einsatz. Fluoxetin (ein selektiver Serotonin-Wiederaufnahmehemmer), das bei Depressionen eingesetzt wird, kann zur Durchbrechung von Heißhungerattacken und Brechanfällen die Psychotherapie ergänzen.

Adipositas

Adipositas (*lat.* adeps = Fett, also eigentlich adip-os-itas = Fett-ig-keit) ist eine moderne und immer häufigere Diagnose in verschiedensten Fachbereichen. Eine Zunahme ist in allen Ländern erkennbar, in denen zumindest für einen Teil der Bevölkerung ein ausreichendes Nahrungsangebot vorliegt. Die Nahrung ist bequem erreichbar, weshalb die Bewegung ab- und die Trägheit zunimmt und es zur Gewichtszunahme kommt.

Definition

Die **Adipositas** (= Fettleibigkeit = Fettsucht = Überernährung = Obesitas) wird definiert als eine Einlagerung von Fett in verschiedene Teile des Körpers durch eine **den Kalorienbedarf dauerhaft übersteigende Kalorienzufuhr.** Man spricht von Übergewicht, wenn das Idealgewicht um 30 % (BMI > 30) überschritten wird. Dabei kann man drei Schweregrade unterscheiden (→ Tab. 16.2).

Ob bei Fettleibigkeit von Krankheit zu sprechen ist, hängt, wie der Krankheitsbegriff überhaupt, von gesellschaftlichen Bewertungen ab. Es steht aber außer Zweifel, dass die Fettsucht einen **Risikofaktor** hinsichtlich anderer Krankheiten (wie Hypertonie, KHK, Diabetes mellitus, Arthrose etc.) darstellt und die Lebenserwartung sowie die Lebensqualität z. T. deutlich einschränkt. Mittlerweile weiß man auch, dass es auf das Fettverteilungsmuster ankommt und dass Fettdepots im Bauchraum und in den inneren Organen besonders risikoreich sind. Ein **Bauchumfang** ab 88 cm bei der

Tab. 16.2 Einteilung der Adipositas

Adipositas Grad I	30–34,9 kg/m²
Adipositas Grad II	35–39,9 kg/m²
Adipositas Grad III (per magna)	≥ 40 kg/m²

Frau und ab 102 cm beim Mann stellt ein erhöhtes Risiko dar und ist oft ein besserer Indikator als der BMI.

Adipositas ist eine ernst zu nehmende Erkrankung mit starkem Übergewicht durch eine über das normale Maß hinausgehende Vermehrung des Körperfetts mit hohem Risiko für zahlreiche Folgeerkrankungen.

Epidemiologie

Übergewichtigkeit nimmt in den westlichen Industrieländern immer mehr zu und ist aufgrund der Folgeerkrankungen zu einem großen Problem im Gesundheitssystem geworden. Bei einem Drittel bis der Hälfte der Menschen in westlichen Industrieländern liegt heute das Gewicht über dem Normalmaß. Frauen sind häufiger betroffen, und in unteren sozialen Schichten ist Übergewicht überrepräsentiert.

Psychodynamik

Adipöse Patient*innen kommen oft aus Familien, in denen sich auch gehäuft übergewichtige oder extrem untergewichtige Personen finden. Es gibt also eine genetische Komponente, die aber durch Modelllernen (→ Kap. 6) und durch den von den Eltern geprägten Ersatz von Emotionen durch Nahrung verstärkt wird. Das Essen ist dann (auch später) **Ersatz für die fehlende emotionale Zuwendung** und gleichzeitig Abwehr von Gefühlen der Leere und Depressivität.
Endokrine Störungen sind nur in 5 % der Fälle verantwortlich.

Anmerkung

Persönlichkeitsstörungen sowie sekundäre Depressionen und Ängste durch das Übergewicht finden sich bei Adipösen gehäuft.

Differenzialdiagnose

Abzugrenzen ist die **arzneimittelinduzierte** Adipositas durch Kortikosteroide, Antidepressiva und Neuroleptika. **Stoffwechselerkrankungen** wie Hypothyreose oder Störungen des Kortisonhaushalts sind nur in 2 % der Fälle ursächlich verantwortlich.

Therapie

Sehr wichtig ist für die Ärzt*innen, adipöse **Patient*innen ernst zu nehmen!** Dabei sollte man nicht annehmen, die Betroffenen könnten durch eine freie Willensentscheidung einfach mit dem vermehrten Essen und Trinken aufhören. Meist schämen diese sich selbst, Opfer ihrer Suchtgefühle zu sein. Durch Gegenübertragungsgefühle wie Ärger („Der Patient täuscht mich bewusst, indem er behauptet, fast gar nichts zu essen") und Verachtung kann es passieren, dass der Patient weiter in seinem Selbstwertgefühl geschwächt und damit ein Teufelskreislauf verstärkt wird.
Eine **somatische Therapie** (Appetitzügler, Darmresektion, Magenband oder Magenbypass zur Reservoirverkleinerung) ist nicht sehr vielversprechend, wenn sie die ursächlichen psychischen Aspekte nicht beachtet, und weist zudem eine hohe Komplikationsrate auf. Sie sollte daher nur bei einem BMI > 40 erfolgen. Der Begriff **Diät** wurde ursprünglich im Sinne von **„Lebensweise"** verwendet. Nur so ist er auch sinnvoll einsetzbar. Auch wenn eine Diät im heutigen Sinne kurzfristig zur Gewichtsreduktion führen kann, so ist sie als alleinige Maßnahme nicht in der Lage, die vielfältigen Ursachen der Entstehung des Übergewichts zu beheben. Kommt es also nicht zu einer grundlegenden Umstellung des Ernährungs- und Bewegungsverhaltens, kehrt das Gewicht nach einem Diätversuch durch die Aufnahme alter Gewohnheiten wieder zum Ausgangswert zurück und steigt aufgrund des Jo-Jo-Effekts sogar meist.
Wie beim langsamen Gewichtsaufbau bei der Anorexie ist auch hier eine langsame, kontinuierliche Gewichtsabnahme sinnvoller (z. B. 5 % Gewichtsreduktion pro Jahr). Eine **Diätberatung** kann bei der Umstellung der Ernährung hilfreich sein. Weitere Möglichkeiten bieten **Koch-** und **Selbsthilfegruppen** (z. B. Weight-Watchers, Overeaters Anonymous). **Bewegungstherapie** und **Sport** kommen als unterstützende Maßnahmen in Betracht. Im Rahmen einer **Verhaltenstherapie** kann normales Essverhalten erlernt werden. Dies ist heute auch obligater Bestandteil von Schulungsprogrammen bei Adipositas (z. B. Optifast). Bei Patient*innen mit psychischen Konflikten oder psychischen Symptomen (Depression, Selbstwertproblematik) kann eine **Psychotherapie** weiterhelfen. Eine langfristig erfolgreiche Therapie gelingt allerdings nur in 5 % der Fälle!

Binge Eating Disorder (BED)

Definition

Mit „Binge Eating" (*engl.* to binge = schlingen) werden Episoden unkontrollierten Überessens bezeichnet, in deren Verlauf die Betroffenen in **begrenzter Zeit große Mengen an Essen zu sich nehmen.** Dieses als **„Essanfall"** oder **„Heißhungerattacke"** umschriebene Phänomen entzieht sich der Kontrolle der Betroffenen.
Die Essanfälle werden nicht durch starken Hunger, sondern eher durch Stress oder Langeweile ausgelöst; dabei geht das Sättigungsgefühl verloren. Die Essattacke wird erst durch ein unangenehmes Völlegefühl beendet. Nach dem Essanfall stellen sich Schuld- und Schamgefühle ein, teilweise bis hin zur Depression. Die Essanfälle treten an mindestens zwei Tagen pro Woche und über sechs Monate auf.
Im Unterschied zur Bulimie wird das Gegessene anschließend nicht erbrochen, sodass oft Übergewicht oder **Adipositas die Folge** sind.

Der Essanfall (Binge Eating) ist Hauptsymptom der BED und der Bulimie. Die BED lässt sich von der Bulimie dadurch abgrenzen, dass es nach den Essanfällen nicht zu gegenregulierenden Maßnahmen wie Erbrechen kommt.

Epidemiologie

Die BED betrifft etwa 2 % der Deutschen; damit ist sie hierzulande die häufigste Essstörung. Zwei Drittel der Betroffenen sind Frauen, ein Drittel Männer. Eine besonders betroffene Altersgruppe wie bei der Anorexie oder Bulimie gibt es nicht. Durch die Erkrankung ist der größte Teil übergewichtig. Umgekehrt leidet aber nur ein Drittel der Adipositaspatient*innen an sporadischen Essanfällen.

Psychodynamik

Zahlreiche Diätversuche sind oft Auslöser für die BED, ein Essanfall kann aber durch verschiedenste Faktoren ausgelöst werden. Die Patient*innen versuchen, ihr gestörtes Essverhalten zu verheimlichen, und ziehen sich daher (v. a. zum Essen) von Freunden und Bekannten zurück, um ihre Essattacken zu verbergen.
Mehr als die Hälfte der Betroffenen ist in der Vergangenheit einmal depressiv gewesen.
Das Essen soll auch hier, wie bei den übrigen Essstörungen, andere positive Gefühle ersetzen (Liebe, Geborgenheit, Trost, Glück) oder vor negativen schützen (Angst, Unbehagen).

Therapie

Die Therapiemöglichkeiten gleichen weitestgehend den bereits genannten: Angestrebt werden eine Normalisierung des Essverhaltens und die Behandlung der zugrunde liegenden seelischen Konflikte (wie Selbstwertdefizite).
Ziel der Therapie ist nicht eine Gewichtsreduktion, sondern die Rückgewinnung der Kontrolle über das Essverhalten. Dabei sollen die Patient*innen lernen, sich so zu mögen, wie sie sind; Gefühle der Unzufriedenheit mit dem eigenen Körpergewicht verstärken wiederum die BED.

Zusammenfassung

- Das Ess- und Trinkverhalten sowie das Gefühl zum eigenen Körper sind die Ergebnisse von Erziehung und Umwelt.
- Eine Störung oder Verweigerung der Nahrungsaufnahme hat meist langfristige und ernsthafte Gesundheitsschäden zur Folge. Zugrunde liegen psychosoziale Störungen und die Einstellung zum eigenen Körper.
- Man unterscheidet zwischen Anorexia nervosa, Bulimia nervosa, Adipositas und Binge Eating Disorder.
- Das Gewicht berechnet man nach dem Body-Mass-Index (BMI), die Anorexie ist definiert als ein BMI $\leq 17{,}5$, von einer Adipositas spricht man bei einem BMI > 30.
- In den letzten Jahrzehnten nehmen Essstörungen – leider auch v. a. im Kindesalter – ständig zu.

Wie bereits deutlich wurde (→ Kap. 16), sind Nahrungsaufnahme und Verdauung häufig mit Emotionen gekoppelt. Lust und Unlust, Befriedigung und Frustration werden vom Säugling mit dem Stillen und Füttern verbunden und spiegeln damit die Kommunikation mit der ersten Bezugsperson wider. Auch im Erwachsenenalter bleibt eine Beziehung zwischen Nahrungsaufnahme und sozialer Umgebung wichtig. Hinweise für den Einfluss von Emotionen auf den Gastrointestinaltrakt finden sich in Redensarten wie „Es ist zum Kotzen", „Das schlägt mir auf den Magen", „Es bedrückt mich" und „Schmetterlinge im Bauch haben". Es gibt verschiedene Gründe und Überlegungen, warum Erkrankungen sich gerade im Magen-Darm-Trakt manifestieren:

- Es besteht eine hohe **genetische** Komponente.
- Es entwickelt sich eine **Vulnerabilität** („Schwächung") dieses Organsystems in der frühen Kindheit, z. B. Bauchschmerzen oder Essensverweigerung in einer psychosozialen Belastungssituation. Später wird dann die Fixierung auf den Gastrointestinaltrakt beibehalten.
- Das **Verhalten** des Menschen hat einen bekannten Einfluss; so schädigt Rauchen z. B. den Magen, Alkohol kann eine Gastritis fördern und eine Leberzirrhose oder Pankreatitis begünstigen.
- In Studien konnte nachgewiesen werden, dass psychisch belastende Ereignisse oder eine länger andauernde Konfliktsituation – also **emotionaler Stress** – eine **Steigerung der segmentalen Kolonmotilität** bewirken können.

Übersicht funktioneller gastroenterologischer Erkrankungen

→ Tab. 17.1 vermittelt einen Überblick über die funktionellen gastrointestinalen Erkrankungen. Sie soll weiter einen Anhalt für die Häufigkeit der Störungen in der Allgemeinbevölkerung geben. Da die funktionellen gastroenterologischen Störungen den größten Teil der funktionellen Störungen ausmachen, wird hier beispielhaft die Bandbreite der möglichen psychosomatischen Hintergründe bestimmter Symptome eines Fachgebiets dargestellt.
Vier der häufigsten und in der Klinik wichtigsten Störungen werden genauer behandelt. Allgemein bestehen Psychotherapieindikationen bei schwieriger Krankheitsverarbeitung, prämorbider Persönlichkeitsstörung, affektiven Störungen, Ängsten, Phobien, akuten Belastungssituationen bzw. Konflikten, reaktiven psychischen Störungen, Karzinophobie (etwa bei Colitis ulcerosa) und schlechter Compliance.

Ulcus ventriculi und Ulcus duodeni

Definition

Als **Ulcus pepticum** (*lat.* ulcus = Geschwür, wunder Fleck) bezeichnet man einen Gewebedefekt der Magen- bzw. Duodenalschleimhaut und darunterliegender Schichten bis zur Serosa. Die ICD-10 unterscheidet zwischen Magengeschwür **(Ulcus ventriculi)** und Duodenalgeschwür **(Ulcus duodeni).** Das gutartige Geschwür tritt in 30 % chronisch-rezidivierend auf und kann perforieren. Patient*innen haben krampfartige, epigastrische Schmerzen. Diese treten beim Ulcus ventriculi meist direkt nach dem Essen auf, kommen aber bei beiden Ulkusformen auch nüchtern vor. Häufig leiden die Betroffenen unter Völlegefühl, Sodbrennen, Aufstoßen und der Unverträglichkeit bestimmter Getränke und Speisen.

Epidemiologie

Duodenalgeschwüre weisen eine Prävalenz von 1,5 % auf und kommen damit fünfmal häufiger vor als Magengeschwüre. Männer sind doppelt bis dreimal so häufig betroffen wie Frauen. Beim Ulcus ventriculi sind 60- bis 65-Jährige am häufigsten betroffen, beim Ulcus duodeni liegt das Maximum zwischen dem 75. und 79. Lj.

Pathogenese und Psychodynamik

Eine **genetische Prädisposition** spielt bei der Entstehung eines Ulkus eine wichtige Rolle. Die Blutgruppe 0 und HLA-B5 liegen bei den Betroffenen überdurchschnittlich häufig vor. Da eine Ulkusentwicklung durch die **Störung des Gleichgewichts zwischen aggressiven und defensiven Faktoren** gefördert wird, haben z. B. Menschen mit erhöhter Säuresekretion ein höheres Risiko, an einem Ulkus zu erkranken.
Eine weitere Verschiebung des Gleichgewichts kann durch **Nikotinabusus und Kaffee** (Beeinflussung der gastrointestinalen Motilität und Schleim-/Säuresekretion), längere Einnahme von **Antirheumatika** und seelische Belastung entstehen. Vor allem Angst und aufgestaute Aggressionen konnten in Studien als Auslöser für eine gesteigerte gastrische Sekretion nachgewiesen werden. **Psychosoziale belastende Ereignisse** wurden vermehrt beim Auftreten von Ulzera beobachtet; so kam es nach dem Erdbeben in Japan 1995 zu einem dramatischen Anstieg peptischer Ulzera.
Erst Ende der 1980er-Jahre wurde das Bakterium ***Helicobacter pylori*** als Hauptverursacher der Ulkuskrankheit entdeckt (95 % der Duodenal- und 70 % der Magenulzera). Das Bakterium kann eine Entzündung der Magenschleimhaut hervorrufen und schließlich durch Zerstörung des Schleimhautschutzes die säurebedingte Ulkusbildung verursachen. Es wird auch angenommen, dass es durch eine Schwächung des Immunsystems gehäuft zur Infektion kommt.
Allerdings entwickeln nur 20–30 % der mit *Helicobacter pylori* infizierten Personen ein Ulkus, sodass pathogenetisch mehrere Ursachen, also auch psychische, zugrunde liegen müssen.

> Die Ulkusentstehung ist am häufigsten bakteriell verursacht. Aber auch genetische Prädisposition und Verhaltensweisen wie Alkohol- und Nikotinabusus tragen neben psychischen Belastungen wie Stress und Belastungssituationen einen erheblichen Teil zur Ulkusmanifestation bei.

Therapie

Mittlerweile lassen sich die meisten Ulkuspatient*innen pharmakologisch mit einer antisekretorischen und antibakteriellen **Tripeltherapie** (Kombination von Clarithromycin, Omeprazol und Amoxicillin bzw. Metronidazol) gut behandeln. Daher werden allerdings auch die Möglichkeit und die Chance zur Klärung hintergründiger Konflikte im Rahmen einer **Psychotherapie** meist abgelehnt.

Chronisch-entzündliche Darmerkrankungen (CEDs): Morbus Crohn und Colitis ulcerosa

Beide Krankheitsbilder stellen CEDs dar, die sich v. a. durch die Ausdehnung im Gastrointestinaltrakt, die Pathologie, die Klinik, die Folgeerkrankungen und einige psychosomatische Aspekte unterscheiden. Die ätiologischen und pathogenetischen Gesichtspunkte sind in vieler Hinsicht gleich. Es gibt ausreichende Hinweise, die für ein Zusammenwirken von genetischen, entzündlichen, immunologischen und psychischen Ursachen bei der Entstehung der Colitis ulcerosa und des Morbus Crohn sprechen. Nahezu alle Medizinstudierenden im fortgeschrittenen Semester dürften sich bereits mit der Thematik Colitis ulcerosa vs. Morbus Crohn herumgeschlagen und dabei festgestellt haben, dass die klinische Differenzialdiagnose gar nicht so einfach ist. Diese Erkenntnis gilt nicht nur für den somatischen, sondern auch für den psychosomatischen Bereich.

Tab. 17.1 Prävalenz und Definition funktioneller gastrointestinaler Erkrankungen (n = 5.430) nach Drossman

Funktionelle Störungen (zur Diagnosestellung müssen die Symptome mindestens drei Monate anhalten und somatische Ursachen ausgeschlossen sein!)	Prävalenz in der Bevölkerung (%)
Funktionelle Störungen des Ösophagus	**42,5**
• **Globus:** Fremdkörpergefühl im Hals, evtl. Würgen ohne Dysphagie; tritt zwischen den Mahlzeiten auf	12,5
• **Ruminationssyndrom:** rezidivierende Regurgitation von Mageninhalt mit erneutem Kauen und Schlucken; ohne Übelkeit und Erbrechen	10,6
• **Funktionelle Brustschmerzen** vermutlich ösophagealen Ursprungs: retrosternale Schmerzen; somatische Ursachen wie Achalasie und Reflux müssen ausgeschlossen sein.	12,8
• **Funktionelles Sodbrennen:** brennende retrosternale Beschwerden ohne Entzündung des Ösophagus (Endoskopie) und ohne pathologischen gastroösophagealen Reflux (24-h-pH-Messung)	30,1
• **Funktionelle Dysphagie:** Schluckstörungen. Beim Essen besteht das Gefühl, dass die Speisen im Ösophagus stecken bleiben oder ihn abnormal passieren; eine somatische Motilitätsstörung wie Achalasie oder Reflux muss ausgeschlossen sein.	7,4
Funktionelle gastroduodenale Störungen	**25,4**
• **Funktionelle Dyspepsie** (Reizmagen): epigastrische Schmerzen und Beschwerden wie Vollegefühl oder ulkusähnliche Symptome; die Beschwerden sind nicht kontinuierlich, oft ungenau und lage-/bewegungsabhängig.	2,6
• **Aerophagie:** Luftschlucken. Durch anschließendes wiederholtes Aufstoßen tritt nur vorübergehend eine Erleichterung von abdominellen Spannungen und Blähungen ein.	23,4
Funktionelle Darmstörungen	**44,1**
• **Irritabler Darm** (Colon irritabile) s. u.	11,2
• **Funktionelle Obstipation:** zwei oder weniger Stühle/Woche, die Patient*innen haben das Gefühl einer inkompletten Entleerung und müssen sich bei der Defäkation meist anstrengen. Die Stühle sind hart und klumpig.	3,6
• **Funktionelle Diarrhö:** drei oder mehr Stühle/Tag, erhöhtes Stuhlgewicht (> 200 g/Tag für Europäer*innen) und ungeformte Stühle; das Vollbild eines Reizdarms liegt hier nicht vor.	1,7
• **Funktionelle abdominale Blähungen:** Die abdominalen Blähungen gehen mit Völlegefühl und Spannungen einher. Ein Bezug zur Maldigestion (Laktoseintoleranz, schlecht verdaubare Nahrung wie Bohnen) besteht nicht.	30,7
Chronische abdominale Schmerzen	**2,2**
Der Schmerz im abdominalen Bereich muss hier zur Diagnosestellung sechs Monate anhalten. Es gibt keine Beziehung zu physiologischen Ereignissen wie Essen oder Menses. Es kommt zu Einschränkungen im Alltag.	
Funktionelle Gallenstörungen	**1,5**
Rezidivierende, länger als 20 min anhaltende Schmerzen im Epigastrium oder rechten oberen Quadranten weisen auf eine Gallenblasendysfunktion hin. Die Schmerzen können von Übelkeit oder Erbrechen begleitet sein. Bei cholezystektomierten Patient*innen kann es bei einer Sphincter-Oddi-Dysfunktion zu einem weiterhin oder wieder auftretenden Schmerz kommen.	
Anorektale funktionelle Störungen	**26,8**
• **Funktionelle Inkontinenz:** wiederholte unkontrollierte Ausscheidung von fäkalem Material mindestens über einen Monat. Klinisch finden sich Hinweise für eine nichtstrukturelle anale Sphinkterdysfunktion (erhöhte Wahrnehmungsschwelle der rektalen Füllung, schlechte Funktion des Sphincter ani internus).	7,8
• **Funktionelle anorektale Schmerzen:** über 20 min andauernde rezidivierende rektale Schmerzen	11,6
• **Erschwerte Defäkation:** erschwerte, anstrengende Defäkation mit dem Gefühl der inkompletten Entleerung. Durch Drücken in oder um den Anus findet ein Viertel der Betroffenen Erleichterung. Ausschluss mechanischer Ursachen.	13,8
Anteil der an funktionellen gastrointestinalen Störungen Leidenden an der Gesamtbevölkerung	**69,3**

Definition

Colitis ulcerosa Schubweise verlaufende Entzündung der oberflächlichen Dickdarmschleimhaut. Rektum ist zu 95 % befallen, die Entzündung dehnt sich von hier nach proximal aus. Patient*innen leiden bis zu 30-mal am Tag unter blutig-schleimigen Durchfällen, die mit krampfartigen Schmerzen einhergehen. Oft kommen Übelkeit, Appetitlosigkeit, Gewichtsverlust und Fieber hinzu. Die Erkrankung verläuft zu 90 % chronisch-rezidivierend.

Morbus Crohn (Enteritis regionalis) Schubweise verlaufende, diskontinuierlich segmentale Entzündung auch der tiefen Wandschichten, die den gesamten Gastrointestinaltrakt befallen kann. Am häufigsten ist das terminale Ileum betroffen; zu 50 % greift die Entzündung auf das Kolon über. Andere Abschnitte sind seltener befallen. Der Verlauf ist sehr unterschiedlich und kann aus nur einem oder zwei Schüben bestehen, bei den meisten Betroffenen entstehen aber chronisch-rezidivierende Verläufe. Die Lebenserwartung ist kaum verringert. Patient*innen mit Morbus Crohn klagen über chronische Durchfälle, Bauchschmerzen, Fieber, allgemeine Schwäche, Appetitverlust und Gewichtsabnahme.

Epidemiologie

40 von 100.000 Menschen erkranken in Deutschland an einer Colitis ulcerosa, die Prävalenzrate beim Morbus Crohn liegt mittlerweile im gleichen Bereich und darüber. Eine Zunahme des Morbus Crohn wird seit Langem beobachtet.
Der Häufigkeitsgipfel liegt für die CEDs zwischen 20 und 40 Jahren.

Pathogenese und Psychodynamik

Eine multifaktorielle Ätiopathogenese ist wahrscheinlich. Umwelteinflüsse wie bestimmte Mikroben und eine **fehlgesteuerte individuelle Reaktion** aufgrund **immunologischer oder genetischer Besonderheiten sowie psychische Faktoren** scheinen bedeutsam zu sein.
Beim Morbus Crohn konnte eine Verstärkung der Krankheitssymptome durch bestimmte Nahrungsmittel (Stärke, Zucker, Nahrungsmittelzusätze) beobachtet werden.
Die psychischen Faktoren haben nach aktueller Auffassung keinen größeren Stellenwert als bei anderen chronisch verlaufenden Krankheiten auch. Psychosoziale Einflüsse können allerdings auf die **Vulnerabilität für eine CED** einwirken. Nachgewiesen werden konnte ein Zusammenhang zwischen Stress bzw. starken Emotionen und Krankheitssymptomen, da Stress einen direkten Einfluss auf die segmentale Kolonmotilität hat.

Psychosoziale Stressoren und kritische Lebensereignisse haben einen deutlichen Einfluss auf Auslösung, Verlauf und Krankheitssymptome bei den CEDs.

Eine spezifische Persönlichkeit liegt bei den Betroffenen mit Colitis ulcerosa nicht vor. Einige zeigen sozial angepasste, konfliktvermeidende und zwanghafte Züge (Gewissenhaftigkeit, Ordnungsliebe). Deutliche Abhängigkeitswünsche mancher Patient*innen werden als **unbewältigte frühe Abhängigkeiten bzw. Verselbstständigungstendenzen** verstanden.
Andererseits kann man die einzelnen Züge auch auf die – mit großer sozialer Beeinträchtigung einhergehende – Symptomatik zurückführen.
Bei Patient*innen mit Morbus Crohn konnten nicht mehr neurotische Züge als bei anderen Erkrankungen und weniger als bei der Colitis ulcerosa festgestellt werden. Im Schub kommen Depressionen und Angst zwar vermehrt vor, dies ist aber eher als **„sekundäre Neurotisierung“** in der schwierigen Krankheitssituation zu verstehen.
Generell sind Patient*innen mit einer CED einer **hohen Belastung** durch die Unvorhersehbarkeit und Chronizität des Verlaufs ausgesetzt. Sie haben Angst vor dem Kontrollverlust über ihren Körper, was aus Angst vor notwendigen Toilettengängen zu einem Rückzugs- und Vermeidungsverhalten führen kann. Durch Attraktivitäts- und Leistungsverlust kommt es zu einer Selbstwertproblematik.
Man sollte aufgrund der vielseitigen Ursachen und großen Unterschiede zwischen den einzelnen Patient*innen jeden Menschen individuell betrachten!

Differenzialdiagnose

Die Abgrenzung zwischen Morbus Crohn und Colitis ulcerosa ist im Einzelfall nicht leicht. Weiter müssen eine infektiöse Ursache, iatrogene Kolitiden (Strahlenkolitis, Antibiotika, Schwermetalle), ischämische Kolitiden, Polyposen und die Pneumatosis cystoides intestini abgegrenzt werden.

Therapie

Eine Grundlage bildet die **somatische Therapie** mit entzündungshemmenden Medikamenten (Glukokortikoide und Salicylate wie Sulfasalazin) und evtl. Immunsuppressiva (Azathioprin). Bei Komplikationen (z. B. toxisches Megakolon bei der Colitis ulcerosa bzw. zunehmende Stenosierung und Fistelbildung beim Morbus Crohn) kann eine Teilresektion des Darms notwendig werden.
Psychotherapeutische Gespräche sind sowohl während der Schübe als auch dazwischen zur Klärung aktueller psychosozialer Probleme, zur Unterstützung sowie zur Krankheitsbegleitung sinnvoll. Der Arzt übernimmt im langen Verlauf der chronischen Darmerkrankung eine sehr wichtige Rolle als Partner für die Patientin.

Reizdarmsyndrom: chronische Dyspepsie und Colon irritabile (Irritable Bowel Syndrome, IBS)

Definition

Chronische Dyspepsie (Reizmagen) Sie stellt eine funktionelle Störung mit epigastrischen Schmerzen und Vollegefühl oder ulkusähnlichen Symptomen dar.
Colon irritabile (Reizdarmsyndrom, lat. irritabilis = reizbar) Es beschreibt eine funktionelle Darmstörung mit chronisch-rezidivierenden Abdominalschmerzen. Ein Wechsel von Diarrhö und Obstipation ist oft kombiniert mit anderen Beschwerden (wie Migräne oder Dysmenorrhö).
Die Beschwerden sind in beiden Fällen oft ungenau, von wechselnder Intensität und Lokalisation.

Während der Reizmagen eine somatoforme autonome Funktionsstörung des oberen Gastrointestinaltrakts darstellt, beziehen sich die Beschwerden des Reizdarms auf den unteren Teil des Verdauungsapparats. Eine organische Diagnose muss in beiden Fällen ausgeschlossen sein.

Epidemiologie

In der Allgemeinbevölkerung leiden 30(–70)% an funktionellen gastrointestinalen Symptomen. Frauen sind etwas häufiger betroffen. Nur ein Bruchteil (ca. 20 %) der Erkrankten sucht eine Arztpraxis auf.

Psychodynamik

Der Einfluss von psychischem Erleben auf die Darmmotilität wird über das enterische Nervensystem gesteuert:

- Dabei kann z. B. Ärger zu einer motorischen Aktivitätssteigerung führen. Diese löst Kontraktionen aus und wird von Betroffenen als krampfartiger Schmerz empfunden.
- Lösen Diskussionen über Gefühle Hoffnungs- und Hilflosigkeit oder Selbstvorwürfe aus, so kommt es eher zu einer Motilitätsabnahme.

Neben den Motilitätsstörungen ist das Empfinden viszeraler Schmerzen erhöht. Die Patient*innen zeigen häufig eine Unfähigkeit, Affekte, insbesondere Ängste und Aggressionen, zu äußern. Dabei haben sie den Wunsch, unabhängig zu sein und besonders gute Leistungen zu erbringen.

Therapie

Eine Symptombesserung konnte nach einer Kombination von internistischer Behandlung (diätetisch, z. B. faserreiche Kost, und symptomatisch, z. B. Spasmolytika) und psychodynamischer Kurztherapie – im Vergleich zur alleinigen internistischen Therapie – belegt werden.
Auch mit verschiedenen Entspannungsverfahren, Hypnose, Biofeedback, einer Verhaltens- oder Gruppentherapie lassen sich Erfolge erzielen.

Zusammenfassung

- Emotionale Ereignisse und Konflikte können auf das gesamte Verdauungssystem Einfluss nehmen.
- Die häufigsten funktionellen Störungen in der Allgemeinarztpraxis sind Störungen des Gastrointestinaltrakts wie Ulcus ventriculi und duodeni, chronisch-entzündliche Darmerkrankungen (Morbus Crohn und Colitis ulcerosa) und das Reizdarmsyndrom.
- Einen großen Einfluss in der Entstehung und Aufrechterhaltung haben psychische Faktoren besonders bei den funktionellen Störungen, z. B. Reizmagen (Dyspepsie) und Reizdarm (Colon irritabile).
- Reizmagen und Reizdarm stellen immer eine Ausschlussdiagnose dar (d. h., erst wenn alle organischen Ursachen ausgeschlossen sind, kann die Diagnose gestellt werden).

Die normale Kontraktion des Herzens und seine Kopplung an den Kreislauf stehen unter dem Einfluss des sympathischen und parasympathischen Nervensystems, von Hormonen wie Adrenalin und Noradrenalin und weiteren Regulatorsystemen (RAAS, Prostaglandine, Dehnungsrezeptoren etc.). Unter körperlichen und psychischen Belastungen, wie Situationen, in denen Angst, Schrecken oder Wut eine Rolle spielen, steigen Herzfrequenz und Schlagvolumen an.
Die **symbolhafte Bedeutung des Herzens** kennen wir alle und wenden sie auch in der Alltagssprache an („herzlich", „Herzschmerz" bei Traurigkeit, „meine Herzallerliebste"). So projizieren wir Wünsche und Vorstellungen, aber auch Ängste auf unser Herz.

> Bei körperlicher und seelischer Belastung kommt es über eine Sympathikusstimulation zum Anstieg der Herzfrequenz und des Schlagvolumens.

Funktionelle kardiovaskuläre Störungen

Definition
Funktionelle kardiovaskuläre Störungen (auch als Irritable Heart, Herzangststörung, Herzneurose oder **somatoforme autonome Funktionsstörung des Herzens** bezeichnet) sind Symptome, die Patient*innen mit dem Herzen in Verbindung bringen. Sie können **objektivierbar oder nicht objektivierbar** sein. Dabei leiden Betroffene unter **Stechen** und **Schmerzen** in der Brust, **Herzstolpern, Herzjagen** oder Beschwerden, die sich auf Atmung, Allgemeinbefinden oder psychisches und vegetatives Befinden auswirken. Die Patient*innen haben große Angst, herzkrank zu sein und lassen sich durch klinisch negative Befunde nicht beruhigen.
Der Verlauf einer Herzangststörung wird oft als Störung beschrieben, die meist mit einem akuten (sympathikovasalen) Herzanfall beginnt, der als akuter Angstzustand mit Herzstillstandsangst erlebt wird. Im Laufe der neurotischen Erkrankung kommt es zu diffusen, sich ausweitenden hypochondrischen und phobischen Beschwerden.

> Erhebliche Herzbeschwerden (ohne körperliche Ursache) werden als funktionell bezeichnet.

Epidemiologie
In der Allgemeinarztpraxis kommen funktionelle Störungen des Herz-Kreislauf-Systems mit einer Prävalenz von 8–16 % vor, direkt nach den funktionellen Störungen des Gastrointestinaltrakts. Meist sind Personen zwischen dem 20. und 40. Lj. betroffen, darunter häufiger Männer.

Pathogenese und Psychodynamik
Häufig finden sich bei den Patient*innen Trennungskonflikte mit wichtigen Bezugspersonen, von denen sie emotional stark abhängig sind. Der Wunsch nach Selbstständigkeit auf der einen Seite steht mit der Angst vor dem „Objektverlust" auf der anderen Seite in Konflikt. Die Betroffenen entwickeln ein **instabiles Ich.** Außerdem findet man gehäuft **depressive Persönlichkeitsstrukturen.**
Durch die Krankheit lassen sich Aufmerksamkeit und Zuwendung erlangen. Eine auf das Herz bezogene Schwäche kann besser anerkannt werden als eine im Psychischen liegende.
Bei der Wahl des Herzens als Ausdrucksorgan spielen oft Menschen in der unmittelbaren Umgebung eine Rolle, die tatsächlich an Herzerkrankungen leiden oder verstorben sind. Unbewusst identifizieren sich die Patient*innen mit ihnen.

Differenzialdiagnose
Differenzialdiagnostisch müssen ein akuter Herzinfarkt, eine Koronarinsuffizienz, ausstrahlende Schmerzen z. B. des Ösophagus, eine Hyperthyreose oder andere organische Erkrankungen ausgeschlossen werden.

Therapie
Da Betroffene sehr auf eine organische Krankheitsursache fixiert sind, kann eine Therapie schwierig sein. Hinzu kommt ein häufig erheblicher Krankheitsgewinn, der einen Therapieerfolg weiter erschwert.
Die Therapie ist individuell abzuwägen und entspricht jener bei Angststörungen, depressiven und somatoformen Störungen.

Koronare Herzerkrankung und Herzinfarkt

Definition
Bei der KHK kommt es durch eine zunehmende Verengung der Herzkranzgefäße zu einer Minderversorgung des Herzens mit Sauerstoff und zum Beschwerdebild der **Angina pectoris.** Ein zunehmender Verschluss der Gefäße kann zu einem **Herzinfarkt** führen.
Beeinflussbare Risikofaktoren sind **Rauchen, Hypertonie, Hyperlipidämie** mit HDL-Cholesterin-Senkung und Lipoprotein-(a)-Erhöhung, **Diabetes mellitus, Adipositas,** Hyperfibrinogenämie und **Bewegungsmangel.** Mittlerweile ist auch **psychosozialer Stress** als wichtiger Risikofaktor anerkannt. Die kardiotoxische Wirkung von Stress kann, wie Studien belegten, als alleinige Ursache für einen plötzlichen Herztod bei ansonsten koronargesunden Patient*innen verantwortlich sein!

Epidemiologie
Trotz rückläufiger Zahlen ist die KHK immer noch die **häufigste Todesursache** in Deutschland. Der Rückgang ist auf die bessere Prävention der Risikofaktoren zurückzuführen. Eine Zunahme ist hingegen in einkommensschwächeren Schichten zu verfolgen. Männer sind (noch) häufiger als Frauen betroffen und leiden zu 5–10 % an einer KHK.

Pathogenese und Psychodynamik
Friedmann und Rosenmann zeigten 1974, dass v. a. ein **Typ-A-Verhalten** (Feindseligkeit, Erfolgs- und Leistungsdruck, Aggressionsbereitschaft, Rivalitätsverhalten, Depressionsneigung) die Risikopersönlichkeit charakterisiert.
Daneben gibt es psychosoziale Belastungsfaktoren (v. a. Depression), die das Risiko für eine KHK und einen Herzinfarkt zwei- bis dreifach erhöhen:
Psychische Belastungsfaktoren Beispiele: Selbstwertproblematik, soziale Isolation, anhaltende Partnerschaftskonflikte, vitale Erschöpfung und Depressivität etc. 20–30 % der Patient*innen entwickeln nach einem Herzinfarkt eine depressive Reaktion, die aufgrund der veränderten Lebensbedingungen (Autonomieverlust, Angst vor Invalidität etc.) nachfühlbar ist. Hierbei ist interessant zu wissen, dass die Reinfarktprognose nach einem Herzinfarkt durch zu viel Angst (Panik), aber auch durch zu wenig Angst (Verleugnung als Abwehrmechanismus!) verschlechtert wird. Die Erklärung hierfür lautet, dass bei einem angemessenen Maß an Angst die Wahrscheinlichkeit höher ist, die ungesunde Lebensweise zu ändern. Unter vitaler Erschöpfung versteht man Leistungsschwäche durch Müdigkeit und Konzentrationsschwierigkeiten sowie Schwindel, Schlafstörungen, unbestimmte Angst oder Krankheitsgefühl. Diese „Warnsymptome" treten bei 25 % der Herzinfarktpatienten vor dem Herzinfarkt auf!
Berufliche Belastungsfaktoren Beispiele: Verausgabung bei der Arbeit bei über-

schätzter eigener Kraft und Leistungsfähigkeit und ein Bedürfnis nach Anerkennung (s. o., Typ-A-Verhalten). Es können aber auch die beruflichen Anforderungen zu hoch und der eigene Handlungsspielraum zu klein oder die Entlohnung (durch Geld, Anerkennung o. Ä.) für geleistete Arbeit zu niedrig sein. Eine negative Beziehung zum Arbeitsplatz stellt einen weiteren beruflichen Stressor dar.

Das Risiko, einen Herzinfarkt zu erleiden, erhöht sich bei Typ-A-Verhalten, einem niedrigen Ausbildungsstatus und sozialer Isolation. Durch erheblichen Stress (Tod oder Verlust des Partners, Erdbeben) kann ein Herzinfarkt ausgelöst werden.

Therapie

Patient*innen, die nach einem Herzinfarkt zu plötzlicher Passivität gezwungen sind, sollten zunächst einmal Verständnis entgegengebracht werden. Dazu gehört, eine mögliche Verleugnung der Betroffenen als solche zu erkennen und sie nicht als uneinsichtig abzuschreiben.
Außerdem sollten die Ärzt*innen nach möglichen psychosozialen Risikofaktoren fragen und eine adäquate Therapieempfehlung geben. Ein Bedarf an psychotherapeutischer Unterstützung besteht bei mindestens 20 % der Infarktpatient*innen. Weitere mögliche Therapien sind kognitiv-verhaltenstherapeutische Trainingsprogramme zur Reduktion des Typ-A-Verhaltens, Gruppentherapie und Rehabilitation.

Essenzielle Hypertonie

Definition

Eine Hypertonie liegt bei dauernder Blutdruckerhöhung bei Werten > 140 mmHg systolisch und > 90 mmHg diastolisch vor. Ist eine sekundäre Hypertonie bei renaler, endokrinologischer oder kardiovaskulärer Ursache ausgeschlossen, spricht man von einer essenziellen **(primären)** Hypertonie.

Epidemiologie

Die Lebenszeitprävalenz beträgt in den Industrieländern 20 % und steigt im Alter an. Bei 95 % der Betroffenen ist die Ursache unbekannt, d. h., es liegt eine essenzielle Hypertonie vor.

Pathogenese und Psychodynamik

Die Genese der Hypertonie ist multifaktoriell. Einfluss haben genetische Faktoren, renale Mechanismen und das RAAS, Adipositas und Alkohol sowie eine gesteigerte sympathische Aktivität unter Stress.
Der Psychoanalytiker und Pionier der Psychosomatik F. Alexander beschreibt bei Patient*innen mit essenzieller Hypertonie eine intensive innere Auseinandersetzung mit aggressiven, feindseligen Gefühlen. Die Vorstellung ist, dass schon in der Kindheit eine Neigung zu vermehrter Aggression und Wut vorlag, die aber bei Auslebung den Verlust der elterlichen Zuneigung zur Konsequenz hatte.
Aus Furcht, die Zuneigung anderer zu verlieren, versuchen die Betroffenen daher, ihre feindseligen Äußerungen ständig zu kontrollieren. Dies führt zu einem permanenten **inneren Spannungszustand.**
Dazu passen auch von anderen beschriebene Züge wie **zwanghaft perfektionistische Einstellungen** zur eigenen Leistung und ein **wenig selbstbestimmtes** Erleben.
Die Umsetzung von **unterdrücktem Ärger und Feindseligkeit** in einen gesteigerten vegetativen Gefäßtonus hat sich empirisch bestätigt.

Therapie

Unterformen der Hypertonie, die durch psychosomatische Mechanismen erheblich beeinflusst werden, sollten neben der allgemeinen medikamentösen Therapie mit einer Psychotherapie behandelt werden. Ferner hat sich das **autogene Training (AT)** als Entspannungsverfahren bewährt. Hypertonikerschulungen und v. a. eine **gute Arzt-Patienten-Beziehung** haben einen entscheidenden Einfluss auf den Erkrankungsverlauf. Das vermehrt angewendete Biofeedback führt ebenfalls zu guten Ergebnissen.

Zusammenfassung

- Als zentrales Organ spielt das Herz für (über)lebenswichtige Funktionen eine sehr große Rolle. Seine Erkrankung ist die häufigste Todesursache in den westlichen Industrieländern.
- Die Blutversorgung des Körpers durch das Kreislaufsystem ist ebenso, wie die Herzfunktionen es sind, durch psychische Faktoren beeinflussbar. Diese sollten daher auch bei der Pathogenese und Therapie unbedingt berücksichtigt werden!

Angst, Wut und andere Affekte führen zu **muskulären Verspannungen** im Unterbauch. Diese kommen beim Mann v. a. durch Beschwerden in der **Prostataregion** und **Sexualfunktionsstörungen** zum Ausdruck. Bei der Frau stehen **Miktionsprobleme** im Vordergrund.
Die anatomische Nähe zu den Genitalorganen prägt die Verbindung organischer und psychosexueller Störungen.

> Nephrologische und urologische Krankheitsbilder mit psychosomatischer Beteiligung sind erektile Dysfunktion, Reizblasensymptomatik, chronisch-rezidivierende Urethrozystitis, Blasenentleerungsstörung und Harninkontinenz.

Prostatopathie (Urogenitalsyndrom)

Definition

Beschwerden in Bezug auf die Prostata sind Miktionsbeschwerden, Druckgefühl oder Brennen im Damm, ziehende Schmerzen bis in die Symphyse und das Kreuzbein sowie Störungen der sexuellen Funktion. Diesen Symptomen liegt nur in einem Drittel der Fälle eine Entzündung, also eine **Prostatitis,** zugrunde. Daher wird der Begriff der Prostatopathie empfohlen, der das Spektrum **ausschließlich organisch** bedingter Prostatitiden, chronische bakterielle und abakterielle Prostatitiden mit **zumindest psychischer Mitwirkung** und die Prostatodynie, bei der bisher **keine kausale organische Ursache** gefunden wurde, umfasst (Untergruppen s. u.).
Eine Prostatopathie ohne organisches Korrelat ist in der Praxis wahrscheinlich acht- bis zehnmal häufiger als eine Prostatitis.

Untertypen

- Akute bakterielle Prostatitis
- Chronische bakterielle Prostatitis
- Chronische abakterielle Prostatitis
- Prostatodynie ohne organisches Korrelat

(*griech.* -odynie = Schmerz, Qual)

> Ein akutes Beschwerdebild weist auf eine somatische akute bakterielle Prostatitis hin, während ein buntes, individuell sehr unterschiedliches chronisches Beschwerdebild eine psychische (Mit-) Verursachung nahelegt.

Epidemiologie

Der Anteil psychosomatischer Ursachen der Prostatopathie wird in der Urologie und Allgemeinmedizin oft unterschätzt. So gibt es Studien, in denen eine Prostatopathie nur in 5 % der Fälle organisch verursacht ist. Schätzungsweise erleidet etwa ein Drittel aller Männer einmal im Leben eine Prostatopathie.

Pathogenese und Psychodynamik

Bei der Prostatodynie konnte in Studien eine Häufung **zwangsneurotischer Persönlichkeitsstrukturen** gezeigt werden. Auffallend ist eine **sehr hohe Komorbidität mit Sexualstörungen** wie erektiler Dysfunktion, Ejakulationsstörung, Anorgasmie oder Libidoverlust (etwa 50 %!). Einiges weist darauf hin, dass sexuelle Störungen eine Prostatopathie begünstigen oder bedingen können. So kann die Therapie der sexuellen Störungen auch zum Abklingen der Prostatopathie führen, was auf eine gemeinsame Psychodynamik hinweist.

Differenzialdiagnose

Neben der Differenzierung zur akuten bakteriellen Prostatopathie müssen organische Ursachen wie benigne Prostatahyperplasie, Prostatakarzinom und andere tumoröse oder entzündliche Erkrankungen im anorektalen Bereich ausgeschlossen werden.

Therapie

Medikamentös Eine antibiotische Therapie sollte nur bei nachgewiesener bakterieller Ursache angewandt werden. Dagegen kann die relaxierende Wirkung von α-Rezeptoren-Blockern, Spasmolytika oder Anticholinergika bei Miktionsbeschwerden hilfreich sein. Mit der Gabe von Sedativa wie Benzodiazepinen sollte man aufgrund des Abhängigkeitspotenzials, gerade bei chronischen Erkrankungen, zurückhaltend sein.
Physikalisch Regelmäßige heiße Sitzbäder sind ebenso wie eine Mikrowellen-Thermotherapie (Wärme wird über eine transrektale Sonde zugeführt) bei der Prostatopathie allgemein sinnvoll.
Berücksichtigung psychischer Aspekte Neben akuten psychosozialen Stressfaktoren sollten Probleme in der Sexualpartnerschaft berücksichtigt werden. Eine zeitlich limitierte Sexualberatung kann sinnvoll sein.
Bei Erregernachweis kann in therapierefraktären Fällen eine transurethrale Resektion erwogen werden.

Anmerkung

Die psychosomatische Beteiligung oder Ursache einer Prostatopathie wird oft erst bei anhaltenden Beschwerden nach antibiotischer oder operativer Behandlung erkannt. Bei ausgeschlossenen organischen Ursachen sollte eine Organfixierung des Patienten vermieden werden.

Urethralsyndrom (Reizblase)

Definition

Die Reizblase (= Blasenneurose = Zystalgie = weibliches Urethralsyndrom) beschreibt einen chronischen Reizzustand des unteren Harntrakts. Sie äußert sich durch erschwerte, schmerzhafte Blasenentleerung (Dysurie), Harndrang, häufige Entleerungen kleiner Harnmengen (Pollakisurie) und diffuse suprapubische Schmerzen.

Epidemiologie

Die Erkrankung betrifft v. a. Frauen zwischen 30 und 50 Jahren, also im sexuell aktiven Alter. Sie ist in der Praxis bei Frauen ungefähr so häufig wie die Prostatopathie beim Mann.

Pathogenese und Psychodynamik

Als Ursachen der ständigen Reizung des unteren Harntrakts werden **obstruktive, entzündliche** (eine Keimerhöhung $> 10^5$ Keime/ml fehlt zwar beim entzündlichen Harnwegsinfekt auch manchmal, doch ist hier eine Leukozyturie obligatorisch vorhanden), **neurogene** (Spasmus des Sphincter urethrae externus) und **psychogene Mechanismen** angenommen. Bei Patientinnen mit Urethralsyndrom wurden erhöhte Werte für hypochondrische, hysterische und schizoide Merkmale gefunden. Ein Einfluss auf die neurogene Steuerung des externen Sphinkters wird vermutet. Wie bei der Prostatopathie finden sich oft begleitende oder ursächliche Sexualprobleme. Aus psychoanalytischer Symbolik kann man die häufig vorkommende Anorgasmie als **„Hingabestörung“** verstehen, die dann auf die Urin-„Gabe“ übertragen wird.

Differenzialdiagnose

Harnwegsinfektionen und Veränderungen des unteren Harntrakts, Erkrankungen benachbarter Beckenorgane sowie des ZNS und Rückenmarks (z. B. Multiple Sklerose) müssen ausgeschlossen werden.
Die rezidivierende Urozystitis, bei der Keime vorliegen und antibiotisch angegangen werden können, sollte primär – auch wenn psychosomatische Aspekte berücksichtigt werden sollten – als somatische Diagnose abgegrenzt werden.

Therapie

Die größte Rolle spielt eine gute Beziehung zwischen Ärztin und Patientin! Mit Phytotherapeutika lässt sich ein guter Plazeboeffekt erzielen, ansonsten können Anticholinergika (z. B. Trospiumchlorid) zur Anwendung kommen. Diese Maßnahmen sind den operativen und antibiotischen gleichwertig oder haben sogar bessere Erfolgsquoten; wegen ihrer geringeren Invasivität sind sie auf jeden Fall vorzuziehen.

Erektile Dysfunktion

Definition

Sie bezeichnet eine fehlende oder für einen befriedigenden Geschlechtsverkehr unzureichende Erektion (*lat.* erigere = aufrichten) und wird im Volksmund als Impotenz bezeichnet. Libido, Orgasmusfähigkeit und Ejakulation können unbeeinträchtigt sein. Während die spontan auftretende Erektionsstörung meist psychisch bedingt ist, liegt der länger andauernden, sich zunehmend verschlechternden Erektionsstörung meist eine organische Ursache zugrunde.

Epidemiologie

Die Häufigkeit nimmt mit dem Alter zu. Sie beträgt bei Männern über 65 Jahren etwa 15–25 %.

Pathogenese und Psychodynamik

Die Erektion wird bei einem sexuell stimulierenden Reiz durch einen Reflexbogen afferent über den N. pudendus und efferent über parasympathische Fasern in die Schwellkörpermuskulatur und -gefäße ausgelöst. Über das vegetative Nervensystem haben **psychische Faktoren** wie z. B. Versagensängste oder unausgesprochene Sexualkonflikte daher einen Einfluss auf die Erektion. Auch tiefer liegende sexuelle Konflikte wie sexueller Missbrauch oder Abwehr des Triebimpulses können eine Rolle spielen.

Dennoch weiß man heute, dass **vorwiegend organische Ursachen** vorliegen, die dementsprechend berücksichtigt werden sollten. Dabei handelt es sich am häufigsten um unzureichende **arterielle** Versorgung (v. a. durch Arteriosklerose), **venöse Insuffizienz, neurogene** Läsionen (z. B. Diabetes mellitus, Multiple Sklerose), **hormonelle Störungen** (Testosteronmangel, Prolaktinerhöhung) und **Medikamentennebenwirkungen** (z. B. Clonidin, Digitalis, β-Blocker).

Therapie

Risikofaktoren einer Arteriosklerose sollten **beseitigt** werden. Extern angewandte Vakuum-Erektionshilfen, die passiv über eine Saugglocke eine Erektion auslösen, können einen Versuch wert sein. Sie sind komplikationsarm. **Medikamentös** können Yohimbin (α-Rezeptoren-Blocker, Sympatholytikum), Sildenafil (selektiver Phosphodiesterasehemmstoff) und Testosteron zur Anwendung kommen. Die meistangewandte Therapieform ist die **Schwellkörper-Autoinjektionstherapie (SKAT).** Hierbei werden gefäßwirksame Medikamente (Papaverdin/Phentolamin und das risikoärmere Prostaglandin Alprostadil) in den Schwellkörper gespritzt. **Chirurgisch** kann eine Revaskularisation im Sinne einer Bypass-OP mit der A. epigastrica oder eine Penisvenenligatur versucht werden. Dadurch werden die häufig im Mikrogefäßbereich liegenden Störungen allerdings oft nicht behoben. Als Ultima Ratio wird die Implantation von **Penisprothesen** gesehen, da sie intrakavernöses erektiles Gewebe irreversibel zerstört. Eine **Psychotherapie** kann nach Ausschluss organischer Ursachen oder begleitend sinnvoll sein.

Zusammenfassung

- Die häufigen psychosomatischen Beschwerden im Urogenitalbereich entstehen durch affektiv ausgelöste schmerzhafte muskuläre Verspannungen im Unterbauch einerseits und die anatomische Nähe zu den intimen und sensiblen Geschlechtsorganen andererseits.
- Während beim Mann die Prostatopathie Ausdrucksform sehr unterschiedlicher Symptome im Prostatabereich ist, stellt das Urethralsyndrom eine häufige funktionelle Störung der Frau dar.
- Die erektile Dysfunktion ist als direkte Sexualstörung des Manns ein Beispiel für die Möglichkeit einer psychogenen Ursache, bei der Diagnosestellung sollten aber die organischen Aspekte penibel ausgeschlossen werden.

Psychosomatik in der Gynäkologie

Die gynäkologische Psychosomatik hat die längste Tradition der psychosomatischen Fachrichtungen. Das liegt daran, dass Frauen eher als Männer bereit sind, psychische Aspekte ihrer Erkrankung zu berücksichtigen. Frauen zeigen grundsätzlich ein anderes Gesundheitsverhalten als Männer. Individuell gibt es sehr große Unterschiede der weiblichen Physiologie und des Verhaltens bei Beschwerden.
Man kann eine adäquate Darbietung der Symptome erleben, es gibt aber auch eine kleine Gruppe extrem klagender und eine Gruppe extrem ausdauernder, schmerzunempfindlicher Patientinnen; beides weist auf eine Selbstwertproblematik hin. Frauen haben auch ein anderes Verhältnis zu ihrem Körper als Männer. Der Körper steht für die Identität bei der Frau aufgrund des herkömmlichen (männlichen) Frauenbilds im Vordergrund. Er wird schon wegen der monatlichen körperlichen Veränderungen intensiver erlebt und stärker wahrgenommen. Eine Funktionsstörung v. a. der gynäkologischen Organe bedeutet für die Frau eine Bedrohung ihrer Identität.
Zu beachten ist auch, dass depressive Verstimmungen und Ängstlichkeit bei Frauen häufiger vorkommen als bei Männern.
Folgende psychosomatische Erkrankungen spielen in der Gynäkologie (früher oft als Frauenleiden bezeichnet) eine Rolle: **prämenstruelles Syndrom (PMS), Inkontinenz, Reizblase, chronisch-rezidivierende Zystitis** (→ Kap. 19), **Brustkrebs, chronischer Unterbauchschmerz** sowie **Beschwerden in Klimakterium** und **Menopause.**
In der Schwangerschaft und während oder nach der Geburt können verschiedene Problemkonstellationen auftreten, die eine psychosomatische Berücksichtigung verlangen. Dies sind v. a. die ungewollte Schwangerschaft, Hyperemesis, vorzeitige Wehen, drohender Abort, postnatale Depression („Wochenbettdepression") und die Bewältigung eines frühen Kindstods oder einer Fehlgeburt.
Zwei häufig vorkommende Beschwerdebilder sollen im Folgenden dargestellt werden.

Chronischer Unterbauchschmerz

Definition

Einen ständigen Schmerz im Unterbauch, der länger als sechs Monate anhält, bezeichnet man als chronischen Unterbauchschmerz. Meist ist kein ausreichender organischer Befund nachweisbar.
Chronische Schmerzen im Unterbauch betreffen viele Frauen und führen zu Beeinträchtigung in psychischen und physischen Bereichen, wie Freizeit, Beruf, Sexualleben etc.

Untertypen

Vulvodynie Die Vulvodynie beschreibt chronische, meist brennende Schmerzen im Bereich der äußeren Geschlechtsorgane der Frau. Eine organische Ursache liegt nicht vor.
Dyspareunie Schmerzen beim Geschlechtsverkehr.

Epidemiologie

Eindeutige Zahlen über die Häufigkeit chronischer Unterbauchschmerzen liegen nicht vor, es wird jedoch eine hohe Prävalenz (in einzelnen Studien 20–38 %) angenommen.

Pathogenese und Psychodynamik

Bei Patientinnen mit chronischen Unterbauchschmerzen werden vermehrt entzündliche Erkrankungen im Beckenbereich **(Pelvic Inflammatory Disease,** PID) festgestellt. Bei diagnostischen Laparoskopien kann häufig kein organisches Korrelat gefunden werden, als mögliche Folge einer Entzündung beobachtet man aber vermehrt Adhäsionen und Endometriose.
Weitere Theorien diskutieren eine **Hyperämie** im Beckenbereich als auslösenden Faktor. Wie bei anderen chronischen Schmerzzuständen kann auch hier die **Gate-Control-Theorie** angenommen werden, bei der die Schmerzwahrnehmung durch Gefühle beeinflussbar ist.
Depressionen und **Ängstlichkeit** sind vermehrt zu finden, psychologische Tests erbrachten bei Patientinnen mit chronischen Unterbauchschmerzen erhöhte Werte bezüglich Depression, Hypochondrie und Hysterie. Außerdem gaben diese Patientinnen im Vergleich zur schmerzfreien Kontrollgruppe **striktere sexuelle Moralvorstellungen** an.
Es liegt eine signifikant höhere Zahl an Fällen von **sexuellem Missbrauch** in der Kindheit oder sexuellen Störungen wie Sadomasochismus vor.

Differenzialdiagnose

Der psychogene chronische Unterbauchschmerz muss von organischen Erkrankungen des Gastrointestinal- und Urogenitaltrakts, des Skeletts oder der Muskulatur differenziert werden. Oft liegt auch eine Überschneidung vor (so haben Patientinnen mit chronischem Unterbauchschmerz z. B. in etwa 80 % der Fälle ein Reizkolon), oder die primär organischen Krankheiten sind nun zu sekundär psychosomatischen Problemen geworden.

Therapie

Die Patientinnen sollten interdisziplinär durch Gynäkologen, Psychologinnen oder bei psychiatrischer Erkrankung durch Psychiater und ggf. Internistinnen betreut werden. In der Praxis ist dies oft schwierig umzusetzen und daher sollte versucht werden, mit der Patientin gemeinsam nach der (psychogenen, somatischen oder psychosomatischen) Ursache ihrer Schmerzen zu suchen und krankheitsauslösende Faktoren wie Life Events, sexuell belastende Erlebnisse in der Kindheit oder Sexualstörungen zu erheben. Aus diesem Grund ist eine empathische, genaue biografische und soziale Anamnese sehr bedeutsam!
Entspannungsübungen und Biofeedback können Verspannungen und Ängste verringern, und auch Akupunktur kann einigen Patientinnen mit chronischen Schmerzen zu einer Linderung verhelfen. Eine Psychotherapie ist bei psychogener Ursache der Schmerzen indiziert.

Prämenstruelles Syndrom (PMS)

Psychische und körperliche Veränderungen in der zweiten Zyklushälfte sind ein schon seit der Antike bekanntes Phänomen.

Definition

Als PMS bezeichnet man einen Symptomkomplex, der charakteristische körperliche und psychische Veränderungen von **individuell sehr unterschiedlichem Charakter** umfasst. Die Beschwerden treten meist einige Tage nach Zyklusmitte (Eisprung) auf und lassen mit Beginn der Regelblutung nach.
Die vielfältigen Symptome umfassen u. a. Affektlabilität und Reizbarkeit, Verstimmung, Ermüdbarkeit, Nervosität, schmerzhafte Spannungen und Schwellungen der Brust, Völlegefühl, Verdauungsbeschwerden, Kopf- und Rückenschmerzen, Hautveränderungen, Hitzewallungen und Gewichtszunahme durch Flüssigkeitseinlagerung. Gemeinsam ist diesen Beschwerdebildern ihr **zyklisches Auftreten.**
Die zyklischen Veränderungen der Brust können auch isoliert auftreten und werden dann als zyklische Mastodynie bezeichnet.

Epidemiologie

Etwa 70–80 % aller Frauen leiden oder litten über einen längeren Zeitraum an prämenstruellen Beschwerden, wovon ca. 6 % therapiebedürftig sind.

Pathogenese und Psychodynamik

Die Ursache der vielfältigen Symptome ist weitgehend ungeklärt, es werden psychovegetative und endokrine Faktoren vermutet. Da in einer Schwangerschaft die Beschwerden oft besser werden und hier durch das Corpus luteum eine Progesteronproduktion anhält, wird die **Dominanz von Östrogenen** in der zweiten Zyklushälfte (nichtschwangerer Frauen) als beeinflussender Faktor des PMS angenommen. Auch **Prolaktin** wird nach dem Eisprung vermehrt sezerniert und könnte eine modulierende Wirkung haben; die schmerzende Brustvergrößerung ließ sich oft auf erhöhte Prolaktinwerte zurückführen.

Da **Prostaglandine** im ZNS, in der Brust, den Geschlechtsorganen und auch dem Gastrointestinaltrakt vorkommen, wird hier ebenfalls eine ursächliche Rolle diskutiert. Des Weiteren könnten **verminderte Serotoninspiegel** zu Verstimmungen beitragen. Ein PMS tritt auch gehäuft nach belastenden Lebensereignissen wie dem Tod eines Elternteils auf. Eine **neuroendokrinologische Wechselwirkung** mit psychischen Stressoren (wie **Life Events**) wird daher angenommen. Ein inadäquates Bewältigungssystem ist dabei für die Pathogenese entscheidend.

Eine gestörte Entwicklung in der **Identität als Frau** mit monatlichen Regelblutungen kann zu einem PMS führen. Gleiches gilt für **ungewollte Kinderlosigkeit,** an die die Frau dann monatlich durch die Menstruation erinnert wird.

> Physischer oder psychischer Stress führt zu einem Ungleichgewicht der körperlichen Homöostase und verursacht somit die verschiedenen Symptome in der Zeit vor der Menstruation.

Differenzialdiagnose

Primär organisch bedingte Erkrankungen wie eine Endometriose, die die o. g. Symptome hervorrufen, müssen ausgeschlossen werden.

Therapie

Da die Beschwerden sowie die potenziellen Auslöser des PMS vielfältig sind, ergibt sich auch für die Therapie eine Vielzahl an Möglichkeiten.

Steht z. B. die Ödembildung als Beschwerde im Vordergrund, sollten salzarme und kaliumreiche Kost oder Entschlackungstees empfohlen werden. Bei erhöhten Prolaktinwerten kann Bromocriptin ab dem 14. Zyklustag gegeben werden. Ibuprofen hilft bei prostaglandininduzierten Beschwerden. Bei schwerer Mastodynie kann Danazol verabreicht werden. Bei gewünschter Schwangerschaftsverhütung können gestagenbetonte Kontrazeptiva die Symptome lindern.

Neben der hormonalen Therapie kommen AT, Meditation, Sport sowie psychotherapeutische Maßnahmen in Betracht.

Zusammenfassung

- Frauen zeigen grundsätzlich im Vergleich zu Männern einen anderen Umgang mit ihrem Körper, mit Krankheit und Gesundheit. Die Wahrnehmung und die Verarbeitung sind von Frau zu Frau sehr unterschiedlich.
- Die beiden wichtigsten psychosomatischen Erkrankungen in der Gynäkologie sind der chronische Unterbauchschmerz und das prämenstruelle Syndrom.
- Aufgrund der (lebenserhaltenden) Bedeutung der weiblichen Geschlechtsorgane ist eine Erkrankung in diesem Gebiet von großer psychischer und sozialer Bedeutung.
- Durch die hormonellen und psychischen Veränderungen im weiblichen Zyklus können sich verschiedene Beschwerden entwickeln. Eine Sexualanamnese sollte bei der Aufnahme nicht vergessen werden!
- Durch ein therapeutisches Gespräch mit biopsychosozialer Anamnese sollten mögliche Auslösefaktoren aufgedeckt und behandelt werden.

Psychosomatik in der Dermatologie

Die Haut, das größte Organ des Körpers, gilt als „Spiegel der Seele". Wir kennen alle die psychosomatischen Wechselwirkungen beim „Erröten aus Scham", wenn wir uns „in unserer Haut wohlfühlen" oder „aus der Haut fahren könnten".

Neurodermitis

Definition

Die Neurodermitis (atopische Dermatitis, atopisches Ekzem, endogenes Ekzem) ist eine chronisch juckende Entzündung der Haut. Betroffen sind v. a. Patient*innen, in deren persönlicher Anamnese oder Familienanamnese atopische Krankheiten, v. a. Asthma bronchiale oder Rhinoconjunctivitis allergica (Heuschnupfen), vorkommen.

Als **Ekzem** bezeichnet man eine Entzündungsreaktion der Haut mit Juckreiz. Eine **Atopie** ist die klinische Manifestation einer durch genetische Prädisposition vorherrschenden Überempfindlichkeitsreaktion vom Soforttyp (Typ I). Dabei bewirken allergenspezifische IgE-Moleküle eine Degranulation von biologisch wirksamen Substanzen wie Histamin und Serotonin aus Mastzellen bzw. anderen immunkompetenten Zellen der Haut. Klinische Manifestationsformen sind die Neurodermitis, die Rhinitis allergica und das allergische Asthma bronchiale.

Die Betroffenen leiden unter Pruritus (Juckreiz), Rötung, Schuppung, Nässen und Krustenbildung. Beim Säugling sind meist erst die Streckseiten befallen. Die Manifestation am behaarten Kopf und an den Wangen bezeichnet man als **Milchschorf.** Häufigste Lokalisationen sind beim Erwachsenen v. a. Gelenkbeugen, Gesicht und Hals.

Neurodermitis wird durch die Basissymptome Juckreiz, familiäre Disposition, typische Prädilektionsstellen und eigene Anamnese mit Allergien definiert (nach Hanifin und Rajka).

Weitere typische Anzeichen wie Juckreiz beim Schwitzen, Nahrungsmittelintoleranzen und weißer Dermografismus bedingen nicht die Diagnose, sind aber als fakultative Symptome häufig vorhanden.

Epidemiologie

Die Häufigkeit der Erkrankung wird auf etwa 3 % geschätzt. Mehr als 50 % der Fälle treten im 1. Lj. auf. Die Wahrscheinlichkeit, eine Neurodermitis zu entwickeln, steigt bei familiärer Vorbelastung (wenn beide Eltern betroffen sind ca. 60 %).

Pathogenese und Psychodynamik

Eine genetische Disposition ist für atopische Erkrankungen gesichert. Als Auslöser der Neurodermitis nimmt man ein Zusammenspiel mehrerer Faktoren an. So spielen neben der auch durch Allergene hervorgerufenen Atopie Klimafaktoren, Irritation durch Kleidung oder Umwelt und psychische Faktoren eine Rolle. Es konnte gezeigt werden, dass bei emotionaler Erregung wie Wut oder Ärger Juckreiz psychisch ausgelöst werden kann. Betroffene geben zu ca. 70 % psychische Einflüsse an. Neurodermitis stellt eine deutliche Beeinträchtigung der Lebensqualität dar, Depression und Angststörungen sind häufige Komorbiditäten. Patient*innen haben oft Probleme in der Krankheitsverarbeitung, Mütter erkrankter Kinder fühlen sich hilflos, da sie mit ihrer emotionalen Zuwendung dem Kind letztlich nicht helfen können. Es ergibt sich ein **Teufelskreis aus Jucken und Kratzen.** Der unerträgliche Juckreiz löst Kratzen aus, was kurzfristig (wahrscheinlich wegen der Schmerzüberlagerung) zu einer Linderung führt, anschließend entsteht jedoch an der aufgekratzten Haut durch die mechanisch hervorgerufene Entzündung wieder ein verstärkter Juckreiz, auf den mit Kratzen reagiert wird, etc. Dieser Teufelskreis kann auch durch psychische Anspannung ausgelöst werden, dabei wird das Kratzen zur Spannungsreduktion eingesetzt.

Differenzialdiagnose

Ekzeme und Prurigo anderer Ursache (z. B. Kontaktekzem, Urtikaria, Mykosen oder bei Niereninsuffizienz) und Skabies (Krätze) müssen differenzialdiagnostisch ausgeschlossen werden.

Therapie

Neben einer dermatologischen Behandlung zur Wiederherstellung der defekten Hautbarriere im Rahmen eines Stufenprogramms (Basistherapie, differente Therapie und antientzündliche Therapie) ist v. a. eine Hilfestellung beim Umgang mit Juckreiz und Kratzen für die Patient*innen wichtig. Durch ein Kratztagebuch können Betroffene psychische und sonstige Einflussfaktoren auf Kratzen und Juckreiz aufdecken, außerdem ergibt sich dadurch der positive Effekt der Selbstkontrolle.

Urtikaria (Nesselsucht)

Definition

Bei der Urtikaria (*lat.* urtica = Nessel) kommt es zum flüchtigen Auftreten stark juckender, exanthematischer Quaddelbildungen, manchmal in Kombination mit einem Angioödem (Quincke-Ödem). Die Quaddeln entstehen durch die Freisetzung von Mediatorsubstanzen (v. a. Histamin, Prostaglandine, Leukotriene) aus Mastzellen. Diese Substanzen bewirken durch eine Vasodilatation eine vorübergehende Erhöhung der Gefäßpermeabilität, die den Plasmaaustritt in das Gewebe erleichtert. Ab einer Dauer von sechs Wochen spricht man von einer chronischen Urtikaria.

Epidemiologie

Die Urtikaria kommt mit einer Lebenszeitprävalenz von 7–15 % sehr häufig in der Bevölkerung vor. Frauen sind häufiger betroffen als Männer.

Pathogenese und Psychodynamik

Die Histaminfreisetzung aus den Mastzellen wird durch **physikalische** Einflüsse (Hitze, Kälte, Druck), **allergische** Mechanismen (durch Allergene wie Medikamente und Nahrungsbestandteile, IgE-vermittelte Überempfindlichkeitsreaktion vom Soforttyp) und andere, **nichtallergische Einflüsse** (sog. Intoleranzphänomene gegenüber Medikamenten oder Farbstoffen) ausgelöst. Vor allem bei chronischer Urtikaria spielen **psychische Faktoren** eine große Rolle.

In **Belastungssituationen (Life Events),** die in mindestens einem Drittel der Fälle dem Auftreten der Urtikaria vorausgehen, reagieren die Betroffenen mit einer vermehrten Ausschüttung von Mediatorsubstanzen. Im Gegensatz zu anderen psychosomatischen Krankheitsbildern findet man bei der Urtikaria mit > 30 % ein sehr hohes Maß an **psychischer Komorbidität.** Vor allem **erhöhte Ängstlichkeit** und **Depressivität** werden beschrieben.

Differenzialdiagnose

Die Urtikaria ist eine gut abzugrenzende Erkrankung. Im Gesicht kann das autosomal-dominant vererbte hereditäre Angioödem manchmal mit einer Urtikaria verwechselt werden.

Therapie

Lässt sich ein Auslöser der Urtikaria finden, sollte er beseitigt werden (z. B. Medikamente wie ASS absetzen). Symptomatisch werden Antihistaminika gegeben, evtl. kurzfristig Glukokortikoide.

Einer Psychotherapie stehen die Patient*innen erfahrungsgemäß aufgeschlossen gegenüber. Zur Symptomlinderung reicht die Bearbeitung des auslösenden Konflikts z. T. aus. Viele Betroffene können konkrete Life Events als Auslösesituationen angeben! Aufgrund der hohen Komorbidität mit psychischen Störungen sollte die Diagnostik bei chronischer Urtikaria immer in Zusammenarbeit mit den Fachbereichen Dermatologie, innere Medizin und Psychosomatik erfolgen.

Acne vulgaris

Definition

Die Akne ist eine multifaktorielle Erkrankung an besonders talgdrüsenreichen Hautbezirken durch Talgdrüsenhyperplasie und Verhornungsstörung der Follikel. Die Verstopfung der Follikel führt zur Bildung eines primär nicht entzündlichen Komedos (Mitesser). Sekundäre, entzündliche Effloreszenzen wie Papeln, Pusteln und Knoten können folgen. Bei der Abheilung kann es zur Narbenbildung kommen.

Untertypen

Man unterscheidet verschiedene Schweregrade der Akne:

- **Acne comedonica:** Auftreten von Komedonen
- **Acne papulopustulosa:** Übergang zu entzündlichen Pusteln und Papeln
- **Acne conglobata:** schwerste Form der Akne, bei der durch eine perifollikuläre Entzündung große entzündliche Knoten, Abszesse und Fisteln auch an Extremitäten und Gesäß entstehen. Die narbige Abheilung kann hypertroph (Aknekeloide) und damit auch nach Abheilung auffällig sein. Männer sind hormonbedingt häufiger betroffen als Frauen.

Aus psychosomatischer Sicht sollte man daneben folgende Akneformen abgrenzen:

- **Akne des Pubertätsalters:** physiologisch → i. d. R. keine psychotherapeutische Intervention notwendig
- **Persistierende Akne:** nach dem 25. Lj. beginnend, oder anhaltende Akne, die noch nach dem 25. Lj. schlimmer wird → Psychotherapie
- **Acne excoriée** („Knibbelakne"): meist bei jungen Frauen anzutreffendes zwanghaftes Ausdrücken oder Knibbeln kleinster Akneeffloreszenzen, Paraartefakt → spezielle Psychotherapie (Verhaltenstherapie der Zwänge oder psychodynamische Psychotherapie)
- **Dysmorphophobe Störung bei minimaler Akne:** hohe Diskrepanz zwischen objektivem Befund und subjektivem Leidensdruck → wegen Suizidtendenz dringende psychotherapeutische Behandlung

Epidemiologie

Akne ist eine der häufigsten Hauterkrankungen, ca. 85 % der Bevölkerung sind betroffen. Sie tritt in der Pubertät auf und kann bis zum 30. Lj. anhalten. Je früher der Beginn, desto schwerer ist meist der Verlauf.

Pathogenese und Psychodynamik

Disponierende Faktoren für eine Akne wie Seborrhö und Talgdrüsenbeschaffenheit werden vererbt. In der Pubertät kommt es dann durch den Androgeneinfluss zu einer Vergrößerung der Talgdrüsen und einer Zunahme der Talgproduktion. Eine Proliferation des Follikelepithels mit Hyperkeratose führt zum Verschluss des Talgdrüsenfollikels, der sich unterhalb der Keratose aufweitet und mit Lipid gefüllt ist. Der Komedo hat sich entwickelt.
Mit der Komedobildung steigert sich die Proliferationsrate von *P. acnes*, einem die Haut besiedelnden Propionibakterium. Über chemotaktisch aktive Entzündungsmediatoren setzt dieser Keim die Komplementkaskade in Gang, die zur Entstehung der sekundären Effloreszenzen führt. Es konnte gezeigt werden, dass Stress einen negativen Einfluss auf die Effloreszenzentwicklung hat.
Vor allem steht bei vielen Aknepatient*innen aber die **Entstellungsproblematik** im Vordergrund.
Häufig haben Betroffene Minderwertigkeitsgefühle und Probleme im affektiven Kontakt zu anderen, die durch Vermeidungsreaktionen wiederum verstärkt werden. Es besteht **keine Korrelation** zwischen objektivem Befund und subjektivem Krankheits-/Entstellungswert!

Therapie

Neben der kausalen dermatologischen Behandlung kommen verhaltenstherapeutische Verfahren, psychoanalytische Psychotherapie und Psychoanalyse infrage.

Zusammenfassung

- Die Haut ist unsere erste Schutzschicht nach außen zur Abwehr potenzieller Krankheitserreger.
- Hauterkrankungen stellen durch das äußerlich entstellende Bild häufig eine sekundäre psychische Belastung für die Betroffenen dar, primär haben psychische Faktoren wie Stress aber auch einen Einfluss auf das Erscheinungsbild der Haut.
- Dermatologische Erkrankungen mit einer hohen psychosomatischen Relevanz sind die Neurodermitis, die Urtikaria und die Acne vulgaris.

Über die Bedeutung des Begriffs Orthopädie (*griech.* paideia = Erziehung, ortho = gerade, aufrecht, also die **Erziehung mit dem Ziel einer richtigen Haltung**) kann man die notwendige enge Zusammenarbeit zwischen Ärztin, Patient und Physiotherapeutin bei der Korrektur von Fehlhaltungen und -stellungen erahnen. Besonders die chronischen und konservativ zu behandelnden Symptome benötigen viel Geduld und meist intensives Training.
Unverhofft und oft unvorbereitet entpuppen sich Beschwerden wie Fehlhaltungen, Bewegungseinschränkungen und Instabilitäten als **„richtige"** oder **„falsche Haltungen"** im Leben der Betroffenen.
Schmerzliche Erlebnisse in der Vergangenheit können als Schmerzkomponente auftreten. Gerade bei der Chronifizierung von Schmerzsyndromen des Bewegungsapparats spielen Persönlichkeitsfaktoren eine große Rolle.
Leider wird oft erst an psychosomatische Komponenten gedacht, wenn die Patient*innen schon eine **Ärzteodyssee** hinter sich haben, nach einer oder mehreren Operationen an anhaltenden Schmerzen leiden oder nach langer Krankschreibung arbeitsunfähig werden.
Zu den psychosomatisch (mit) bedingten Erkrankungen gehören in der Orthopädie u. a. **chronische Wirbelsäulensyndrome, Lumboischialgien, Postnukleotomiesyndrome, Osteoporoseschmerzen, Phantomschmerzen nach Gliedmaßenamputation, sympathische Reflexdystrophie (Morbus Sudeck), Schulter-Arm-Syndrome, Fibromyalgie-Syndrome, Weichteilrheuma** und **multiple Schmerzsyndrome.**

Schmerz

Schmerz ist ein **Leitsymptom** in der Orthopädie. **Individuell** bestehen sehr große Unterschiede in der Schmerzwahrnehmung hinsichtlich der Toleranz, Schwelle und Intensität. Schmerz dient dazu, die auslösende Unstimmigkeit zu beseitigen (z. B. Schmerz bei einem Armbruch, der durch Korrekturstellung und Ausheilung im Gipsverband gelindert werden kann). Hat der Schmerz aber eine versteckte psychosomatische Dimension, so muss zur Schmerzlinderung auch hier die zugrunde liegende Ursache angegangen werden.
Mit ausreichendem Einfühlungsvermögen muss die Ärztin herausfinden, was der Schmerz individuell darstellt, ob er ein organisches Symptom, eine Enttäuschung, Verdrängung oder ein ungelöstes Problem veräußerlicht.
Die Patient*innen leiden subjektiv sehr unter ihren Schmerzen; teufelskreisartig kommt es oft zu einer immer weiter fortschreitenden **sozialen** und **persönlichen Desintegration.**
Für das Gesundheitssystem entstehen enorme Kosten v. a. durch chronische Schmerzen.

Chronisches Schmerzsyndrom

Beim chronischen Schmerzsyndrom verliert der Schmerz seine Warnfunktion und steht für Betroffene im Mittelpunkt ihres Denkens und Verhaltens. Er hat einen selbstständigen Krankheitswert erlangt.
Per Definition muss der Schmerz beim chronischen Schmerzsyndrom länger als sechs Monate bestehen. Das Spektrum der Ursachen chronischer Schmerzen reicht von adäquaten Schmerzen bei organischen Erkrankungen (z. B. Tumorschmerz) bis zu primär psychischen Störungen mit begleitenden Schmerzen.
Spielen bei der Ursache der Schmerzen überwiegend psychische Faktoren eine Rolle, spricht man von einer **somatoformen Schmerzstörung**.

> **Exkurs**
> ***Fibromyalgie***
> Die Fibromyalgie („Weichteilrheuma") geht mit chronischen Schmerzen der sog. Tender Points, vermehrter Muskelsteifigkeit, schmerzhaften Muskelverspannungen, Reizuständen der Sehnenscheiden und Tendinosen einher. Häufig werden sie von psychovegetativen Symptomen wie funktionellen Herz- oder Magen-Darm-Beschwerden begleitet. Organische Korrelate sind kaum vorhanden. Stress und Belastungen verschlimmern die Symptomatik häufig. Die Prävalenz beträgt ca. 10 %, w > m (6 : 1).

Epidemiologie

6 % der Bevölkerung leiden an einem chronischen Schmerzsyndrom. Am häufigsten sind Rückenschmerzen, Kopfschmerzen und Fibromyalgie (nichtentzündlicher chronischer Weichteilschmerz).

Pathogenese und Psychodynamik

Nach der **Gate-control-Theorie** geht man davon aus, dass die Wahrnehmung und Weiterleitung peripherer Schmerzen durch Freude oder Ablenkung gehemmt und durch Angst oder Depression verstärkt werden können. Angenommen wird also eine Modulation nozizeptiver Signale durch Gefühle. Da sowohl die Stimmungsregulation als auch die Schmerzwahrnehmung ähnliche Transmitter, wie Serotonin und Endorphine, benötigen, wäre eine gegenseitige Beeinflussung denkbar.
Beim **Phantomschmerz** hat eine neuroplastische Reorganisation stattgefunden, sodass der Schmerz trotz nicht stattfindender Schmerzweiterleitung von peripher zentral aktiviert werden kann. Auch **frühere Schmerzerfahrungen** können zu einer solchen zentralen Modulation führen.
Bei **Depressionen** oder **Ängsten** können sich Schmerzen als Somatisierung nicht geäußerter Affekte darstellen **(somatoforme Schmerzstörung).** Eine unbewusste oder bewusste Aggression gegen die Umwelt kann in eine eigene Qual umgewandelt werden. Indem Patient*innen ständig unter Schmerzen leiden, quälen sie aber auch wiederum ihre Umwelt.

Therapie

Prinzip der Behandlung ist eine interdisziplinäre Therapie. Da beim chronischen Schmerzsyndrom gerade das fehlende Ansprechen auf schmerzlindernde Faktoren typisch ist, gestaltet sich die medikamentöse Behandlung oft sehr schwierig. Fast alle Betroffenen mit chronischen Schmerzen nehmen (erfolglos) Analgetika ein; Missbrauch oder Abhängigkeit sind häufig.
Auch trizyklische Antidepressiva haben einen nachgewiesenen analgetischen Effekt. Eine Reduzierung chronischer Schmerzen kann mit Entspannungsverfahren, Hypnose und kognitiver Verhaltenstherapie erzielt werden. Bei somatoformen Schmerzen haben sich psychodynamische und kognitiv-verhaltenstherapeutische Verfahren bewährt.

Rückenschmerzen

Die Patient*innen kommen mit der Überweisung Lumbago (*lat.* lumbus = Lende), Dorsalgie (*lat.* dorsum = Rücken, *griech.* algos = Schmerz), Ischialgie oder Zervikobrachialsyndrom in die Praxis oder klagen über Hexenschuss und Kreuzschmerzen.

Definition

Rückenschmerzen sind ein **Symptom.** Eine organische Ursache für die Schmerzen in Hals-, Brust- und Lendenwirbelsäule ist oft nicht nachweisbar, in mindestens einem Drittel der Fälle liegen vermutlich psychische Ursachen zugrunde. Bei den chronischen Rückenschmerzen kann in 90 % keine befriedigende organische Genese gefunden werden.

Epidemiologie

Rückenschmerzen sind die **zweithäufigste Ursache** eines Arztbesuchs. Bei chronischen Rückenschmerzen kann nur in etwa 10 % der Fälle eine somatische Ursache, wie Bandscheibenvorfälle, Wirbelbrüche, spinale Stenosen, Tumoren oder Entzündungen, gefunden werden. In Deutschland leiden etwa 30–40 % der Bevölkerung an Rückenschmerzen.

Pathogenese und Psychodynamik

Dass Rückenschmerzen von der „psychischen Gesundheit" beeinflusst werden, ist im Volksmund schon lange bekannt: „Rückgrat haben", „ein Kreuz zu tragen haben", „ein Geizkragen sein", „jemanden in den Rücken fallen", „sich den Hals bei etwas brechen", „etwas am Hals haben". Dabei können Verspannungen jeden Teil der Wirbelsäule betreffen und spielen darüber hinaus eine kieferorthopädische Rolle bei der kraniomandibulären Dysfunktion und dem Zähneknirschen. Durch die Anspannung der Muskeln kommt es zu einer Kompression und Minderversorgung der Bandscheiben. Daher entsteht eine Tendenz zur Verlagerung und Möglichkeit, eine Nervenwurzel zu reizen. Es entsteht ein **Teufelskreis:** Die **Verspannungen** verstärken sich noch, die **Schmerzen** nehmen zu, **Angst** vor den Schmerzen entwickelt sich, und die Bandscheiben werden weiter komprimiert. Betroffene ziehen sich aus ihrem sozialen Umfeld zurück und erleben dadurch eine Verarmung ihres Werts und Lebens, was eine Depression verstärken kann.

Die Patient*innen sind somit nicht mehr in der Lage, die Krankheit zu überwinden, sie können ihre Reserven zur Selbstheilung nicht mobilisieren.

Differenzialdiagnose

Häufig sind psychosomatische Ursachen mit an der Auslösung oder Erhaltung der Rückenschmerzen beteiligt. Primär organische Ursachen wie Wirbelbrüche, Spondylolisthese, Bandscheibenprotrusion oder -prolaps, Spinalkanalstenosen, Entzündungen, Tumoren und internistische Erkrankungen müssen ausgeschlossen werden.

Therapie

In der Behandlung ist eine gut abgestimmte orthopädische, schmerztherapeutische und psychosomatische Therapie sinnvoll. Es geht v. a. darum, den Teufelskreis aus Verspannung, Schmerz, Angst und sozialem Rückzug zu durchbrechen. Die Persönlichkeit der Patient*innen muss stabilisiert werden und die zunehmende Einengung sollte in eine expansive, lebensbewältigende Haltung umgekehrt werden.

Zusammenfassung

- Das häufigste Symptom, mit dem Patient*innen eine Praxis aufsuchen, ist der Schmerz. Daher ist es für alle Ärzt*innen wichtig, die Differenzialdiagnose des Schmerzes gut zu kennen und um die psychosomatische (Mit-)Beteiligung v. a. bei chronischen Schmerzen zu wissen. Schon in der Anamnese sollte auf psychosomatische Aspekte eingegangen werden. Der Rückenschmerz führt die Patient*innen meist in eine orthopädische Praxis.
- Chronische Schmerzsyndrome sind nach Erkrankungen der Atemwege die zweithäufigste Ursache für eine Arbeitsunfähigkeit in Deutschland.

Umgangssprachliche Redewendungen zeigen, dass emotional belastende, sozial oder psychisch tief greifende Situationen einen Einfluss auf die Organsysteme der Kopfregion haben können: „Mir verschlägt es die Sprache", „Da ist mir Hören und Sehen vergangen", „jemanden nicht riechen können", „sich taub stellen".
Da die Organe des Kopfs, v. a. der Hör- und Gleichgewichtssinn, eine Wahrnehmung unserer Umgebung und eine Kommunikation mit ihr ermöglichen, ist eine Störung in diesem Bereich immer auch mit psychischen Faktoren verknüpft.
Nach Sven Olaf Hoffmann sind bei ca. zwei Dritteln der HNO-Patienten u. a. funktionelle und psychosomatische Störungen zu finden. Krankheitsbilder mit einem hohen psychogenen Anteil sind:

- Globusgefühl, einschließlich Schluckstörungen ohne entsprechenden Organbefund
- Psychogene Hörstörungen und Tinnitus
- Räusper- und Schluckzwang
- Schwindelerscheinungen ohne ausreichend erklärendes organisches Korrelat
- Psychogene Stimm- und Sprechstörungen

Reaktiv zeigen sich auch psychogene Reaktionen bei schweren Erkrankungen wie bei akuten und chronischen Hörbeeinträchtigungen, dem Morbus Menière und Karzinomen. Selten finden sich gar Wahnentwicklungen bei lang anhaltender, schlecht versorgter Schwerhörigkeit.

Schwindel

Somatoformer Schwindel

Definition

Schwindel kann einen **Verlust von physischem** und **psychischem Gleichgewicht** bedeuten. Der Anteil der psychogenen Schwindelformen wird auf 30–50 % aller Schwindelerscheinungen geschätzt. Dieser Schwindel spielt sich ätiologisch überwiegend auf der **Empfindungsebene** in der emotionalen Welt der Betroffenen ab. Der Schwindelzustand entsteht für das Individuum aus unbegreiflichen, „verwirrenden" Affekten mit dem zentralen Element der **Angst.** Dabei kann Angst reaktiv einer organischen Erkrankung folgen oder gar ursächlich für das Gefühl des Schwindens und des Schwindels sein.

Der psychisch verursachte Schwindel kann mit anderen, i. d. R. vegetativen Symptomen wie Schweißausbrüchen, Mundtrockenheit, Herzrasen, Engegefühl, Atemnot und Leeregefühl im Kopf auftreten. Charakteristischerweise wird ein **Schwankschwindel** oder ein **diffuser Schwindel** („wie betrunken", „gehen wie auf Schaumstoff" etc.) beschrieben. Prinzipiell können aber alle Schwindelqualitäten, d. h. auch ein Drehschwindel mit subjektiver Fallneigung, psychisch bedingt sein. Die psychogenen Schwindelempfindungen sind dabei für die Betroffenen sehr real und keineswegs eingebildet.

Der reaktive psychogene Schwindel bei otologischen Erkrankungen In der HNO-Heilkunde treten, wie in der Allgemeinmedizin, psychogene Schwindelformen oft **reaktiv** nach oder bei organischen Erkrankungen wie Vestibulopathien, nach Kopfverletzungen und anderen, mit Instabilität einhergehenden Erkrankungen auf. Dann liegt zwar ein organisch „fassbarer" Befund vor, dieser erklärt aber das Ausmaß und die Ausprägung der empfundenen Schwindelzustände zumindest nicht allein. Patient*innen schildern den psychogenen Schwindelzustand z. B. wie folgt: Man sei taumelig, nicht standfest, wackelig, aneckend, wirr im Kopf, man hätte ein dröhnendes Gefühl und oft sehr viel Angst, häufig über ganze Tage.
Die Situationen, in denen es dabei meist zu klassischen Konditionierungsvorgängen gekommen ist, werden in der Regel nicht bewusst wahrgenommen. Hingegen wird erlebt, dass Reize und Situationen, die normalerweise weder angst- noch schwindelerregend besetzt sind, scheinbar unberechenbar z. T. heftigste Angst oder physiologische Reaktionen, wie Schwindel, auslösen können.
Ein großer Teil der Entstehung und insbesondere der Aufrechterhaltung der **reaktiven** psychogenen Schwindelproblematik ist durch Mechanismen der klassischen und der operanten Konditionierung im Sinne der Lerntheorie gut erklärbar. Insbesondere werden die vegetativen Begleiterscheinungen konditioniert. Man könnte auch sagen, die Qualität des Schwindels orientiert sich am vorher erlebten Modell, das real bei Betroffenen stattgefunden haben kann oder bei anderen beobachtet wurde. Zum Verständnis wesentlich sind daher die stattgehabten Erkrankungen, die Biografie und die bis dahin entwickelte Persönlichkeitsstruktur.

Weitere Schwindelsymptome mit psychischer Beteiligung Dem **Morbus Menière,** der direkt das Gleichgewichtsorgan betrifft mit der typischen anfallsartig auftretenden Trias von Drehschwindel, einseitigem Hörverlust und Tinnitus, liegen ein Endolymphhydrops oder Endolymphschwankungen zugrunde. Ein Menière-Anfall kann durch belastende Lebenssituationen ausgelöst werden. Die Patient*innen neigen eher dazu, sich zu überfordern, sind intelligent und streben nach Perfektion. Organische und seelisch bedingte Schwindelzustände können sich abwechseln oder ineinander übergehen.
Der **benigne paroxysmale Lagerungsschwindel** ist eine weitere häufige Form des Schwindels, welche durch das Ablösen von Otolithen und Reizung der Bogengangsrezeptoren im Innenohr durch diese ausgelöst wird und klassischerweise zu starkem Drehschwindel führt. Insbesondere bei Dreh- oder Hoch- und Abwärtsbewegungen des Kopfes kommt es zu starken Drehschwindelattacken. Oft gehen diese Attacken mit großen Ängsten und einem starken Leidensdruck einher, sodass die Patient*innen häufig zu Vermeidungsverhalten neigen. Ein erster Schritt Richtung Angststörung!
Die Therapie des Schwindels besteht aus bestimmten Lagerungsmanövern, die je nach betroffenen Bogengängen von den Ärzt*innen und später von den Patient*innen selbst durchgeführt werden können.

Epidemiologie

Die Prävalenz von Schwindel liegt bei 17 % und steigt bei über 80-jährigen Personen bis auf 40 %. Am häufigsten kommt der benigne paroxysmale Lagerungsschwindel vor, unmittelbar gefolgt vom sog. phobischen Attackenschwindel.

Pathogenese und Psychodynamik

Am häufigsten liegen dem psychogenen Schwindel Angst- und phobische Störungen, an zweiter Stelle somatoforme Störungen und an dritter Stelle depressive Störungen und dissoziative Störungen zugrunde.
Wie bei anderen psychosomatischen Erkrankungen folgt der Schwindel dann ähnlichen pathogenetischen Mechanismen

wie denjenigen der jeweiligen zugrunde liegenden psychopathologischen Störungen.

Angsterkrankungen Seelische Erkrankungen gehen oft mit Angst einher. Dabei kommt der Angst als Warnsignal eine überlebenswichtige Funktion zu. Die evolutionär entwickelten Grundreaktionen sind aggressive Hinwendung, Flucht oder Totstellen. Das Gleiche gilt auch für die Angst, wenn im seelischen Gefüge Gefahr droht.

So beschrieb Freud 1895 den Schwindel als ein wichtiges Symptom bei Angsterkrankungen.

Schwindel im Rahmen von Somatisierungsstörungen und undifferenzierten Somatisierungsstörungen Eckhardt-Henn (2003) fand in ihrer prospektiven Studie bei 53 von 102 Schwindelpatient*innen somatoforme Störungen, was fast der bei Angsterkrankungen genannten Zahl entspricht. Quasi definitionsgemäß haben die Betroffenen selbst bei diesen Störungen zunächst keinen Zugang zu ihren innerpsychischen Konflikten und verursachen die körperlichen Symptome nicht willentlich. Sie haben aber meist eine lange Krankengeschichte mit klinisch bedeutsamen Beeinträchtigungen in sozialen, beruflichen oder anderen wichtigen Bereichen und häufige Arztwechsel aufzuweisen. Sie sind besonders gefährdet für eine zusätzliche iatrogene Fixierung, weil sie jede medizinische Maßnahme „dankbar" annehmen. Fließende Übergänge bestehen zu den anderen psychischen Störungen, eine hohe Komorbidität mit Angst- und depressiven Störungen ist vorhanden.

Depressive Störungen Sie rangieren bei Schwindelbeschwerden von 6 bis zu 62 %. Dabei kann der Schwindel zum führenden Symptom werden, das oft statt der – in vielen Fällen nicht wahrgenommenen oder nicht eingestandenen – Depression im Vordergrund steht.

Der Schwindel als Ausdruck einer depressiven Störung tritt meist als Dauerschwindel oder diffuser Schwindel auf. Ebenso wie bei den Angst- und phobischen Störungen werden alle weiteren Symptome als Folge des Schwindels interpretiert. Oft geben diese Schwindelpatient*innen wie der Schüler in Goethes „Faust" an: „Mir wird von alledem ganz dumm, als ginge mir ein Mühlrad im Kopf herum."

Typisch sind Tagesschwankungen („Abends geht der Schwindel zurück") und die entsprechende vegetative Symptomatik, ebenso sozialer Rückzug, Zukunftsängste und nihilistische Gedanken bis hin zu Befürchtungen, wie „Wenn der Schwindel nicht weggeht, kann ich nicht mehr leben!".

Differenzialdiagnose

Ein benigner paroxysmaler Lagerungsschwindel, akuter Vestibularisausfall, Morbus Menière, traumatischer Schwindel und migräneassoziierter Schwindel kommen differenzialdiagnostisch in Betracht. An Nebenwirkungen von Medikamenten sollte ebenfalls gedacht werden!

Therapie

Die Therapie richtet sich nach der zugrunde liegenden psychischen Störung, in Abhängigkeit davon werden psychodynamische und verhaltenstherapeutische Maßnahmen angewendet. Bei vestibulärer Läsion mit somatoformen (Begleit-)Faktoren sollte eine Kombinationstherapie aus vestibulärem Training mit psychoedukativer und/oder psychotherapeutischer Behandlung erfolgen.

Hörstörungen

Um psychisch gesund zu bleiben, braucht der Mensch einen gewissen Außenreiz und auch wieder eine schallarme Zeit, um sich zu erholen. Lärm ab etwa 130 dB ist schon bei kurzer Einwirkung schädlich, dauerhafter Lärm kann bereits ab etwa 85 dB Schäden verursachen. Im Arbeitsbereich ist deswegen die zulässige Lärmbelastung über 8 h auf 85 dB (A) begrenzt, Musik wird aber oft, gerade über Kopfhörer, stundenlang lauter aufgedreht.

Wesentlich für die Wahrnehmung akustischer Eindrücke ist die individuelle Bewertung, selbst „objektiver" Lärm wird individuell unterschiedlich wahrgenommen.

Hörsturz

Definition

Ein Hörsturz wird definiert als – i. d. R. **einmaliger** – plötzlicher, meist einseitiger **Innenohrhörverlust** ohne erkennbare Ursache. Die Funktionsstörung des Innenohrs kann über alle Frequenzen variieren und bis zur seltenen vollständigen Taubheit führen. Daneben entwickeln 90 % der Patient*innen einen Tinnitus, 50 % beklagen ein Druckgefühl im Ohr und 30 % der Betroffenen leiden unter Schwindel.

Es gibt zahlreiche Theorien zu den möglichen Ursachen der plötzlichen Hörminderungen:

- Durchblutungsstörung
- Virale Infektionen
- Rheologische Störungen
- Zelluläre Regulationsstörungen

Durchblutungsstörung Die gängigste Erklärung sieht eine Durchblutungsstörung als auslösendes Ereignis. Wahrscheinlich kommt es dabei zu einem kurzfristigen Zusammenbruch der Energieversorgung des Innenohrs.

Das Innenohr wird nur durch ein einziges Blutgefäß, durch eine sog. Endarterie, versorgt. Daher ist das Innenohr einerseits besonders anfällig. Andererseits ist es aber dadurch geschützt, dass diese Arterie in ihrer Funktion zu den das Gehirn versorgenden Blutgefäßen gehört.

So kann eine vorübergehende Durchblutungsstörung zwar Ausgangspunkt für eine Hörschädigung und einen Tinnitus, nicht aber der Grund für die Aufrechterhaltung und Fortdauer der Schädigung oder des Tinnitus sein.

Läge eine dauerhafte Durchblutungsstörung vor, müsste das Ohr ertauben. Dies ist zum Glück nur selten der Fall.

Schädigung durch Viren Der zweite Erklärungsansatz für das Auftreten eines Hörsturzes geht von einer Schädigung durch Viren aus. Hierbei wird eine Reihe von Viren, die „neurotropen" Viren, verdächtigt. Dazu gehören Mumps-, Herpes-Zoster-, Masern-, Influenza- und Adenoviren. Diese befallen mit besonderer Vorliebe Nerven und somit auch den Hör- und den Gleichgewichtsnerv.

In der Regel ist durch eine gründliche HNO-Untersuchung und eine Audiometrie die Diagnose schnell gestellt.

Epidemiologie

Der Hörsturz gilt als Zivilisationskrankheit, sein Auftreten in Industrieländern nimmt stetig zu. Zurzeit registriert man zwischen 160 und 400/100.000 pro Jahr. Das bevorzugte Erkrankungsalter liegt um das 50. Lebensjahr. Männer und Frauen sind gleich häufig betroffen.

Differenzialdiagnose

Alle Erkrankungen, die eine Schallempfindungsschwerhörigkeit verursachen, müssen abgegrenzt werden: Verlegung des Gehörgangs durch einen Ohrenschmalzpfropf

(Cerumen obturans), Infektionen, Traumen, Tumoren, vaskuläre Erkrankungen und andere otologische Erkrankungen, toxische Einflüsse, Encephalitis disseminata (Multiple Sklerose), Blutdruckregulationsstörungen.

Therapie

Nicht jeder Hörsturz bedarf einer Behandlung. Es kann bei informierten Patient*innen und geringfügigen Hörverlusten zunächst wenige Tage lang im Einvernehmen mit den Betroffenen eine Spontanremission abgewartet werden. Bei ausgeprägtem Hörverlust, vorgeschädigten Ohren sowie bei zusätzlichen vestibulären Beschwerden wird eine unmittelbare Behandlung empfohlen. Die Patient*innen sollten über verschiedene Behandlungsmaßnahmen aufgeklärt werden, die auch den Off-Label-Use beinhalten können. Folgende Therapieverfahren kommen in Betracht:

- Glukokortikoide
- Rheologische Therapie
- Hyperbare Oxygenierung
- Antivirale Therapie

Tinnitus (Ohrgeräusche)

Definition

Unter Tinnitus versteht man alle Hörwahrnehmungen (Ohrgeräusche), die **nicht** durch Laute **von außen** bedingt sind. Der Hauptgrund für das zunehmende Auftreten dieses und anderer „Hörschäden" dürfte die rasante industrielle und technische Entwicklung der letzten 50 Jahre sein. Wenn inzwischen auch der direkte Lärm am Arbeitsplatz nachgelassen hat, so hat die Lärmbelastung – auch und v. a. in der Freizeit! – insgesamt zugenommen. Die Möglichkeiten für das Ohr, sich gegen eine Reizüberflutung abzuschirmen, sind sehr begrenzt: Es ist immer offen, auch nachts.

Beim **objektiven Tinnitus** kann der Untersucher das Ohrgeräusch auskultieren, beim **subjektiven Tinnitus** nimmt nur die Patientin die Geräusche war.
Tinnitus ist ein **Symptom** und keine Erkrankung! Von tinnituskranken Patient*innen sollte man also genau genommen nur sprechen, wenn sich durch mangelhafte Verarbeitung ein Krankheitswert einstellt (s. u.).
Es scheinen auch viele seelische Erkrankungen wesentlich am Tinnitus beteiligt zu sein. Dann kann ein – oft schon vorher vorhandener, aber bis dahin nicht als quälend empfundener – Tinnitus deutlicher in die Wahrnehmung rücken und in den Vordergrund des Beschwerdebilds treten, auch bei (weitestgehend) normalhörigen von Tinnitus Betroffenen.

Epidemiologie

Studien zufolge ergibt sich in westlichen Industrienationen eine Lebenszeitprävalenz für einen vorübergehenden Tinnitus von 25 %. Etwa 3 Mio. Erwachsene in Deutschland, also ca. 4 % der Bevölkerung, sind von chronischem Tinnitus betroffen (Punktprävalenz), 10–20 % davon leiden erheblich darunter. So finden sich Klagen über einen Tinnitus bei etwa 15 % des Patientenguts in deutschen Allgemeinarzt- und bei ca. 25 % in HNO-Praxen.

Pathogenese und Psychodynamik

Somatische Ursachen eines Tinnitus können sowohl kochleäre als auch zentrale auditive Prozesse sein. Dabei weisen über 90 % der Patient*innen einen kochleären Hörverlust auf, wobei die Tinnitusfrequenz meist dem Ort des maximalen Hörverlusts entspricht.
Eine Zunahme oder Auslösung der Beschwerden wird von vielen Patienten in **psychisch belastenden Situationen** beschrieben.

Der bekannteste Patient mit einem quälenden Ohrpfeifen war wohl Vincent van Gogh (1853–1890). Der berühmte Maler schnitt sich in dem Glauben, sich dadurch vom quälenden Pfeifen befreien zu können, in einer affektiven Auseinandersetzung mit seinem Freund Gauguin ein Ohr ab.
Die Person, die einen Tinnitus erlebt, wird dann zum tinnituskranken Patienten (*lat.* patiens = leidend, erduldend), wenn ihre **Bewältigungsmechanismen** und **Verarbeitungsmöglichkeiten zusammenbrechen** (→ Abb. 23.1). Dabei entwickelt sie ein Gefühl des Ausgeliefertseins, der Ohnmacht und auch des Nicht-verstanden-Seins, da die Geräusche ja nur von ihr wahrgenommen werden. Das kann zu einer **Lebenskrise** mit Selbstmordgedanken führen.
Die Krankheit kann sich verschlimmern, wenn Betroffene erfolglos versuchen, dagegen anzukämpfen. Es entsteht ein regelrechter Teufelskreis, wobei der Tinnitus Einfluss auf die gesamte Tagesgestaltung hat und zu einer erheblichen Einschränkung der Lebensqualität führt (→ Abb. 23.1).
Depressionen können als Folge der erheblichen Belastung auftreten und werden je nach Studienlage mit 32–85 % als sehr hoch eingeschätzt. Auch Angststörungen (30 %) und Abhängigkeiten (25 %) können als Komorbidität auftreten.

Therapie

Soweit eine somatische Ursache vorliegt, wird diese **kausal** behandelt. Dazu gehört v. a. der Ausgleich von Hörstörungen.
Im chronischen Stadium zeigt sich oft, dass jedes Bemühen, den Tinnitus „zu beseitigen", das Leiden am Tinnitus eher verschlimmert als lindert. So fördert die auf den Tinnitus gerichtete Aufmerksamkeit mehr das Leiden und weniger die Habituation.

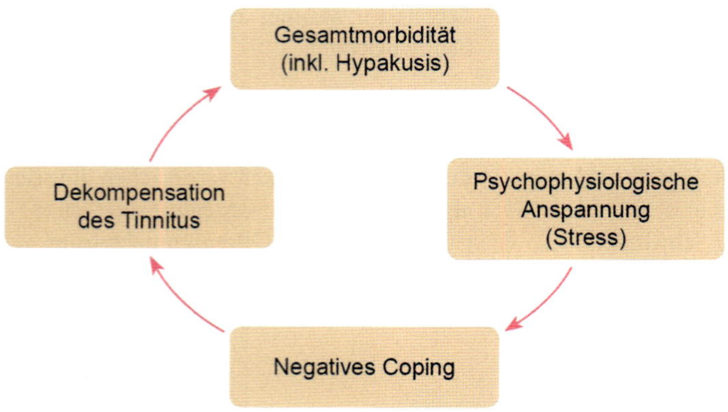

Abb. 23.1 Modell der zyklisch-maladaptiven Prozesse in der Pathogenese und Chronifizierung des dekompensierten Tinnitus (nach Stobik et al. 2005) [L311]

In diesem Fall werden eine entängstigende Aufklärung **(Counselling bzw. kognitive psychotherapeutische Techniken)** der Patient*innen und das Sich-vertraut-Machen mit den Ursachen und Auswirkungen des Tinnitus zu den wohl wichtigsten Grundlagen, um den aufreibenden Kreislauf zwischen Tinnitus und Aufmerksamkeit beenden zu können. Hinzukommen können:

- Musikhören und ggf. eine Hörtherapie
- Tinnitusmasker (sog. „Schallmasken", deren Rauschen etwas leiser ist als das Rauschen des eigenen Ohrgeräuschs, was zu einer Teilmaskierung des Tinnitus führt)
- Erlernen von Entspannungsverfahren
- Biofeedback

Verhaltenstherapeutische Ansätze sind gut geeignet, um die Faktoren zu beschreiben, die den einmal in die Wahrnehmung getretenen Tinnitus zum Leiden werden lassen können, und um zu analysieren, was das Leiden aufrechterhält.
Ziele sind:

- Eine Unterstützung des Habituationsprozesses
- Eine Verringerung der psychischen Problematik
- Eine Erhöhung der Tinnitusakzeptanz
- Die Erarbeitung einer positiven Alternative („Reframing")

Ziel der psychodynamischen Ansätze kann sein, die im Tinnitus ausgedrückte psychogene Not zu verstehen und zu bearbeiten. Das besondere Interesse liegt auf den bei den Betroffenen ausgelösten Gefühlen und nonverbalen Botschaften, die dann im Therapiefortschritt diagnostisch und therapeutisch genutzt werden können.

Weitere psychisch beeinflusste Hörstörungen

Die Ursache einer Taubheit (am häufigsten sind Infektionen) kann in 30 % der Fälle nicht geklärt werden. Durch die Implantation einer elektrischen Hörhilfe (Kochleaimplantat) kann heute Menschen mit **Taubheit**, bei intaktem Hörnerv, ein Höreindruck ermöglicht werden.
Von **Seelentaubheit** (auditive Agnosie) spricht man, wenn Töne und Geräusche zwar gehört, aber in ihrem Sinn und Zusammenhang nicht erkannt werden. Eine Schädigung des hinteren Schläfenlappens kann die Ursache sein.

Zusammenfassung

- Funktionelle Störungen des Gleichgewichts- und Hörorgans umfassen den somatoformen Schwindel, den Hörsturz und einige Tinnitusformen.
- Für die Betroffenen ist die nur von ihnen wahrgenommene Erkrankung eines ihrer Sinnesorgane sehr beeinträchtigend und kann weitreichende psychosoziale Folgen haben.

Psychosomatik in der Augenheilkunde

Mit dem Auge kann der Mensch seine Umgebung sehen, wahrnehmen und beurteilen, aber auch getäuscht werden. Sein Blick kann Emotionen wie Wut, Angst, Abweisung, Traurigkeit, Offenheit, Freude und viele mehr ausdrücken. Das Auge ist also ein wichtiges **Kommunikationsorgan.** Außerdem ist es das **Fenster der Seele.** Schon lange wird dem Auge eine Bedeutung zugeschrieben, die weit über die physiologische Sehfähigkeit hinausgeht. Dies kommt z. B. beim wachsamen Auge, einem dämonischen Blick, vor dem man sich schützen soll, oder bei dem alles sehendem Auge Gottes zum Ausdruck.

Sehstörungen

Funktionelle Sehstörungen (psychogene Sehstörung)

Definition

Die Betroffenen klagen über eine ein- oder beidseitige Visusverminderung oder über Gesichtsfeldausfälle (Skotome). Die Gesichtsfeldausfälle sind meist konzentrisch. Mit gezielten **Simulationsproben** kann die psychogene Beteiligung wahrscheinlich gemacht und können organische Erkrankungen ausgeschlossen werden.
Diese Untersuchungen beinhalten das Auslösen willkürlicher, reflektorischer Antworten, das Irreführen und das Messen einer Fehlfunktion mit unterschiedlichen Methoden, sodass Patient*innen mit funktionellen Störungen unterschiedliche Angaben machen. Einen Anhalt liefern auch unterschiedliche Ergebnisse bei Wiederholung eines Tests (reproduzierbar?). Typischerweise sind die Angaben der Patient*innen schon in der Anamnese widersprüchlich.
In der ICD-10 werden funktionelle Sehstörungen unter den **dissoziativen Sensibilitäts- und Empfindungsstörungen** (F44.6) genannt, im DSM-5 finden sie sich unter den **dissoziativen Störungen** (300.11). Treten sie im Rahmen eines vielgestaltigen Beschwerdebilds auf, spricht man von einer Somatisierungsstörung.

Epidemiologie

Funktionelle Sehstörungen sind insgesamt **selten,** Häufigkeitsangaben schwanken zwischen 0,2 und 5 % der ophthalmologischen Patient*innen.

Pathogenese und Psychodynamik

Als Ursache der Sehstörung liegt häufig ein seelischer **Konflikt** zugrunde, der zu einem körperlichen Symptom „verschoben" wird. Dadurch verspüren Patient*innen erst einmal eine Entlastung. Ein weiterer, anhaltender **Krankheitsgewinn** (Zuneigung, Aufmerksamkeit, Schonung) kann zur **Fixierung** des Symptoms oder zu weiterer **Verschiebung** auf andere Organsysteme führen.

Differenzialdiagnose

Differenzialdiagnostisch abgeklärt werden müssen Augen- und Sehbahnerkrankungen, die ebenfalls ohne ein organisches Korrelat einhergehen. Dies sind z. B. beginnende Makula- und Optikusprozesse oder Amblyopie (d. h. angeborene Schwachsichtigkeit).
Von einer **Seelenblindheit** spricht man bei visueller Agnosie, also einer Störung des Erkennens von Gesehenem. Der Sinn oder die Bedeutung von gesehenen Objekten wird – bei voll funktionierenden Sehorganen – nicht erkannt. Ursache ist eine Schädigung im Bereich des Okzipitallappens, also des Sehzentrums.

Therapie

Zunächst einmal sollte der Patient in seiner Not ernst genommen und nicht als Simulant abgestempelt werden. Manchmal kann sogar eine suggestive Therapie (z. B. Tränenersatzmittel zur Visusverbesserung) sinnvoll sein. Eine Lösung des zugrunde liegenden Konflikts ist als kausale Therapie angezeigt. Bei einem aktuellen Konflikt kann eine kurzfristige Intervention wie eine Entlastung bei Überforderung helfen, bei zugrunde liegenden neurotischen Störungen mit Krankheitsgewinn ist eine Psychotherapie indiziert.

Psychosomatische Augenerkrankungen

Definition

Die psychosomatischen Erkrankungen im engeren Sinne sind psychogen ausgelöst oder beeinflusst und zeigen ein objektivierbares körperliches Korrelat. Hier spielt die **somatopsychische Wechselwirkung,** wie z. B. bei Glaukom, Retinopathia centralis serosa und Uveitis, eine Rolle.
In der ICD-10 gibt es keine generellen psychosomatischen Erkrankungen, sie werden bei den einzelnen Fachgebieten beschrieben.

Epidemiologie

Bei den Augenerkrankungen findet man in 15–40 % psychosomatische Aspekte.

Pathogenese und Psychodynamik

Psychische Belastungsfaktoren können eine Erkrankung der Augen verursachen. Ein weitverbreiteter Belastungsfaktor ist der Disstress.
Dauerstress führt zu einem Anstieg des **Sympathikotonus.** Dadurch kommt es zu einer **Steigerung des Augeninnendrucks,** durch Entspannung im AT wiederum kann der Augeninnendruck nachweislich gesenkt werden. Außerdem bewirkt ein erhöhter Sympathikotonus Vasospasmen, die zu einer **Mikrozirkulationsstörung** der Choroidea, der Retina oder des N. opticus führen können.
Bei engem Kammerwinkel ist es möglich, über einen intraokularen Druckanstieg durch Stress einen **Glaukom**anfall auszulösen. Beim Glaucoma chronicum simplex (grüner Star) kann es durch die Ausbuchtung der Netzhaut im Bereich des N.-opticus-Eintritts zu einer Erblindung kommen, in den Industrieländern ist es eine der häufigsten Erblindungsursachen!
Es gab Untersuchungen, die eine Korrelation von Stress und **Uveitis** (Entzündung der mittleren Augenhaut, der Uvea, bestehend aus Iris, Corpus ciliare und Choroidea) postulierten. Besonders die Iritis ist ein psychosomatisch beeinflusstes Krankheitsbild, das durch eine **Modulation des Immunsystems** begünstigt wird.
Die **Retinopathia centralis serosa** ist eine Makulaerkrankung unbekannter Ätiologie, bei der jedoch eine psychogene Beteiligung angenommen wird. Eine subretinale Flüssigkeitsansammlung führt zu plötzlichem Verlust der Sehschärfe, einem zentralen Skotom und verzerrter Wahrnehmung von Gegenständen. Sie kommt bei Männern mittleren Alters vor und heilt häufig nach mehreren Wochen wieder ab, neigt aber zu Rezidiven.

> Zu den durch psychische Auslöser (mit) bedingten Augenerkrankungen zählen Uveitis, Retinopathia centralis serosa und Glaukom.

Des Weiteren kann es bei einer nicht zu bewältigenden Situation, einem Life Event und unzureichenden Bearbeitungsmechanismen zu einer Manifestation von Augenerkrankungen kommen. Dabei ist es v. a. auch entscheidend, ob Betroffene eine ansonsten gesunde Persönlichkeitsstruktur und somit eine Kompensationsmöglichkeit haben, auf die sie zurückgreifen können.
Patient*innen mit primär somatischer Augenerkrankung können je nach Erkrankung und vorhandenen oder nicht vorhandenen Bewältigungsmechanismen eine sekundäre psychische Komponente entwickeln. Eine solche **somatopsychische Erkrankung** spielt v. a. bei drohender Erblindung eine große Rolle und sollte möglichst früh durch Hilfestellungen (Vermittlung von Selbsthilfegruppen, Anpassung vergrößerter Sehhilfen und eine gute Ärztin-Patienten-Beziehung) beachtet werden.

> Krankheitsauslösende Faktoren sind Dauerstress, Überforderung, belastende Lebensereignisse (Life Events) und eine prämorbide Persönlichkeitsstruktur.

Therapie

Das Therapiekonzept ähnelt dem der funktionellen Augenerkrankungen. Eine Psychotherapie ist empfehlenswert, wenn ein Stressfaktor oder Konflikt nicht ohne Weiteres in einem Gespräch gelöst werden kann oder andere psychische, soziale oder somatische Probleme hinzukommen. Stress kann mithilfe von AT reduziert werden.
Bei somatopsychischen Erkrankungen können Psychotherapie und/oder Selbsthilfegruppen bei der Krankheitsbewältigung helfen.

Zusammenfassung

- Das Auge spielt in der Kommunikation eine besondere Rolle und ist ein wichtiger Sinn für die Wahrnehmung der Umgebung.
- Visusverluste und Gesichtsfeldausfälle können auch psychogener Ursache sein, was sich durch sog. Simulationsproben herausfinden lässt. Die Erkrankung ist aber nicht bewusst vorgetäuscht!
- Stress, belastende Lebensereignisse (Life Events) und eine prämorbide Persönlichkeit können über somatopsychische Wechselwirkungen psychosomatische Augenerkrankungen hervorrufen.

Einige der sieben „klassischen" psychosomatischen Erkrankungen nach Alexander (Ulcus pepticum, Colitis ulcerosa, Asthma bronchiale, essenzielle Hypertonie, atopische Dermatitis, Hyperthyreose und rheumatoide Arthritis) sind typische Erkrankungen des Kindes- und Jugendalters. Hier ist nicht (wie früher angenommen) eine typische Persönlichkeit ursächlich an der Krankheitsentstehung beteiligt!
Dennoch hat das **psychische Befinden** des Kinds in seiner sozialen Umgebung (also primär in der Familie) einen Einfluss auf die Zusammenarbeit mit dem ärztlichen Personal, die zur Verfügung stehenden Bewältigungsmechanismen, den Verlauf und die Prognose der Erkrankung. Auch später entwickelte psychische Symptome haben ihren Ursprung oft in biografischen (traumatischen) Erlebnissen.
Für Kinder kann allein durch den Krankenhausaufenthalt Schaden entstehen **(Hospitalismus).** Vor allem bei Säuglingen und Kleinkindern kann die fehlende körperliche und emotionale Zuwendung (insbesondere der Mutter) durch die Isolation zu psychomotorischer und somatischer Retardierung, erhöhter Mortalität, Kontaktstörungen, Angst, Apathie und erhöhter Infektanfälligkeit bis hin zu Wachstumsstörungen führen. Daher wird heute versucht, die Eltern möglichst mit den Kindern zusammen unterzubringen **(Rooming-in).** Schwerere und chronische pädiatrische Erkrankungen können weitreichende Auswirkungen haben und resultieren nicht selten in sekundären Folgen und psychischen Störungen.

Psychosomatische Krankheitsbilder

Wichtige Krankheitsbilder in der Pädiatrie, bei denen biopsychosoziale Aspekte beachtet werden müssen, sind u. a. Asthma, Mukoviszidose, CEDs, Anorexia nervosa, habituelles Erbrechen, Hauterkrankungen (Neurodermitis), Adipositas, Diabetes mellitus, rheumatoide Arthritis, chronische Niereninsuffizienz und Tumorerkrankungen. Beispielhaft sollen im Folgenden zwei chronische Erkrankungen dargestellt werden.

Asthma bronchiale

Definition

Als Asthma bronchiale bezeichnet man eine anfallsweise auftretende Atemnot durch eine zeitweilige Bronchienverengung. Ursächlich wird eine genetisch disponierte Hyperreaktivität der Atemwege angenommen. Dadurch kommt es zu folgenden, den Asthmaanfall auslösenden Vorgängen:

- **Entzündung** der kleinen Atemwege
- Bronchokonstriktion der glatten Muskulatur **(Bronchospasmus)**
- Lumeneinengung durch **Schleimhautschwellung**

Die Patient*innen leiden unter Atemnot, die sie durch verstärkte Atmung auszugleichen versuchen. Husten und Auswurf können hinzukommen. Typisch ist ein verlängertes Exspirium, da die Betroffenen gegen erhöhten Widerstand ausatmen müssen. Ein schwerer Asthmaanfall wird als **Status asthmaticus** bezeichnet.

Untertypen

Allergisches Asthma (= extrinsisches Asthma) Durch Inhalation von Allergenen (Pollen, Hausstaubmilben, Tierhaare etc.) tritt eine IgE-vermittelte allergische Reaktion vom Soforttyp (Typ I) auf.
Infektbedingtes Asthma (= intrinsisches Asthma, endogenes Asthma) Durch Viren und Bakterien werden Nervenendigungen stimuliert. Es tritt nach einem bronchopulmonalen Infekt auf.
Weitere Formen Ein **gemischtförmiges Asthma** liegt bei mehreren Auslösemechanismen vor. **Analgetikabedingtes Asthma** kann durch Einnahme von Antiphlogistika, die in den Prostaglandinstoffwechsel eingreifen (z. B. ASS), ausgelöst werden. **Anstrengungsbedingtes Asthma** (Exercise-induced asthma) tritt nach körperlicher Belastung auf.

Epidemiologie

Das Asthma bronchiale ist eine der häufigsten chronischen Erkrankungen mit weiterhin ansteigender Inzidenz. Etwa 5–10 % der Bevölkerung sind betroffen.

Pathogenese und Psychodynamik

Es gibt verschiedene Wege zur Auslösung eines Asthmaanfalls. Als auslösende Reize kommen Allergene, psychische Probleme, Infektionen und chemische oder physikalische Inhalationsreize infrage, die über verschiedene Mediatoren, direkte nervale Reizung oder IgE-vermittelt zu den oben beschriebenen pathologischen Vorgängen an den Atemwegen führen.
Eine **Sympathikusaktivierung** führt zur Symptomlinderung, daher kommt es nachts vermehrt zu Asthmaanfällen.
Ein schwerer chronischer Krankheitsverlauf kann zu psychischen Symptomen wie Depression und Angststörungen bei Kindern und Jugendlichen führen (Jugendliche sind nach den alten Menschen die am stärksten selbstmordgefährdete Altersgruppe!).

Therapie

Viele Betroffene sind unzureichend (medikamentös) behandelt, was wiederum Auswirkungen auf das Alltagsleben hat. Um eine Chronifizierung und deren Folgen zu vermeiden, sollte daher bereits in der Frühphase v. a. die entzündliche Komponente der Erkrankung mit antiphlogistischen Medikamenten, Cromoglicinsäure (Mastzellmembranstabilisator) und Steroiden behandelt werden. Außerdem nutzt man die Wirkung von β_2-Sympathomimetika.
Für die Patient*innen und Eltern sind eine **Asthmaschulung** und ausreichende **Informationsvermittlung** sehr wichtig. Bei einer Schulung werden neben der Information und Aufklärung über die Erkrankung auch Konzepte zu deren Bewältigung an die Hand gegeben.
Eine psychotherapeutische Behandlung steht bei Asthmapatient*innen nicht im Vordergrund, sie sollte erst bei diagnostizierter psychiatrischer Komorbidität oder sekundärer psychischer Erkrankung bedacht werden. Gibt es in der Familie (evtl. durch die Krankheit ausgelöste) Konflikte, kann eine Familientherapie sinnvoll sein. In der Familientherapie spricht man vom sogenannten Indexpatienten (das Kind), der stellvertretend für die Familie ein Symptom entwickelt, um die scheinbar nicht mögliche Konfliktlösung in der Familie zu kompensieren. Dies wird in den Familientherapien entsprechend bearbeitet.

Zystische Fibrose

Definition

Die CF (Cystic Fibrosis, Mukoviszidose) ist eine autosomal-rezessiv vererbte Stoffwechselerkrankung mit einem Defekt auf Chromosom 7. Nur bei der homozygoten Form erkranken die Betroffenen (etwa jeder 45. ist heterozygoter Genträger!). Das defekte Gen ist für die Synthese des „cystic fibrosis transmembrane regulator" (CFTR-Gen) zuständig, welcher einen Chloridkanal reguliert und zum aktiven Transport von Chloridionen aus der Zelle führt. Folge des Defekts ist die Sekretion eines für den normalen Zilientransport zu zähen Schleims, der Bronchien, aber auch andere exokrine Drüsen, wie Leber und Pankreas, verlegt. Auch im Darm kommt es zu einer Vermehrung und Hypertrophie der Becherzellen mit vermehrtem und viskösem Sekret, was zu Verdauungsschwierigkeiten durch

mangelnde Resorption führen kann. Durch den Sekretanstau kommt es vermehrt zu Entzündungen.
Der erhöhte Elektrolytverlust der (Schweiß-)Drüsen führt außerdem zu Flüssigkeitsverlusten.

Epidemiologie

Die CF ist die häufigste autosomal-rezessiv vererbte Erkrankung in Europa. 1 von 2.000 Neugeborenen ist an CF erkrankt. Die Lebenserwartung liegt bei ca. 32 Jahren.

Pathogenese und Psychodynamik

Die CF ist primär eine genetische und damit eine somatische Erkrankung. Aufgrund der schweren psychischen und physischen Belastung sowohl der Betroffenen als auch der Eltern ist aber eine multidisziplinäre Behandlung bei dieser Erkrankung wichtig.
Psychiatrische Erkrankungen treten bei CF-Patient*innen nicht häufiger auf als in der Allgemeinbevölkerung, jedoch neigen sie bei psychiatrischer Erkrankung zu einer stärkeren Ausprägung der Symptome.
Wie auch bei anderen chronischen Erkrankungen nimmt die Compliance der Betroffenen mit zunehmender Therapiedauer ab.

> Mukoviszidosekranke unterscheiden sich in ihrer psychischen Persönlichkeit und ihrem Risiko, eine psychische Erkrankung zu entwickeln, nicht von körperlich Gesunden.

Therapie

Die Behandlung der Mukoviszidose sollte in einem hierauf spezialisierten Zentrum stattfinden. In der sog. Mukoviszidoseambulanz kann eine symptomatische Therapie erfolgen. Diese besteht aus ausreichender NaCl-Gabe, Mukolysetherapie und antibiotischer Behandlung der bronchialen Infekte, Pankreasenzymsubstitution und Gabe fettlöslicher Vitamine (A, D, E, K), Darmreinigung bei intestinaler Obstruktion und ggf. Sauerstoffzufuhr. Eine heute zwar mögliche genetische Übertragung gesunder CFTR-Gene oder eine Herz-Lungen-Transplantation ist auch zukünftig in der landläufigen Praxis eher nicht anwendbar. Behandelnde Ärzt*innen begleiten die Patient*innen durch verschiedene Krankheitsstadien bis zum Tod. Aber auch die Entwicklung des Kinds zum Jugendlichen und Erwachsenen vollzieht sich in der Zeit. Daher wird die Krankheit immer wieder neu bewertet und hat für die Betroffenen auch eine unterschiedliche Bedeutung.

Zusammenfassung

- Vor allem schwere und chronische Erkrankungen beeinflussen das soziale Leben sowie das psychische Verhalten und Denken eines Kinds.
- Eine wichtige Rolle in der pädiatrischen Psychosomatik spielen die familiäre Interaktion sowie sekundäre Folgen akuter und chronischer Erkrankungen.

Psychoonkologie

Ein wichtiges Teilgebiet der Psychosomatik ist die Psychoonkologie, synonym auch „Psychosoziale Onkologie". Sie beschäftigt sich mit der Bedeutung psychologischer und sozialer Faktoren für die Entstehung, Früherkennung, Diagnostik, Behandlung, Rehabilitation, Nachsorge sowie den gesamten Verlauf einer Tumorerkrankung und mit konkreten Unterstützungs- und Behandlungsangeboten. Dabei werden die direkt von der Krankheit betroffenen Personen sowie ihre Angehörigen und das soziale Umfeld mit einbezogen.

Beeinflussung psychischer Faktoren der Krankheitsentstehung

Eine psychische Beeinflussung bei der Entstehung von Tumoren ist bis heute nicht nachgewiesen, Patient*innen nehmen dies aber manchmal mit eigenen Schuldgefühlen an, welche die Krankheitsverarbeitung negativ beeinflussen! Psychische Faktoren bei Tumorpatient*innen können sekundär gehäuft gefunden werden. Hier stehen wir wieder vor einem der grundlegenden psychosomatischen Probleme. Denn die Frage, ob eine gewisse psychische und dadurch bedingte körperliche Vulnerabilität zur Tumorentstehung beigetragen hat oder aber rein durch die körperliche Erkrankung psychische Folgeerscheinungen auftreten, bleibt ungeklärt.
Typische psychologische Einflussfaktoren bei Tumorpatient*innen sind:

- Introversion
- Neigung zu Anpassung und Selbstaufopferung
- Hohe ethische Ansprüche
- Mangelnde Selbstkritik und mangelnde Fähigkeit der Selbstbeobachtung eigener Erlebnisse und Verhaltensweisen
- Wenig Aufgeschlossenheit für psychologische Zusammenhänge
- Belastende Lebensereignisse (Life Events, wie der Tod einer wichtigen Bezugsperson, sind allerdings auch bei anderen schweren Erkrankungen nachweisbar)
- Stress

Gesundheitsschädigendes Verhalten wie Rauchen, Alkohol und falsche Ernährung, welches ursächlich an der Krebsentstehung beteiligt ist, wird wiederum durch psychosoziale Belastungen beeinflusst. Außerdem können solche Belastungsfaktoren über endokrinologische, immunologische und genetische Veränderungen die Karzinogenese beeinflussen.

Krankheitsverlauf und -verarbeitung

Einen scheinbaren Zusammenhang findet man in der Art der Krankheitsbewältigung **(Coping)** und der Überlebenszeit. Ein aktives und hoffnungsvolles Coping-Verhalten, sei es Zupacken („Ich werde jetzt einiges unternehmen, um die Krankheit zu überwinden"), Auflehnung gegen die Erkrankung oder Verleugnung, führt eher zu einer längeren Überlebenszeit als eine negative Coping-Strategie, wie passive Akzeptanz der Erkrankung und Behandlung, Resignation oder Selbstvorwürfe.

> Eine **günstige Krankheitsverarbeitung (Coping)** beinhaltet eine aktive Auseinandersetzung mit der Erkrankung, Sinnsuche, soziale Unterstützung und eine gute, vertrauensvolle Arzt-Patientin-Beziehung. Ungünstige Coping-Formen sind passive Hinnahme, soziale Isolation und Rückzug, Resignation, Hilf- und Hoffnungslosigkeit.

Auch die psychische Ausgangssituation und Ausgangspersönlichkeit der Betroffenen und die ihnen im Krankheitsverlauf zur Verfügung stehende psychische Bearbeitungsfähigkeit sowie eine geringe/hohe soziale Unterstützung werden als Vorhersagewerte der Überlebenszeit angesehen.

Psychische und psychosomatische Komorbidität bei Krebskranken 35–85 % aller Betroffenen entwickeln psychische Störungen.
Die häufigsten psychischen Komorbiditäten bei Krebspatient*innen sind **affektive Störungen, Angststörungen, Anpassungsstörungen und Substanzmissbrauch.** Dabei spielen Krankheits- und Behandlungsfolgen, Todesängste, körperliche und soziale Verluste, Hilf- und Hoffnungslosigkeit eine große Rolle.
Nicht selten kommt es zu ernsthaften **Partnerschaftsproblemen** und **Konflikten innerhalb der Familienstrukturen,** was wiederum zu einer zusätzlichen Belastung für die Patient*innen werden kann.
Ein psychoonkologisches Screening sollte frühestmöglich und im Verlauf bei Veränderung des Erkrankungsstatus der Patient*innen (z. B. Wiederauftreten oder Fortschreiten der Erkrankung) durchgeführt werden.
Zur Erfassung der psychosozialen Belastung sollen validierte und standardisierte Screeninginstrumente eingesetzt werden, z. B. das Distress-Thermometer oder die HADS-D. Zusätzlich sollte der individuelle psychosoziale Unterstützungswunsch erfragt werden.

Besondere Belastung bei chronischen Erkrankungen Eine chronische Erkrankung ist i. d. R. irreversibel. Sie schreitet mit langsamer Progredienz und ungewissem Verlauf fort. Die Zukunftsperspektive ist begrenzt. Die Betroffenen sind durch Hospitalisierungen und lang dauernde medizinische Abhängigkeit eingeschränkt. Ihre körperliche Leistungsfähigkeit lässt nach.
Hieraus entstehen auch besondere Belastungen für die behandelnden Ärzt*innen und das Pflegepersonal. Sie sind ebenfalls mit einer unheilbaren Krankheit und dem Sterben konfrontiert. Emotionale und physische Rückschläge können den Sinn einer Therapie infrage stellen. Ärzt*innen können nach langjähriger Behandlung selbst ein **Burn-out** (Ausbrennen) erleben. Hierunter versteht man eine körperliche und psychische Erschöpfung mit negativer Einstellung gegenüber Patient*innen und sich selbst. Wichtig sind daher ein guter Teamzusammenhalt, kollegiale Gespräche, Supervision oder eine Balint-Gruppe (→ Kap. 27). Man sollte sich einen persönlichen Ausgleich schaffen (wie Sport, Entspannung etc.) und Unsicherheiten durch Kompetenzerwerb (Weiterbildung, psychosomatische Grundversorgung) verringern.

Therapie

Ziel einer Behandlung von Karzinompatient*innen ist primär die **subjektive Lebensqualität,** die immer im Vordergrund stehen sollte! Eine Kombination psychischer und somatischer Therapien hat einen gesicherten positiven Einfluss auf die Lebensqualität. Eine emotionale Unterstützung wird von 80 % der Patient*innen gewünscht und hilft nachgewiesenermaßen, psychische Folgestörungen sowie Nebenwirkungen einer Chemo- oder Radiotherapie zu verringern. In diesem Zusammenhang muss die Frage geklärt werden, ob eine **kurative** Therapie, die eine umfassende medizinische Diagnostik und radikale Therapie erfordert, angestrebt wird oder eine **palliative Behandlung** mit Begleitung der Patient*innen bis zum Tod sinnvoller ist. Psychotherapeutische Maßnahmen führen bei einzelnen Krebsarten (wie z. B. beim malignen Melanom nachgewiesen) zu einer deutlichen Verlängerung der Überlebenszeit und sind daher anzuraten.
Behandelnde Ärzt*innen sollten ihre Patient*innen sensibel, aber ehrlich und deutlich über ihre Erkrankung aufklären und über mögliche Behandlungswege beraten.
Die Auseinandersetzung der Betroffenen, v. a. in einem späteren Krankheitsstadium, mit Sterben und Tod sollte berücksichtigt werden.

Die Auseinandersetzung mit Sterben und Tod ist für alle behandelnden Ärzt*innen eine menschliche Herausforderung.

Wichtig für die Behandlung ist die **Kenntnis der Sterbephasen,** die von Elisabeth Kübler-Ross in die Medizin eingeführt wurden (→ Kap. 3). Diese sind:
- Nicht-wahrhaben-Wollen und Isolierung
- Zorn
- Verhandeln
- Depression
- Zustimmung

Die Phasen folgen nicht zwangsläufig aufeinander und nicht alle Patient*innen durchlaufen alle Phasen, aber die Kenntnis ist hilfreich, um die Krebspatient*innen in ihrer derzeitigen Stimmung jeweils zu verstehen!
Im Rahmen einer psychosomatischen Grundversorgung können behandelnde Ärzt*innen Bewältigungsstrategien und Entspannungsprogramme vermitteln. Da, wie oben beschrieben, auch die Angehörigen einer psychischen Belastungssituation gegenüberstehen, sollten Unterstützungsmöglichkeiten aufgezeigt werden.

Psychoonkologische Interventionen
- Psychoedukative Interventionen
- Entspannungsverfahren
- Psychosoziale Beratung
- Musiktherapie
- Künstlerische Therapien
- Ergotherapie
- Yoga, Massagen
- Ausdauersport

Bei Patient*innen mit psychischen Komorbiditäten
- Psychotherapeutische Einzelinterventionen
- Psychotherapeutische Gruppeninterventionen
- Psychotherapeutische Paarinterventionen
- Psychopharmakologische Therapie (z. B. Antidepressiva)

Exkurs: Patientenzentrierte Kommunikation

Ziel ist es dabei, Patient*innen in ihrer aktuellen körperlichen und emotionalen Verfassung, ihre persönlichen Werte und Bedürfnisse wahrzunehmen und dabei ihre eigene Handlungs- und Entscheidungsfähigkeit zu fördern.
Eine patientenzentrierte Kommunikation sollte sich an den nachfolgenden Grundprinzipien orientieren:
- Gewährleistung einer atmosphärisch angemessenen und ungestörten Umgebung
- Aufbau einer tragfähigen Beziehung zu den Patient*innen
- Aktives Zuhören
- Direktes und einfühlsames Ansprechen schwieriger Themen
- Vermittlung von bedeutsamen Informationen in einer patientennahen Sprache (Vermeidung von medizinischem Fachvokabular!), aufrichtig sein und gleichzeitig Raum für realistische Hoffnung lassen
- Verwendung von Strategien, um das Verständnis zu verbessern (Wiederholung, Zusammenfassung wichtiger Informationen, Nutzung von Grafiken etc.)
- Ermutigung, Fragen zu stellen wie auch Gefühle auszudrücken
- Einbeziehung von Angehörigen oder Bezugspersonen in Abhängigkeit vom Wunsch der Patient*innen
- Anbieten weiterführender Hilfen

Transplantation

Das am häufigsten transplantierte Organ ist die Niere (75 % der Transplantationen), gefolgt von Leber und Herz. Die Transplantation ist eine intensivmedizinische Maßnahme, die bei Betroffenen eine gewisse körperliche und psychische Stabilität voraussetzt. Die Information, dass eine Transplantation für das Überleben erforderlich ist, kann bei einem Menschen verschiedene und vom Zeitverlauf abhängige Gefühle wie Angst, Hoffnung auf ein Organ, Schuld- und Schamgefühle gegenüber der Spenderin oder depressive Symptome hervorrufen. Man kann den Verlauf einer Transplantation in sechs Phasen einteilen (→ Tab. 26.1).

Tab. 26.1 Die sechs Phasen der Transplantation

1. Phase der Mitteilung	Angst, depressive Verstimmung → Schock → Verleugnung
2. Phase der Empfängerauswahl	Patient*innen müssen von der Transplantation profitieren, soziale stabile Integration wichtig.
3. Phase der Wartezeit	Oft schwerste Zeit für Patient*innen und Angehörige, mit der Befürchtung, nicht mehr „rechtzeitig“ ein Organ zu erhalten
4. Phase: kurz nach der Transplantation	Bei etwa 50 % delirante Durchgangssyndrome, medizinische Komplikationen (Abstoßung), Konzentration auf das Überleben
5. Phase: längere Zeit nach der Transplantation	Evtl. treten plötzlich Ängste und Depressionen als posttraumatische Reaktionen auf.
6. Phase: poststationär	Alltagskonflikte müssen wieder bewältigt werden, was öfter schwieriger ist als zuvor; Nebenwirkungen der Immunsuppressiva (Gewichtszunahme, vermehrte Behaarung).

Eine Transplantation ist rechtlich durch das Transplantationsgesetz (TPG) geregelt. Aufgrund der in Deutschland geringen Bereitschaft zur Organspende nach festgestelltem Tod werden v. a. bei Familienmitgliedern auch zunehmend Lebendspenden vorgenommen. Am häufigsten sind hier Nierentransplantationen von Eltern dialysepflichtiger Kinder und die Transplantation eines Leberteilresektats von einem Familienmitglied. Bei entsprechender Gewebeverträglichkeit (Histokompatibilität) kann seit 1997 eine Lebendspende von „Verwandten ersten und zweiten Grades, Ehegatten, Verlobten oder anderen Personen, die der Patientin in besonderer persönlicher Verbundenheit offenkundig nahestehen“ vorgenommen werden.
Aus dieser Situation heraus sind verschiedene ethische Konfliktsituationen denkbar, wie eine angebliche Spendewilligkeit aus anderen Beweggründen. Das TPG schreibt daher eine psychosomatische Evaluation sowie eine Untersuchung und Aufklärung Spendewilliger durch zwei unabhängige Ärzt*innen vor.

Zusammenfassung

- Die Psychoonkologie beschäftigt sich mit dem Einfluss psychosozialer Faktoren auf die Entstehung, den Verlauf und die Bewältigung (Coping) einer Krebserkrankung. Die ursächliche Beeinflussung psychosozialer Faktoren bei der Karzinogenese kann bisher nur vermutet werden. Hingegen gibt es eindeutige Hinweise auf einen Zusammenhang zwischen psychosozialer Stabilität, positiven Coping-Strategien und dem Krankheitsverlauf.
- Bei der Krebsbehandlung steht immer die subjektive Lebensqualität der Betroffenen im Mittelpunkt.
- Eine Organtransplantation ist ein körperlich und seelisch belastendes Ereignis für die Empfänger*innen (und bei Lebendspenden auch für die Spender*innen). Psychosoziale und ethische Dimensionen sollten hier in jedem Fall mit berücksichtigt werden.

Psychotherapie – eine Definition

Die Psychotherapie ist eine Krankenbehandlung bei **seelisch bedingten Krankheiten,** Beschwerden oder Störungen im Rahmen des öffentlichen Gesundheitswesens.
Sie nimmt Bezug auf theoretisch begründete und **empirisch gesicherte Theorien** zur Entstehung, Heilung und Behandlung von psychisch bedingten Krankheiten und Störungen und wird unter Zuhilfenahme **qualifizierter Diagnostik** und Differenzialindikation mittels **wissenschaftlich begründeter psychotherapeutischer Verfahren** durchgeführt.

Überblick

In Deutschland werden zurzeit die Kosten für folgende ambulante Psychotherapieverfahren von den gesetzlichen Krankenkassen übernommen:
- Tiefenpsychologisch fundierte Therapie (TFP)
- Analytische Psychotherapie
- Verhaltenstherapie
- Systemische Therapie (seit 2020)
- Bestimmte Entspannungsverfahren

Andere Verfahren wie die Interpersonelle Psychotherapie (IPT) oder die Gesprächspsychotherapie (GPT) sowie diverse Körperpsychotherapien etc. müssen ambulant selbst gezahlt werden. Sie werden jedoch in psychosomatischen oder psychiatrischen Kliniken im Rahmen umfassender Behandlungsprogramme eingesetzt. Die Anerkennung der Psychotherapieverfahren beruht auf dem Vorliegen wissenschaftlich gesicherter Therapiestudien, die bei den nicht übernommenen Therapieverfahren bisher noch nicht vorgelegt werden konnten.

> TFP, analytische Psychotherapie, Verhaltenstherapie und systemische Therapie werden von den gesetzlichen Krankenkassen als ambulante Therapien bezahlt.

1999 wurde das **„Psychotherapeuten-Gesetz"** verabschiedet, welches die Berufsbezeichnung „Psychotherapeutin" gesetzlich festlegt und definiert. Psychotherapeutisch arbeiten können demnach nur **Ärztinnen** und **Psychologinnen,** die eine gesetzlich geregelte Ausbildung (3 Jahre in Vollzeit oder 5 Jahre in Teilzeit) an dazu ermächtigten Weiterbildungsstätten absolvieren. Die Ausbildung zur Psychotherapeutin ist eine mehrjährige Weiterbildung, die je nach „Therapieschule" 600–650 h Theorie, praktische Ausbildung, Selbsterfahrung und Supervision durch erfahrene Psychotherapeutinnen beinhaltet. Nach Abschluss erhalten sie eine **Approbation** und eine (bedarfsabhängige) Kassenzulassung. Auch Psychologinnen sind somit Mitglieder der regionalen kassenärztlichen Vereinigungen und folglich den ärztlichen Psychotherapeutinnen gleichgestellt. In der Kinder- und Jugendlichentherapie ist diese Ausbildung auch für Pädagoginnen und Sozialpädagoginnen mit einer damit verbundenen „ärztlichen Approbation" möglich.
Es gibt drei Möglichkeiten der **Weiterbildung für Ärztinnen in Psychotherapie:**
- Weiterbildung zur **Fachärztin für Psychiatrie und Psychotherapie:** 5-jährige Teilnahme an entsprechenden Curricula innerhalb und außerhalb der psychiatrischen Institutionen
- Weiterbildung zur **Fachärztin für Psychosomatische Medizin und Psychotherapie:** mindestens 3-jährige Weiterbildung in Psychosomatik und Psychotherapie, zusätzlich 1 Jahr Psychiatrie und 1 Jahr innere Medizin, Selbsterfahrung außerhalb der weiterbildungsermächtigten Institution
- Weiterbildung zum Erwerb der **Zusatzbezeichnung „Fachgebundene Psychotherapie"** oder **„Psychoanalyse":** steht allen Fachärztinnen offen, berufsbegleitendes 3- bis 5-jähriges Curriculum

Zudem können alle Ärztinnen eine Weiterbildung in der **„Psychosomatischen Grundversorgung"** mit einem ca. 80-stündigen Curriculum durchlaufen, das sie befähigen soll, Verknüpfungen zwischen psychischen und somatischen Krankheitsanteilen vor einem psychosozialen Krankheitshintergrund mit zu erkennen und bei der Therapieplanung zu berücksichtigen. Dies ist jedoch keine „Richtlinienpsychotherapie". Darüber hinaus können praktizierende Ärztinnen in **Balint-Gruppen** Probleme im Umgang mit und in der Beziehung zu ihren Patienten erkennen, gemeinsam im Austausch mit Kolleginnen erarbeiten und so eine gewisse psychotherapeutische Kompetenz erwerben. Meist besteht eine solche Gruppe aus ca. zehn Ärztinnen und einer speziell ausgebildeten Leiterin, die sich regelmäßig und in der Regel über einen Zeitraum von mehreren Jahren treffen. Etwa 10 % aller klinisch tätigen Ärztinnen nehmen an solchen Balint-Gruppen bzw. Qualitätszirkeln teil.

Fakten und Zahlen

In Deutschland sind zurzeit (Stand 2021) 6.173 ärztliche Psychotherapeutinnen sowie 31.308 psychologische Psychotherapeutinnen in der vertragsärztlichen ambulanten Versorgung tätig. Zudem arbeiten ca. 1.031 ärztliche Psychotherapeutinnen im stationären Bereich. Sie versorgen etwa 1,5 Mio. gesetzlich Versicherte.
Im Jahr 2017 wurden die Psychotherapeutische Sprechstunde und die Psychotherapeutische Akutbehandlung eingeführt. Hierdurch hat sich die durchschnittliche Wartezeit bis zu einem Erstkontakt bei einer Psychotherapeutin von ca. 12,5 auf ca. 5,7 Wochen verringert. Bis zum tatsächlichen Beginn einer ambulanten Psychotherapie dauert es im bundesweiten Durchschnitt ca. 19,9 Wochen.
Ambulante Therapien können einen Rahmen von ca. 25 h (verhaltenstherapeutische Kurzzeittherapie) bis zu 300 h (psychoanalytische Langzeittherapie) umfassen. In Deutschland stehen für erwachsene Patient*innen rund 70.000 **stationäre, psychiatrische oder psychosomatische Behandlungsplätze** zur Verfügung. Die meisten stationären Behandlungsplätze finden sich in psychiatrischen Fachkliniken. Insgesamt arbeiten rund 7.000 Psychotherapeutinnen in Krankenhäusern und Rehabilitationseinrichtungen. Zusätzlich werden Psychotherapien in sozialen Beratungsstellen (v. a. Ehe-, Paar- und Familientherapie), Ambulanzen und Tageskliniken angeboten.
Aktuell (Stand 2019) sind in Deutschland jedes Jahr etwa 27,8 % der erwachsenen Bevölkerung von einer psychischen Erkrankung betroffen. Das entspricht rund 17,8 Mio. betroffenen Personen, von denen sich pro Jahr nur 18,9 % in Behandlung begeben. Verdrängung und Angst vor Stigmatisierung sind u. a. die Ursachen für diese erschreckenden Zahlen. Von denjenigen Patient*innen, bei denen z. B. durch die Hausärztin eine psychische Störung diagnostiziert wird, sind wiederum nur ca. 60 % motiviert, eine Psychotherapie in Anspruch zu nehmen.
→ Tab. 27.1 zeigt die häufigsten psychischen Störungen, mit denen Patient*innen ihre Häusärztin, meist die erste Anlaufstelle, aufsuchen.
Insgesamt sind Frauen häufiger von psychischen Erkrankungen betroffen als Männer; eine Ausnahme bilden die Suchterkrankungen. Angststörungen und somatoforme Störungen kommen bei Frauen sogar doppelt so häufig vor wie bei Männern.

Tab. 27.1 Mittlere Anzahl der Ausfallstage pro Monat für verschiedene Erkrankungsgruppen im Vergleich zur Gruppe ohne psychische Störungen und ohne körperliche Erkrankungen (RKI, 2004)

Zustand	Ausfalltage pro Monat	
	Männer	Frauen
Keine psychische Störung	0,9	0,6
Keine körperliche Erkrankung	0,6	0,7
Erkrankung		
Kardiovaskuläre Erkrankungen	1,8	1,4
Diabetes	3,5	2,1
Magen-, Darmerkrankungen	2,3	2,3
Alkoholabhängigkeit	1,2	1,3
Major Depression	2,1	1,8
Spezifische Phobie	4,2	2,6
Agoraphobie	4,2	2,8
Generalisierte Angst	4,6	2,3
Panikstörung	4,6	3,6
Soziale Phobie	6,9	1,9

Allgemeines

Das erste eigentliche Psychotherapieverfahren entwickelte **Sigmund Freud** Ende des 19. Jahrhunderts, seine sog. Redekur – die Psychoanalyse auf der Basis von bis dahin bereits angewendeter Hypnotherapie (Charcot). Seitdem hat sich die Psychotherapie in viele verschiedene Richtungen und **„Schulen"** entwickelt.

Natürlich sind Art und Schwere der Erkrankung ausschlaggebend dafür, wo der Behandlungsschwerpunkt liegt. In der **Psychosomatik** spielt die Psychotherapie allerdings die ausschlaggebende Rolle. Es gibt jedoch mehrere Arten, die sich inhaltlich unterscheiden lassen:

- „Zudeckende", stützend-„supportive" Psychotherapie
- „Aufdeckende" Psychotherapieverfahren (beides tiefenpsychologisch fundiert oder psychodynamisch genannt)
- Experimentell-lernpsychologische Therapieverfahren (Verhaltenstherapie)

Um eine Psychotherapie erfolgreich durchführen zu können, muss auf Patientenseite eine ausreichende **Therapiemotivation** vorliegen. Dies entspricht in vielen Fällen dem tatsächlichen **„Leidensdruck"** der Patient*innen. Ein Mindestmaß an **Konfliktbereitschaft** bzw. eine gewisse Frustrationstoleranz müssen ebenfalls gegeben sein. Die Fähigkeit zur Einsicht **(Introspektionsfähigkeit)** und zur kritischen Selbstprüfung **(Reflexionsfähigkeit)** sowie Ausdauer und **Beziehungsfähigkeit** sind weitere Voraussetzungen, um einen konstruktiven Therapieverlauf gewährleisten zu können.

Ungünstig für den Erfolg einer Psychotherapie sind **Komorbiditäten, Abhängigkeit** und **mangelnde Frustrationstoleranz.** Erfahren Patient*innen durch ihre Erkrankung oder vermeintlich „körperlichen" Symptome einen **sekundären Krankheitsgewinn,** z. B. in Form von Mitleid, Zuwendung oder sozialen Vorteilen wie Arbeitsunfähigkeit oder Rentenanspruch, kann dies den Therapieverlauf negativ beeinflussen.

Auf Therapeutenseite müssen ebenfalls gewisse Voraussetzungen gewährleistet sein. So spielen im Verhalten gegenüber Patient*innen **wertfreies Akzeptieren** der Person, **Empathie, Zuwendung** und **Echtheit (Authentizität)** des Verhaltens eine wichtige Rolle (→ Kap. 30).

Allgemein gelten folgende Erkrankungen als Indikationen für eine Psychotherapie:

- Psychogene, psychoreaktive, „neurotische" Störungen (Angsterkrankungen, Zwangsstörungen, Phobien, Depressionen)
- Funktionelle, psychosomatische Störungen (somatoforme Störungen)
- Organische Erkrankungen mit sekundären psychischen Veränderungen (somatopsychische Störungen)
- Persönlichkeitsstörungen
- Suchterkrankungen und Essstörungen

Zusammenfassung

- Definition der Psychotherapie: Die Psychotherapie ist eine Krankenbehandlung, die bei seelisch bedingten Krankheiten auf dem Boden empirisch gesicherter Theorien mittels wissenschaftlich begründeter psychotherapeutischer Verfahren durchgeführt wird.
- Auf dem Boden des Psychotherapeuten-Gesetzes können nur Ärzte und Psychologen, die eine gesetzlich geregelte mehrjährige Ausbildung absolviert haben, psychotherapeutisch arbeiten.
- Zurzeit werden in Deutschland von den gesetzichen Krankenkassen die TFP, die analytische Psychotherapie, die Verhaltenstherapie und die systemische Therapie als ambulante Therapien bezahlt.
- Psychische Erkrankungen sind häufig. So erkrankt in Deutschland etwa jede*r dritte Erwachsene an einer psychischen Störung. Aus eigener Initiative suchen jedoch nur 18,9 % eine ärztliche Behandlung auf. Hausärzt*innen sind für die meisten Patient*innen die erste Anlaufstelle.

Psychodynamische Psychotherapieverfahren

Definition

Die heutigen **psychodynamischen Therapieverfahren** umfassen zwar verschiedene Therapierichtungen und „Schulen", basieren jedoch nach wie vor auf den Erkenntnissen Sigmund Freuds (s. u.). Neurosen entstehen demnach durch eine Reaktivierung ungelöster, **verdrängter frühkindlicher Konflikte,** ausgelöst durch eine „Versuchungs- und Versagenssituation" (→ Kap. 5). Die psychodynamische Behandlung strebt Konfliktbearbeitung und -bewältigung an und führt so letztendlich zu einer **Nachreifung der Persönlichkeit.**

Anspruch der psychodynamischen Therapieverfahren ist es, nicht nur die Symptome, sondern auch die Störung selbst zu behandeln, frei nach dem Credo: „Erkenne dich selbst!"

Ursprung

Ihren Ursprung haben die psychodynamischen Therapieverfahren in der von **Sigmund Freud** (1856–1939) Ende des 19. Jahrhunderts entwickelten klassischen „Redekur". Mithilfe dieser Behandlung, in der Patient*innen, auf der berühmten Couch (→ Abb. 28.1) liegend, **„freie Assoziationen"** äußern sollten, wollte Freud unbewusste **Triebkonflikte** reaktivieren und anschließend deuten. Inzwischen haben sich aus dieser Methode verschiedene Therapieverfahren entwickelt. Gemeinsam ist allen jedoch die Wende von Triebkonflikten zu **Beziehungsmustern** und **-konflikten** als Ursache psychischer Störungen. Probleme des **Selbstwertgefühls** und in den Interaktionen der Patient*innen spielen ebenfalls eine wichtige Rolle bei der Entstehung psychischer Erkrankungen. Die verschiedenen psychodynamischen Behandlungsverfahren stützen sich heute außerdem zunehmend auf die Erkenntnisse der **Säuglingsforschung** (der Säugling als kommunizierendes und soziales Wesen), der Bindungstheorie (J. Bowlby) und der modernen Neurowissenschaften (Gehirnforschung). Die **Bindungstheorie** besagt, dass Bindungsstile hauptsächlich in der frühen Kindheit durch die Beziehung zur Mutter geprägt werden und Bindungsstörungen als Grundlagen seelischer Störungen anzusehen sind. Die modernen **Neurowissenschaften** weisen wesentliche Prägungen neuronaler Netzwerke ebenfalls in der frühen Kindheit auf.

Grundannahme

Psychodynamische Behandlungsverfahren gehen von mehreren Grundannahmen aus, z. B.:

- Psychologie des Unbewussten, also der Annahme, dass psychische Störungen und bestimmte körperliche Symptome aus unbewussten, verdrängten Konflikten entstehen, die reaktiviert werden. Symptome entsprechen Lösungsversuchen bzw. misslungenen Verarbeitungsversuchen dieser Konflikte (**Konfliktmodell,** → Kap. 5). Entwicklungsdefizite (**Defizitmodell**) und traumatische Erlebnisse (**Traumamodell**) spielen zusätzliche Rollen.
- Persönlichkeitsmodell nach S. Freud (→ Kap. 5)
- Psychoanalytische Entwicklungstheorie (→ Kap. 4)
- Verschiedene Abwehrmechanismen (→ Kap. 5)
- Konflikt-, Selbst- und Objektpsychologie (→ Kap. 5)
- Theorie der Übertragung und Gegenübertragung sowie Analyse dieser Phänomene (s. u.)

Modelle

Modell der Übertragung und Gegenübertragung Die Theorie der Übertragung und Gegenübertragung spielt eine zentrale Rolle für die psychodynamischen Behandlungsverfahren. In der Kommunikation jeder menschlichen Interaktion findet ebenso wie in der Therapie automatisch eine Übertragung vonseiten der Patient*in statt, indem diese unbewusst Erwartungen an den Therapeuten richtet, die aus Erfahrungen mit früheren Bezugspersonen stammen. Es ist Aufgabe des Therapeuten, diese **Übertragung** zu erkennen und gezielt mit ihr zu arbeiten, z. B. indem er die in ihn

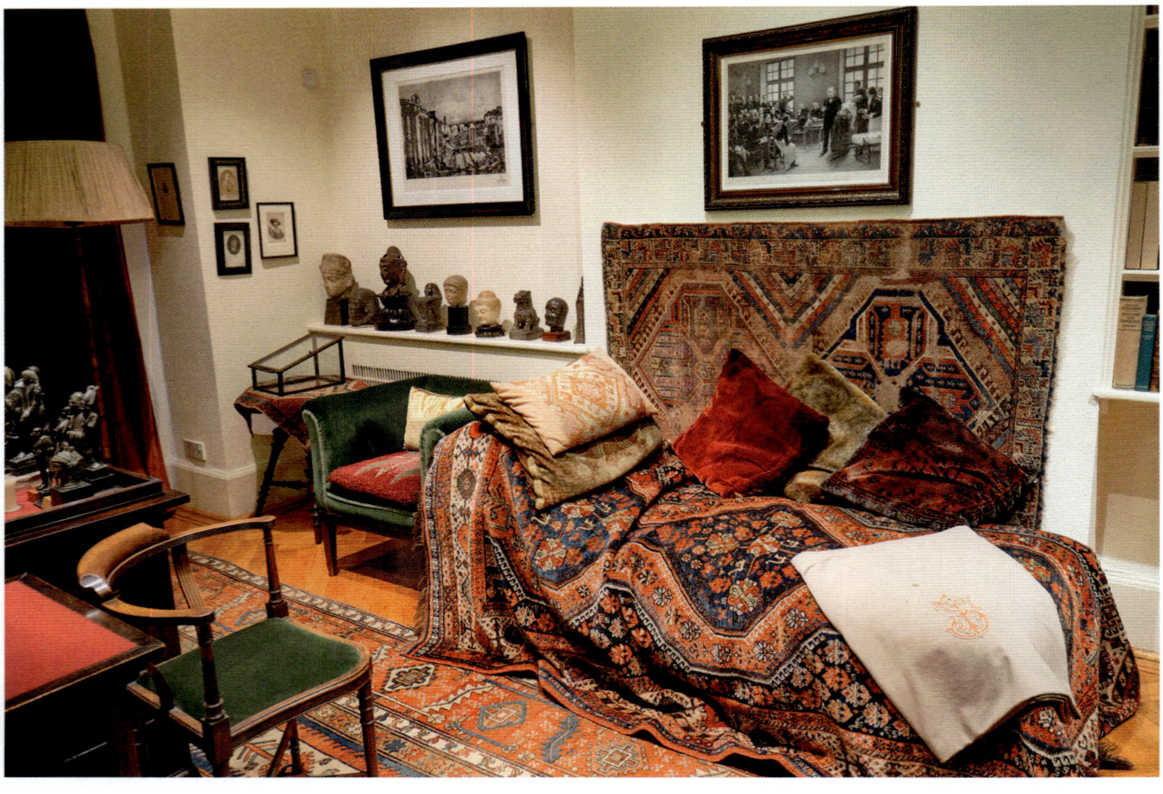

Abb. 28.1 Die berühmte Couch von Sigmund Freud in seinem Haus in London [J810-006]

Tab. 28.1 Übersicht der verschiedenen psychoanalytischen Behandlungsverfahren

	Klassische Psychoanalyse	Analytische Psychotherapie	Tiefenpsychologisch fundierte Psychotherapie
Frequenz	3–4 pro Woche, unbegrenzt	2–3 pro Woche, ca. 200–300 h	1–2 pro Woche, ca. 25–80 h
Setting	Couch-Sessel-Arrangement	Couch-Sessel-Arrangement	Face-to-face-Arrangement
Dauer	2–4 Jahre	2–3 Jahre	1–3 Jahre
Ziele	Umstrukturierung der Persönlichkeit	Strukturelle Veränderungen	Reifere Verarbeitungen und Manifestationen unbewusster Konflikte in aktuellen Lebensumständen

hineinprojizierte Vaterrolle (bzw. Mutter-, Geschwister-, Partner- oder Freundesrolle) annimmt, um aus dieser Position unbewusstes Material zu aktivieren.
Auch die **Gegenübertragung,** also die Gefühle und Einstellungen, die eine Patientin beim Therapeuten auslöst, kann dieser gezielt für die therapeutische Arbeit nutzen und z. B. zur Diagnostik verwenden.
Strukturmodell der Seele Freud postulierte die drei Instanzen der Persönlichkeit: das **Es,** welches Triebimpulse beinhaltet, das **Ich,** welches eine Entscheidungsinstanz nach dem Realitätsprinzip darstellt, und das **Über-Ich,** die sog. moralische und elterliche Instanz (→ Kap. 5).
Stufenmodell psychosozialer Entwicklung Freud beschrieb die Entwicklung der menschlichen Grundbedürfnisse in mehreren Entwicklungsphasen, die jeder Mensch durchläuft. Traumatisierungen in den einzelnen Phasen führen zu phasenspezifischen neurotischen Störungen. Es wird von folgenden Phasen ausgegangen (→ Kap. 4):

- Oral-sensorische Phase (1. Lj.)
- Anal-muskuläre Phase (2. und 3. Lj.)
- Phallisch-ödipale Phase (4. und 5. Lj.)
- Latenzphase (6. Lj. bis Pubertät)
- Pubertät und Adoleszenz

Techniken/Methoden

Den psychodynamischen Behandlungsverfahren können heute drei Verfahrensgruppen zugeteilt werden:

- Klassische Psychoanalyse
- Analytische Psychotherapie
- Psychodynamische Psychotherapie (TFP)

Diese Gruppen unterscheiden sich nach Therapiedauer, Behandlungsfrequenz, Art des Behandlungssettings, Behandlungszielen und Merkmalen der psychotherapeutischen Technik (→ Tab. 28.1).

Klassische Psychoanalyse

Die klassische Psychoanalyse, wie sie von **Sigmund Freud,** von der Erkrankung der **Hysterie** ausgehend, entwickelt wurde, will die unbewusste Persönlichkeit, ihre Konflikte und deren lebensgeschichtliche Verarbeitung erforschen und dem bewussten **Ich** (Persönlichkeitsmodell nach Freud, → Kap. 5) der Patient*innen verfügbar machen. Unbewusst gewordene **konflikthafte Beziehungserfahrungen** werden von Betroffenen emotional und lebendig in der gegenwärtigen therapeutischen Beziehung inszeniert. Hierbei kommt es zu einer **Wiederbelebung infantiler Gefühle (Regression)** gegenüber primären Bezugspersonen (insbesondere den Eltern) und einer **Übertragung** dieser Gefühle auf den Analytiker. Zudem können sich unbewusste Widerstände gegen die Wahrnehmung des zuvor verdrängten Materials und den Therapeuten entwickeln. Die Bearbeitung dieser Widerstände im Rahmen der **Widerstandsanalyse** spielt in der Therapie eine wichtige Rolle.

> **Widerstands- und Übertragungsanalyse** sind die Kernelemente der klassischen Psychoanalyse.

Ehemals verdrängte Probleme müssen in verschiedenen Alltagssituationen durchgearbeitet und ihre Bewältigung geübt werden, um neue Erfahrungen in die Persönlichkeit integrieren zu können.
Ziele der Behandlung sind die **Auflösung** entstandener **Übertragungsneurosen** (Neurosen, die nach Freud in der Lage wären, die sog. Übertragung in der Therapie auszubilden: Hysterie, phobische Neurosen, neurotische Depression, Zwangsneurosen) und letztendlich eine strukturelle und **dauerhafte Umstrukturierung der Persönlichkeit** der Patient*innen.

Das klassische Behandlungssetting besteht aus einem Couch- (manchmal auch Sessel-) Arrangement. Die Position des Analytikers außerhalb des Blickfelds der Patient*innen soll deren **freie Assoziation** fördern, eine entspannte Situation herstellen und dem Analytiker eine **gleichschwebende Aufmerksamkeit** erleichtern.
Zu Beginn der analytischen Behandlung dient die sog. **tiefenpsychologische Anamnese** bzw. das **psychoanalytische Erstinterview** als diagnostisches und prognostisches Instrument. Hierbei wird im Besonderen auf die biografischen Daten, ihren subjektiven Zusammenhang, Beziehungsaspekte und deren Dynamik (Übertragung, Gegenübertragung, Widerstand) geachtet. Gleichzeitig wird ein **Arbeitsbündnis** zwischen Patient*in und Therapeut*in gebildet. Für den Analytiker gilt, dass er eigene Meinungen nicht äußert und außerhalb der Therapie keinen Kontakt zu Patient*innen oder Angehörigen unterhält **(Abstinenzregel).** Laut Freud soll der Analytiker eine **„Spiegelhaltung"** einnehmen, also undurchsichtig für die Patient*innen sein und nur das widerspiegeln, was ihm geboten wird. Die Hauptaktivität des Analytikers besteht in der **Deutung** der freien Assoziationen, des Widerstands und der Übertragungen der Patient*innen.

Analytische Psychotherapie

Die analytische Psychotherapie wurde durch Freuds Schüler **C. G. Jung** aus der klassischen Psychoanalyse abgeleitet und wird heute in unterschiedlichen Verfahren unabhängig von der speziellen Psychoanalyse Jungs angewandt:
Langzeittherapie Die analytische Langzeittherapie stellt eine Einzelbehandlung dar, bei der sich im Vergleich zur klassischen Psychoanalyse Patientin und Therapeut gegenübersitzen und die alltäglichen Konflikte der Patientin stärker in die Therapie mit

einbezogen werden. Gesellschaftliche Beziehungen, Lebensstilanalyse, produktives Gestalten und Symboldeutung spielen u. a. eine wichtige Rolle. Patient*innen sollen ihre inneren produktiven Kräfte im Sinne eines Nachreifungsprozesses mobilisieren.

Kurztherapie Die Kurztherapie spielt insbesondere bei **Kriseninterventionen** eine Rolle mit dem Ziel der raschen Unterstützung und **emotionalen Entlastung** (stützender Therapieansatz) der Patient*innen. Als Therapieprinzipien gelten rasche Verfügbarkeit, Begrenzung der Therapieziele, kurze Therapiedauer und das Verbleiben im Hier und Jetzt. Zu den Behandlungstechniken gehören Stützen, Beraten, Klären und Konfrontieren. Die Dauer der Behandlung beträgt ca. 25–40 h. Im Anschluss an eine Kurzzeittherapie muss geprüft werden, ob die Patient*innen einer weiteren (ambulanten) Langzeittherapie oder sonstiger sozialer Unterstützung bedürfen.

Fokaltherapie Bei der Fokaltherapie dreht sich die Behandlung fast ausschließlich um einen bestimmten, vorher **genau definierten Konflikt** (z. B. Partnerschaftskrise), es wird also unter Aussparung weiter greifender Konfliktthemen ein Fokus festgelegt. Die Behandlungsdauer umfasst etwa 15–40 Sitzungen.

Analytische Gruppentherapie Im Rahmen der analytischen Gruppentherapie werden gezielt Interaktionen zwischen einzelnen Gruppenmitgliedern untereinander sowie zwischen der Gruppe und dem Therapeuten beobachtet und interpretiert. Es soll ein produktiver Gruppenprozess in Gang gesetzt werden, um auf entstehende Übertragungen, Gegenübertragungen und Widerstände eingehen zu können und mit ihnen zu arbeiten.

Die **Gruppe** an sich stellt zudem ein wichtiges therapeutisches Werkzeug dar und kann verschiedene psychotherapeutische Aufgaben übernehmen. So kann sie z. B. einen supportiven Einfluss auf die Patientin haben und ihr Hoffnung vermitteln, wie auch umgekehrt die Patientin altruistisch wirken und so ihr Selbstwertgefühl steigern kann. Die Patientin kann durch die Gruppe wichtige Rückmeldungen erhalten und anhand der Modellfunktion anderer Gruppenteilnehmer positive Verhaltensweisen übernehmen. Häufig ist auch die Einsicht bezüglich eigener Konflikte in der Gruppe leichter zu erlangen als in der Einzeltherapie.

In diese Verfahren sind Ansätze aus Nachbarwissenschaften wie der Sozialpsychologie und der Soziologie eingegangen.

Ziele der analytischen Psychotherapie sind die strukturelle Veränderung der Patient*innen, die Auflösung pathologischer Konflikte und das Anstreben reiferer Konfliktlösungen.

Tiefenpsychologisch fundierte Psychotherapie (TFP)/psychodynamische Therapie

Die TFP fasst folgende Behandlungsverfahren zusammen:

- **TFP von mittlerer Dauer (Kurztherapie, Gestalttherapie):** Bei dieser Therapie stehen unbewusste **aktuelle** Konflikte im Mittelpunkt der therapeutischen Arbeit. Übertragungs- und Widerstandsanalysen sollten sich möglichst nur auf den umschriebenen Konflikt beziehen, und regressiven Tendenzen der Patient*innen sollte entgegengesteuert werden. Die Therapiedauer umfasst 25–40 Sitzungen.
- **Supportive Psychotherapie:** Diese Therapieform entspricht einer stützenden, „zudeckenden" Behandlung im Rahmen einer Kurzpsychotherapie. Die Anteilnahme und der Zuspruch des Therapeuten spielen hier eine wichtigere Rolle als „aufdeckendes" therapeutisches Arbeiten. Patient*innen sollen vorrangig stabilisiert und entlastet werden.
- Tiefenpsychologisch fundierte und psychoanalytisch-interaktionelle Gruppentherapie
- Andere Verfahren mit geringfügigen Unterschieden

Die in der Gegenwart und im alltäglichen Lebensumfeld der Patientin auftretenden abgeleiteten Konflikte und Manifestationen von Entwicklungsstörungen, insbesondere aus ihren **aktuellen interpersonellen Beziehungen** heraus, werden vom Psychotherapeuten bearbeitet und gedeutet. Insgesamt spielt dieser eine aktivere und strukturiertere Rolle als in der Psychoanalyse, eine **stützende Behandlungstechnik** ist wichtig. Die klassischen psychoanalytischen Phänomene wie Übertragung und Widerstand sind zu vernachlässigen.

Das Behandlungssetting besteht am häufigsten aus einem Face-to-face-Arrangement.

Ziele der psychodynamischen Therapie sind die Symptomverringerung und -auflösung, keine Veränderung der Gesamtpersönlichkeitsstruktur wie in der Psychoanalyse. Im Vergleich dazu werden Regression oder Übertragungsneurosen in dieser Therapieform begrenzt. Es geht eher darum, unbewusste Übertragungen in der therapeutischen Beziehung bewusst zu erleben und auf Beziehungen im Alltag zu übertragen. So kann die Patientin aus der Beziehung zum Therapeuten neue, korrektive emotionale Erfahrungen sammeln.

Indikationen

Klassische Psychoanalyse Die Indikation stellt sich bei neurotischen Erkrankungen, insbesondere „Symptomneurosen" und den PS.

Voraussetzung für eine Psychoanalyse sind ausgeprägter Leidensdruck, hohe Therapiemotivation, ausreichende Introspektionsfähigkeit und Ich-Stärke.

Es erfordert breite klinische Erfahrungen, um beurteilen zu können, in welchen Fällen eine klassische Psychoanalyse hilfreich und unter welchen Umständen sie auch schädlich sein kann. In universitären Psychotherapieambulanzen werden in ca. 2–5 % Indikationen für eine solche Form von Psychotherapie gestellt.

Analytische Psychotherapie Sie wird bei Patient*innen angewandt, bei denen ein akutes Krankheitsgeschehen als Folge eines umschriebenen unbewussten Konflikts vorliegt. Solche umschriebenen unbewussten Konflikte sind z. B. Trennungssituationen, die zur Aktualisierung früherer traumatischer Trennungserfahrungen führen, so mobilisiert werden und in depressiven Verarbeitungen resultieren.

Die analytische Psychotherapie verlangt eine relativ stabile Persönlichkeitsstruktur der Patient*innen.

TFP Sie ist bei Patient*innen indiziert, bei denen eine Umstrukturierung der Persönlichkeit (klassische Psychoanalyse) während der Behandlung nicht erforderlich oder nicht möglich ist. Sie ist daher zum einen bei Patient*innen mit umschriebenen Problemen, zum anderen aber auch bei Patient*innen mit schweren PS und chronifizierten neurotischen Beeinträchtigungen anwendbar. Patient*innen mit psychotischen Episoden können ebenfalls profitieren.

Zusammenfassung

- Die psychoanalytischen Therapieverfahren streben Konfliktbearbeitung unbewusster intrapsychischer Konflikte an und führen so letztendlich zu einer Nachreifung der Persönlichkeit. Ihren Ursprung haben sie in der von Sigmund Freud entwickelten klassischen „Redekur".
- In ihren Grundannahmen stützen sich die psychoanalytischen Behandlungen u. a. auf das Modell der Übertragung und Gegenübertragung, das Strukturmodell der Seele und das Stufenmodell psychosozialer Entwicklung.
- Es gibt heute drei Verfahrensgruppen psychoanalytischer Behandlungen:
  - Klassische Psychoanalyse, deren Kernelemente Übertragungs- und Widerstandsanalysen sind, möchte eine Wiederbelebung infantiler Gefühle (Regression) zur therapeutischen Nutzung bewirken. Ziel ist eine dauerhafte Umstrukturierung der Persönlichkeit. Die Frequenz beträgt 3–4 pro Woche in einem Couch-Sessel-Arrangement über einen Zeitraum von mehreren Jahren.
  - Analytische Psychotherapie kommt in Form von Langzeittherapie, Kriseninterventionen oder Gruppentherapien zum Einsatz. Ihr Ziel ist, strukturelle Veränderungen bei Patient*innen in einem Rahmen von 2–3 h pro Woche über 2–3 Jahre zu bewirken.
  - Psychodynamische (tiefenpsychologisch fundierte) Psychotherapie fokussiert auf aktuelle interpersonelle Beziehungen mit dem Ziel einer reiferen Verarbeitung unbewusster Konflikte in aktuellen Lebensumständen. In einem Face-to-face-Arrangement werden 1–2 h pro Woche in einem Zeitraum von 1–3 Jahren abgehalten.

→ 29 Verhaltenstherapie (kognitiv-behaviorale Therapie)

Definition

Die Verhaltenstherapie stellt eine Gruppe von Behandlungsformen dar, die der Lernforschung entspringen und auf experimentalpsychologischen Erkenntnissen basieren. Sie befasst sich mit den auslösenden und aufrechterhaltenden Faktoren einer Störung und ist **ziel- und handlungsorientiert.** Sie soll eine **„Hilfe zur Selbsthilfe"** für die Patient*innen darstellen und weist, trotz der kürzeren Behandlungsdauer im Vergleich zu anderen Psychotherapieverfahren, bei Patient*innen mit Angsterkrankungen, Depressionen und Zwangserkrankungen sehr hohe Erfolgsquoten auf.

Ursprung

Die moderne Verhaltenstherapie hat ihren Ursprung in der experimentellen Lernpsychologie der 1950er-Jahre, deren Wurzeln zurück bis **I. Pawlow (klassische Konditionierung)** Ende des 19. Jh. reichen. Sie orientierte sich zunächst hauptsächlich an den Forschungen und Ergebnissen des Behavioristen **B. F. Skinner (operantes Konditionieren)** und **J. Wolpes (Desensibilisierung)** sowie dem **Modelllernen** (→ Kap. 6). In den 1970er-Jahren kam dann die „kognitive Wende", in der die Verhaltenstherapie zunehmend auch intrapersonelle Konflikte berücksichtigte. Der amerikanische Psychiater **A. Beck** z. B. war zwar ursprünglich Psychoanalytiker, avancierte aber später zum Begründer der kognitiven Seite der Verhaltenstherapie und setzte sich u. a. mit den Denkmustern depressiver Patient*innen auseinander. Heute beschäftigt sich die Verhaltenstherapie sowohl mit dem Verhalten als auch mit der Gedankenwelt der Patient*innen, wobei die Frage nach dem „Warum" eine weniger wichtige Rolle spielt als die aktive Ausbildung und Förderung menschlicher und sozialer Handlungsfähigkeit.

Grundannahme

Die Verhaltenstherapie sieht krankhaftes Verhalten in Form von psychischen Störungen als **erlerntes Fehlverhalten** im Umgang mit Belastungssituationen an. Da Lernvorgänge **reversibel** sind, können „falsch" gelernte Verhaltensweisen umgelernt und nicht gelerntes Verhalten neu erlernt werden. Ein strukturiertes und nachvollziehbares Therapiekonzept soll den Patient*innen dabei eine Hilfe sein.

Modelle

Modelle menschlichen Verhaltens zeigt → Tab. 29.1.
Das klassisch-lineare Modell der Verhaltenstherapie **(horizontale Verhaltensanalyse)** dient der Erläuterung des menschlichen Verhaltens und ist für die Diagnostik und aktuelle Verhaltensanalyse in der Verhaltenstherapie grundlegend.

> Grundlage einer Verhaltenstherapie ist die Verhaltensgleichung nach Kanfer:
> **S → O → R → K → C.**

Charakteristisch für die Verhaltenstherapie als Änderungsprozess ist ein **schrittweiser Problemlöseprozess,** der jeweils den Entwicklungsmöglichkeiten der Patient*innen angepasst ist. Dieser Prozess wird in sieben Phasen unterteilt **(Sieben-Phasen-Modell therapeutischer Veränderung nach Kanfer):**

- **Phase 1:** Schaffung günstiger Ausgangsbedingungen und Bildung einer positiven Arzt-Patienten-Beziehung
- **Phase 2:** Aufbau von „Änderungsmotivation"; Auswahl von Änderungsbereichen
- **Phase 3:** Verhaltensanalyse
- **Phase 4:** Erstellung eines funktionalen Bedingungsmodells (SORKC-Modell, → Kap. 6) als Erklärung der Störung
- **Phase 5:** Planung, Auswahl und Durchführung spezieller Methoden
- **Phase 6:** Ausführung und Evaluation therapeutischer Fortschritte
- **Phase 7:** Sicherung des Therapieerfolgs und Abschluss der Therapie

Dieser Endphase folgt das „Follow-up" bzw. die Katamnese.

Tab. 29.1 Modelle menschlichen Verhaltens

Modell des S-R-Lernens	Im Verständnis der klassischen Konditionierung (Pawlow 1927) galten situative Reize oder Stimuli (S) als ursächliche Auslöser eines Verhaltens bzw. einer Reaktion (R).	S → R
S-O-R-Modell	Bald wurden Organismusvariablen (O) im Sinne von art- und individuumsspezifischen Bedingungen (biologische Faktoren inkl. kognitiver Einflüsse) angenommen.	S → O → R
Modell des operanten Lernens („Lernen am Erfolg")	Im Verständnis der operanten Konditionierung (Skinner 1938/1953; Thorndike 1898) lässt sich das Verhaltensrepertoire als Abfolge von Reaktionen, die eine Wirkung auf die Umwelt besitzen, verstehen. Entscheidend ist die Verstärkung bzw. Konvergenz (K) zwischen dem Verhalten eines Organismus (R) und den Konsequenzen (C).	R → K → C
Klassisch-lineares Modell der Verhaltenstherapie	Das S-O-R-Lernmodell und das Modell des operanten Lernens wurden dann kombiniert (Kanfer und Phillips 1970; Hearst 1975).	S → O → R → K → C

Methoden

Techniken der Stimuluskontrolle/Angstbewältigung

Eine Angstsituation löst bei Patient*innen eine **Angstreaktion** mit **Vermeidungsverhalten** aus. Dies führt zu einer negativen Verstärkung und zu einer Stabilisierung der Angstreaktion. Diese Reaktionskette gilt es zu durchbrechen. Durch **Löschung** (Extinktion) konditionierter Angstreaktionen und Gegenkonditionierung (Verknüpfung von Entspannung mit der angstauslösenden Situation) kann dies erreicht werden. Das Prinzip der **reziproken Hemmung** spielt hierbei eine wichtige Rolle. Sie besagt, dass körperliche Entspannung und Angst nicht gleichzeitig bestehen können.
Bei der **systematischen Desensibilisierung** erstellen Patient und Therapeutin zu Beginn der Behandlung eine **Angsthierarchie,** in der angstauslösende Situationen hinsichtlich des Bedrohlichkeitsgrads eingestuft werden. Der Therapeutin stehen dafür neben Explorationsgesprächen auch Angstfragebögen und protokollierte Hausaufgaben typischer Situationen zur Verfügung. Zudem erlernt der Patient ein Entspannungsverfahren (z. B. PMR, → Kap. 33).
Die Desensibilisierung wird zunächst in der Vorstellung (in sensu) durchgeführt, d. h., der Patient soll sich im entspannten Zustand möglichst plastisch die schwächste angstauslösende Situation vorstellen. Unter körperlicher Entspannung werden nun systematisch entsprechend der Angsthierarchie die Situationen in der Vorstellung gesteigert. Der Patient lernt, dass im entspannten Zustand Reize, die sonst Angst auslösten, plötzlich keine Angstreaktion mehr verursachen. Schließlich werden diese angstauslösenden Situationen auch in der Realität (in vivo) in Gegenwart der Therapeutin durchgemacht und geübt.
Das Reizüberflutungsverfahren (*engl.* flooding) ist eine **Expositionsbehandlung,** in welcher der Patient nach gründlicher Vorbereitung durch die Therapeutin dem maximal angstauslösenden Reiz ausgesetzt wird. Unter Anwesenheit der Therapeutin soll er diese Situation dabei so lange aushalten und erleben, bis die Angst nachlässt. Dabei kommt es zur Löschung der konditionierten Angstreaktion und das Vermeidungsverhalten des Patienten wird

umgangen. Der Patient lernt, dass die von ihm befürchteten Katastrophen nicht eintreten und Ängste (entweder durch zuvor erlernte Entspannungsverfahren oder durch physiologische Erschöpfung) von selbst wieder abklingen. Diese Habituation mit Rückgang der psychophysiologischen Angstreaktion und deren vegetativer Begleitsymptome führt zu einer Veränderung des Erlebens der Situation und ihrer Bewertung und somit zum Aufbau eines neuen Verhaltens.

Beispiel: Eine Patientin mit starker Agoraphobie (→ Kap. 7) soll eine viel befahrene Brücke (→ Abb. 29.1), welche einen breiten Fluss überquert, betreten und bis auf die Hälfte der Gehstrecke überqueren. Sie wird dieser Situation, natürlich in Begleitung ihres Therapeuten, so lange ausgesetzt, bis die Angst allmählich abklingt. Das Verfahren wird so oft wiederholt, bis die Patientin die Aufgabe ohne größere Angst durchstehen kann. Nach dieser Erfahrung wird sie nahezu angstfrei eine Brücke überqueren.

Die o. g. Techniken werden bevorzugt bei Ängsten, Zwängen und Phobien angewandt.

Operante Methoden (Techniken der Kontrolle von Verhalten durch Veränderung von Konsequenzen)

In Anlehnung an die operante Konditionierung (Skinner) wird durch operante Verfahren das Verhalten der Patient*innen beeinflusst. Beispiele für die Anwendung operanter Methoden sind der Aufbau von aktiverem oder selbstsichererem Verhalten im Rahmen einer Therapie, aber auch Sekundärprävention wie Raucherentwöhnung, Ernährungsberatung etc. im Gesundheitssystem. Positive und negative Verstärkung können zu einer Zunahme eines bestimmten Verhaltens führen oder neue Verhaltensweisen aufbauen. Als positive Verstärker dienen dabei soziale Verstärker (Lob, Aufmerksamkeit) oder vorher vereinbarte Vergünstigungen (Wochenendbefreiung etc.). „Bestrafung" und Löschung führen zu einer Abnahme eines bestimmten Verhaltens, z. B. im Rahmen einer Aversionsbehandlung.

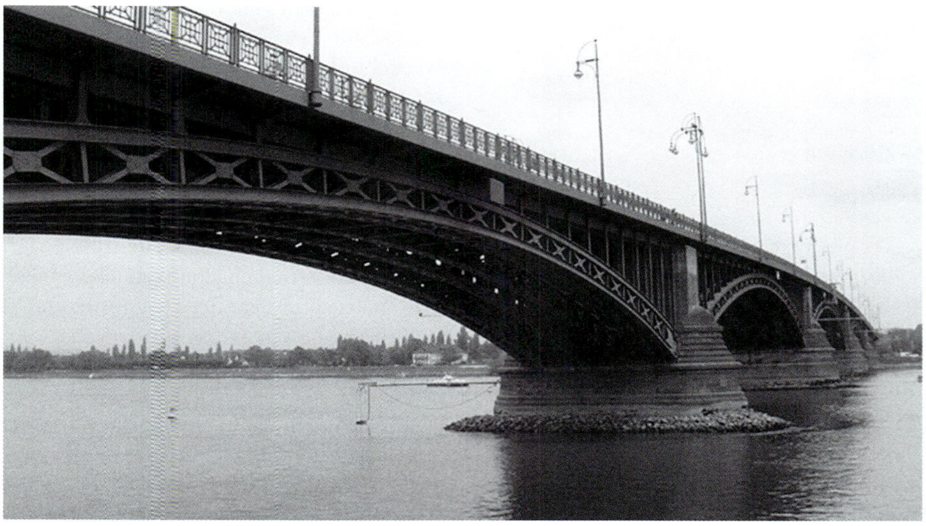

Abb. 29.1 Die Theodor-Heuss-Brücke in Mainz – Idylle oder Angstauslöser? [O650]

Hierbei wird ein aversiver Reiz zeitlich an ein unerwünschtes Verhalten gekoppelt (z. B. Klingelhose bei nächtlicher Inkontinenz von Kleinkindern). Beim Prinzip der **Löschung** (z. B. Entzug von Aufmerksamkeit und Zuwendung beim vor Wut schreienden Kleinkind) werden alle positiven Verstärker entfernt. Als **Time-out** versteht man die Entfernung aller Verstärker.

Techniken des Modelllernens

Durch **Vorleben eines erwünschten Verhaltens** durch bestimmte Personen (Therapeut*innen, Mitpatient*innen etc.) oder Orientierung an einem Symbol (Modell) sollen neue Fähigkeiten erlernt werden. Dabei unternehmen Betroffene Lernschritte in Form von Einsicht oder Motivation, indem sie sehen, wie Modelle das für sie problematische Verhalten durchführen.

Strategien der Selbstkontrolle

Die Selbstkontrolltechniken entsprechen einer **Selbstmanagementtherapie.** Dabei spielt die **Selbstbeobachtung** z. B. in Form von Tagebüchern (Protokolle, → Abb. 29.2) oder Verhaltensdiagrammen als Basis für eine Verhaltensänderung eine wichtige Rolle. Patient*innen sollen dazu „ausgebildet" werden, ihre aktuellen und zukünftigen Probleme selbstständig zu erkennen, zu beeinflussen und dauerhaft zu verändern. Reize, die ein bestimmtes negatives Verhalten induzieren, können mittels **Stimuluskontrolle** so verändert werden, dass ein erwünschtes Verhalten erzeugt wird (z. B. Lernstörungen durch großzügige Zeitplanung, strukturierten Lernplan, regelmäßige Pausen etc.). Das **Gedankenstopptraining** hat zum Ziel, ständiges Grübeln und unerwünschte Gedanken zu unterbrechen.

Kognitive Therapieverfahren

Die **rational-emotive Therapie (RET)** nach **A. Ellis** beruft sich auf die Erkenntnis, dass häufig nicht eine bestimmte Situation (A)

Datum	Situation Kurze Situationsbeschreibung	Emotion(en) Bewertung zwischen 0 und 100 %	Automatische(r) Gedanke(n) Versuchen Sie, Gedanken aufzuführen: Bewerten Sie dann zwischen 0 und 100 %, inwieweit Sie von jedem Gedanken überzeugt sind	Rationale Antwort Bewerten Sie Ihre Überzeugung zwischen 0 und 100 %	Ergebnis Nochmalige Bewertung der Emotionen
5.6.	Beim Kaffeetrinken auf Station eine Tasse fallen lassen.	deprimiert, 90 % wütend, 50 % hoffnungslos, 100 %	Das ist ja wieder 'mal typisch. So 'was Blödes passiert nur mir. Alles mache ich kaputt. Sogar zum Kaffetrinken bin ich zu blöd. Mit mir ist sowieso nichts mehr los. Ich bin ein totaler Versager.	Das kann jedem passieren und ist nicht so tragisch. Nur weil ich die Tasse kaputt gemacht habe, bin ich noch lange kein Versager. Ich habe heute auch schon einige Dinge gut erledigen können.	deprimiert, 30 % wütend, 10 % hoffnungslos, 20 %

Abb. 29.2 Protokoll von automatischen Gedanken mit verzerrtem Inhalt [M516, L141]

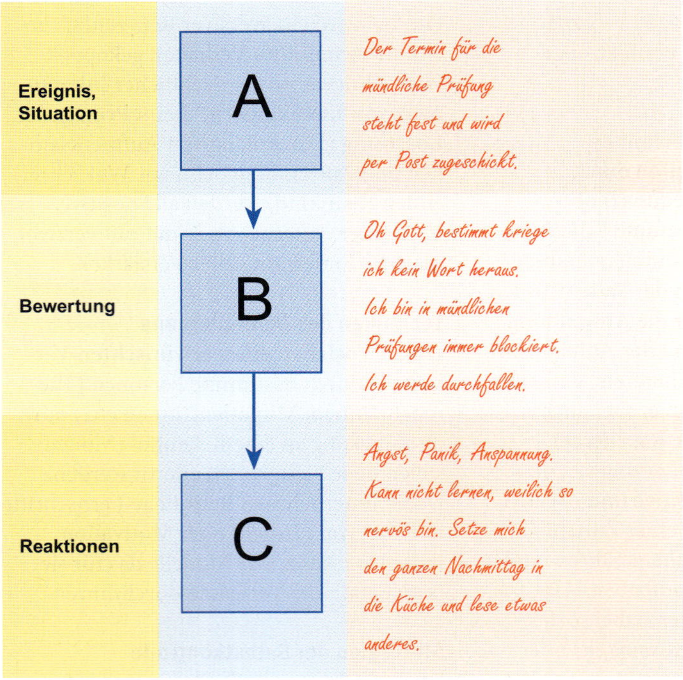

Abb. 29.3 Beispiel für die Anwendung der ABC-Theorie nach Ellis [M516, L141]

Tab. 29.2 Beispiele für systematische logische Denkfehler in der kognitiven Therapie nach Beck

Selektive Wahrnehmung und Verallgemeinerung	Ein negativer Aspekt eines Ereignisses wird überbewertet, dafür werden andere, positive Seiten nicht berücksichtigt, z. B. „Die Prüfung war eine einzige Katastrophe! Ich habe zwar mit ‚gut' bestanden, aber stell dir vor: Ich konnte das EKG nicht vollständig befunden!"
Emotionale Beweisführung	Eine Empfindung dient als „Beweis" dafür, dass eine Überzeugung oder Vorstellung der „Wahrheit" entspricht; andere, widersprechende Beweise werden dabei vernachlässigt, z. B. „Obwohl ich eigentlich weiß, dass meine Frau zu mir steht, kann ich es nicht glauben. Ich spüre einfach, dass sie einen Versager wie mich nicht wirklich lieben kann."
Befehle („Sollte"- oder „Müsste"-Sätze)	Es besteht eine präzise Vorstellung von Ordnungen, Normen und Maßstäben, nach denen sich alle Menschen zu richten haben, z. B. „Es ist absolut unverzeihlich, dass ich ihr den Gefallen nicht getan habe."

ein Gefühl und ein entsprechendes Verhalten (C) auslöst, sondern die eigene Beurteilung und Bewertung (B) dieser Situation, das sog. **ABC-Schema** (→ Abb. 29.3).
Ist eine Patientin also ängstlich oder depressiv und verfügt über eine **dysfunktionale Bewertungsfunktion,** werden ihre daraus resultierenden Emotionen und Reaktionen Panik oder Depressionen entsprechen/negativ gefärbt. Der Umkehrschluss ist allerdings auch, dass sich Emotionen durch Kognitionen positiv beeinflussen lassen. Durch die Therapie sollen Betroffene lernen, dass ihre irrationalen Bewertungen und subjektiv-verzerrten Wahrnehmung Einfluss auf ihre Gefühlswelt und ihr Verhalten haben und krank machende Denkmuster durch realitätsnahe Kognitionen ersetzen.
Krank machende Denkmuster bzw. **dysfunktionale Kognitionen** können z. B. sein:

- Übergeneralisierung („Nie kriege ich was auf die Reihe, immer mache ich alles falsch!")
- Katastrophisieren („Das kann ja jetzt nur noch schlimmer werden!")
- Dichotomes Denken (Schwarz-Weiß-Denken)
- Übertriebenes Verantwortungsgefühl („Wenn ich da nicht ab und zu vorbeischaue, geht alles den Bach runter!")

Es gilt, die mangelnde Logik, die in diesen Aussagen steckt, für die Patient*innen transparent zu machen. Bei Panikstörungen z. B. kann so ein Erklärungsmodell für den „Teufelskreis der Angst" erarbeitet und können von dort weitere Therapieschritte abgeleitet werden.
Die **kognitive Therapie** nach **A. Beck** wurde ursprünglich für die Behandlung von Depressionen entwickelt. Er fand heraus, dass Depressive häufig typische Denkmuster (sog. **kognitive Triade**) aufweisen: negative Sicht ihrer selbst, der Umwelt und der Zukunft (→ Tab. 29.2). Erst durch Veränderung dieser Denkweise ist eine Behandlung depressiver Emotionen behandelbar. Dies geschieht in der Therapie durch Selbstbeobachtungen, in denen Patient*innen lernen sollen, ihre Gedanken auf Angemessenheit und Realitätsbezug zu prüfen und so Schritt für Schritt umzustrukturieren. Heute ist die kognitive Therapie auch bei Panik-, Ess-, Persönlichkeits- und somatoformen Schmerzstörungen erprobt und einsetzbar.

Aufbau von (sozialen) Kompetenzen

Im Rahmen eines **Trainings sozialer Kompetenz** sollen soziale Ängste abgebaut sowie soziale Fertigkeiten und positive Selbstwahrnehmung gefördert werden. Über **Psychoedukation** lernen Patient*innen die Abgrenzung zwischen selbstsicherem, aggressivem und unsicherem Verhalten. Unterschiede in der Wahrnehmung und Bewertung sozialer Situationen spielen ebenfalls eine wichtige Rolle. Dies geschieht meist in Form von **Rollenspielen** und aktiven Verhaltensübungen. Das erste Rollenspiel dient der Diagnostik und der Erkennung eigener problematischer Verhaltensweisen im Sozialkontakt. Hier erweist sich das Feedback der anderen Gruppenteilnehmer*innen als sehr nützlich. Weitere Wiederholungsrollenspiele dienen anschließend dem experimentellen Üben sozialer Fertigkeiten. Im Rahmen eines **Problemlösetrainings** können alltagstaugliche Strategien zur Erkennung von Problemlösungswegen in schwierigen Situationen erarbeitet werden. Dies eignet sich besonders für Patient*innen, die zu unüberlegten und impulsiven Reaktionen neigen.

Indikationen

Als klassische Indikationen für eine kognitiv-behaviorale Verhaltenstherapie gelten folgende Krankheitsbilder:

- Phobien
- Angst- und Panikstörungen
- Zwangsstörungen
- Essstörungen
- Depressive Erkrankungen

Voraussetzungen für einen Therapieerfolg sind ein **überschaubarer zeitlicher Rahmen** und ein **abgrenzbares Problemverhalten** des Patienten. Bei chronifizierten und multimorbiden Patient*innen sind Art und Stadium der Erkrankung ausschlaggebend dafür, inwieweit sich eine Verhaltenstherapie als sinnvoll erweisen kann. Ebenfalls wichtig für die therapeutische Arbeit sind ein **adäquates Erklärungsmodell** und die **Behandlungserwartung des Patienten** – das **Therapieziel** sollte die **Bewältigung** der Erkrankung darstellen! Die **Bereitschaft zur Kooperation** und aktive Mitarbeit („Hausaufgaben“, Tagebücher etc.) sind absolute Voraussetzungen. Dies macht den Einsatz bei unmotivierten oder psychische Konflikte völlig ablehnenden Patient*innen schwierig bis unmöglich.

Zusammenfassung

- Die Verhaltenstherapie oder kognitiv-behaviorale Therapie befasst sich mit den auslösenden und aufrechterhaltenden Faktoren einer Störung und soll eine „Hilfe zur Selbsthilfe“ für die Patient*innen darstellen.
- Ihren Ursprung hat die Verhaltenstherapie in der experimentellen Lernpsychologie der 1950er-Jahre, hauptsächlich in den Forschungen B. F. Skinners (operantes Konditionieren) und J. Wolpes (Desensibilisierung).
- Sie sieht psychische Störungen als erlerntes Fehlverhalten an, welches jedoch reversibel ist und umgelernt werden kann. Grundlage ist die Verhaltensgleichung nach Kanfer: S → O → R → K → C.
- Verhaltenstherapie ist ein schrittweiser Problemlöseprozess, der in sieben Phasen unterteilt wird (Sieben-Phasen-Modell therapeutischer Veränderung nach Kanfer).
- Es gibt verschiedene Methoden, die abhängig von der vorliegenden Störung angewendet und/oder kombiniert werden können:
  - Techniken der Stimuluskontrolle/Angstbewältigung: systematische Desensibilisierung und Reizüberflutungsverfahren
  - Operante Methoden (Techniken der Kontrolle von Verhalten durch Veränderung von Konsequenzen): z. B. durch positive oder negative Verstärkung, Aversionsbehandlungen
  - Techniken des Modelllernens
  - Strategien der Selbstkontrolle: entsprechen einer Selbstmanagementtherapie
  - Kognitive Therapieverfahren: z. B. die rational-emotive Therapie (RET) nach A. Ellis auf Basis des sog. ABC-Schemas und die kognitive Therapie nach A. Beck
  - Aufbau von (sozialen) Kompetenzen: durch Psychoedukation, Rollenspiele, Problemlösetrainings etc.
- Als klassische Indikationen gelten Phobien, Angst- und Panikstörungen, Zwangsstörungen, Essstörungen und depressive Erkrankungen.

Gesprächspsychotherapie

Definition

Die **klientenzentrierte Gesprächstherapie** oder auch **nondirektive Gesprächstherapie** zählt zu den Verfahren der „humanistischen Psychologie" und stellt neben den psychoanalytischen und verhaltenstherapeutischen Verfahren eine dritte Schule der Psychotherapie dar. Diese Therapieform ist ein erlebnisaktivierendes und einsichtsorientierendes Verfahren. Für die Einsichtsgewinnung ist eine große **Eigenleistung der Patient*innen** notwendig. Die Gesprächstherapie kann auch als eine **„Hilfe zur Selbsthilfe"** betrachtet werden, deren Ziel es ist, die **individuellen positiven Kräfte** der Patient*innen herauszuarbeiten.

Ursprung

Der Begründer der klientenzentrierten Gesprächspsychotherapie ist der amerikanische Psychotherapeut **Carl R. Rogers** (1902–1987). Rogers sprach von seinen Patient*innen als **„Klienten"** und vertrat die Auffassung, dass jeder Mensch eine **angeborene Fähigkeit zur Selbstverwirklichung** besitzt. Weder wollte er durch Deutung unbewusster Konflikte (→ Kap. 5) noch durch Umstrukturierung oder Verhaltensänderung (→ Kap. 29) die „Klienten" beeinflussen, sondern diese sollten selbst ihre eigenen Bedürfnisse wahrnehmen. Vom Beginn an wurde dieses Therapieverfahren unter ständiger empirischer und experimenteller Beobachtung entwickelt. Geforscht wurde u. a. auch an den Qualitäten der Therapeut*innen selbst und am Gesprächsverfahren der **klientenzentrierten Gesprächsführung** (s. u.).

Grundannahme

Der Patient, als ganzheitlicher Mensch mit seinen Möglichkeiten und emotionalen Erlebnissen, steht im Mittelpunkt der klientenzentrierten Gesprächstherapie. Die Therapie konzentriert sich dabei v. a. auf die **Verbalisierung seiner Gefühle,** um Klarheit in das emotionale Erleben zu bringen. Außerdem versucht der „Klient", mit Unterstützung der Therapeutin Lösungsmöglichkeiten **selbstständig** zu erarbeiten, denn:

> Die Gesprächstherapie geht im Vergleich zu anderen psychotherapeutischen Behandlungsansätzen davon aus, dass die Patient*innen im Prinzip selbst wissen, was für sie gut ist.

Die klientenzentrierte Gesprächstherapie geht davon aus, dass der Mensch dann gesund ist, wenn sein **Selbstbild** mit seiner persönlichen Vorstellung eines **idealen Selbst** übereinstimmt. Dann kann er Selbstvertrauen entwickeln, Kreativität und Selbstbestimmung leben und seinen **„Aktualisierungstendenzen"** folgen. Störungen entstehen dann, wenn der Mensch während seiner Entwicklung nur unter bestimmten Bedingungen Lob, emotionale Zuwendung, also positive Verstärkung, erhält. Er wird **von äußeren Einflüssen gebahnt** und kann sich nicht entsprechend seinen persönlichen Eigenschaften und Stärken selbst verwirklichen. Der Mensch ist dann in seiner **Selbstentfaltung** eingeschränkt und erlebt nur die Teile seiner Persönlichkeit, die von der Umwelt akzeptiert werden. Die anderen Anteile, wie z. B. Wut, werden verdrängt und können nicht in das Selbstkonzept integriert werden. Es entsteht ein **Selbstwiderspruch,** also eine Diskrepanz zwischen Selbstbild und Idealbild.

Methoden

In der Gesprächstherapie ist das klassische autoritäre Abhängigkeitsverhältnis zwischen Patient*in und Therapeut*in unerwünscht, daher auch der Begriff **„klientenzentriert".** Die Therapeutin soll weniger eine Expertin als eine Beraterin und Unterstützerin eigener Bestrebungen des Patienten zur Problemlösung sein. Die Therapie soll als erlebter Dialog und konkurrierende Interaktion empfunden werden (→ Abb. 30.1). Sie ist durch **Förderung der Selbstheilungskraft,** bejahende Begleitung und **identifikatorische Teilhabe der Therapeut*innen** gekennzeichnet.

Die Grundbedingungen seitens der behandelnden Therapeut*innen dabei sind (→ Abb. 30.2):

- Bedingungsfreies Akzeptieren
- Empathie bzw. einfühlendes Verstehen
- Kongruenz bzw. Echtheit

Das Therapiegespräch ist **nondirektiv** gestaltet, d. h., der Gesprächsverlauf wird vom Patienten und nicht von der Therapeutin bestimmt. Diese versucht, während des Gesprächs die emotionale Bedeutung des vom Patienten Gesagten zu erfassen und zu interpretieren. Dabei sucht sie allerdings keine Lösung für die Probleme, sondern leistet Hilfestellung bei der selbstständigen Lösungsfindung des Patienten.
Eine weitere Gesprächstechnik ist das **Spiegeln.** Die Therapeutin fasst die Aussagen und Inhalte des Patienten mit einem anderen Schwerpunkt zusammen und konfrontiert ihn so mit seinem Verhalten und seinen Gefühlen.
Die **Therapieziele** sind weniger durch eine Analyse und Verarbeitung der Entstehungsgeschichte der Störung geprägt als durch **aktives Bemühen des „Klienten",** mithilfe seiner Therapeutin Lösungsmöglichkeiten für sich selbst zu erarbeiten. Dabei soll die behandelnde Therapeutin zusammen mit dem Patienten eine Klärung seiner momentanen Gefühle und Wünsche erarbeiten, um eine **Aufhebung des Selbstwiderspruchs** zu erreichen. So wird eine **erhöhte seelische Funktionsfähigkeit**

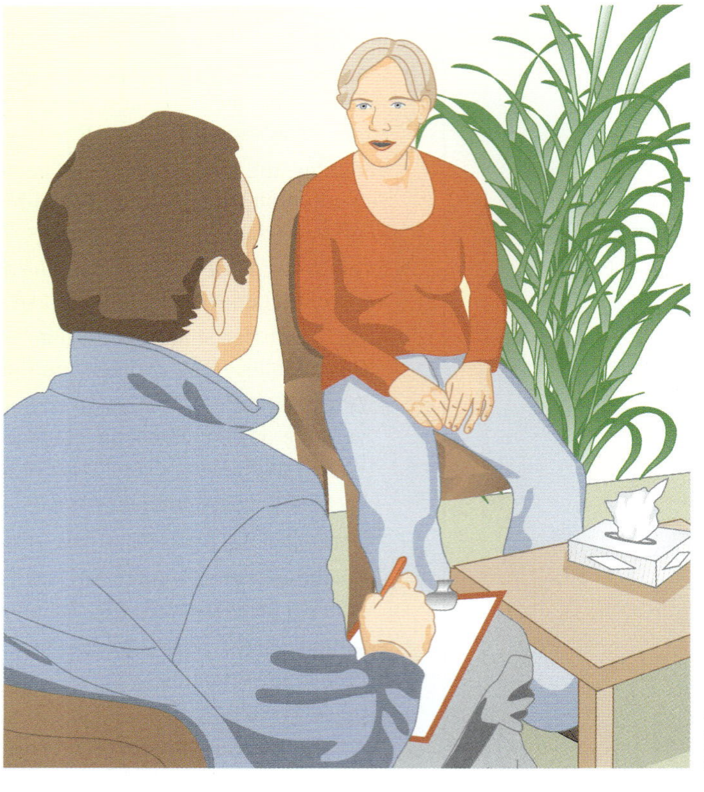

Abb. 30.1 Typisches psychotherapeutisches Setting [L138]

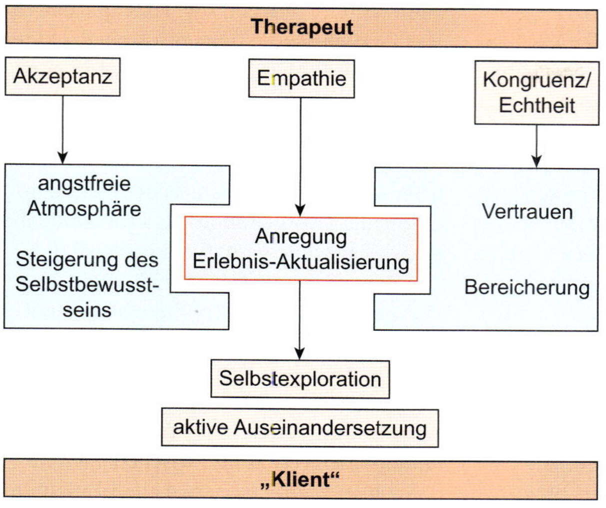

Abb. 30.2 Die drei Basisvariablen des Gesprächsverhaltens (1942) [L231, E937]

hergestellt und der Patient hat die Möglichkeit, sich entsprechend seiner Vorstellung zu verwirklichen. Die Therapie dient zudem als Sinnerfahrung.
Die klientenzentrierte Gesprächstherapie findet ihre Anwendung sowohl im klinischen als auch im ambulanten Bereich:

- Gruppengesprächstherapie
- Paartherapie
- Familientherapie
- Kinderpsychotherapie
- Stationäre Gesprächstherapie

Die durchschnittliche ambulante Therapiedauer beträgt 70 Sitzungen.

Anwendung

Die Indikation für eine klientenzentrierte Gesprächstherapie ergibt sich bei:

- Affektiven Störungen wie Depressionen
- Selbstunsicherheit
- Sozialem Rückzug, Introvertiertheit
- Selbstunzufriedenheit
- PS

Nicht sinnvoll ist dieses Verfahren bei ungenügender Verbalisierung seitens der Patient*innen.

Zusammenfassung

- Die klientenzentrierte Gesprächstherapie nach Rogers ist ein „humanistisches" Psychotherapieverfahren, welches durch nondirektive Gesprächsführung erreichen will, dass Patient*innen den Therapieverlauf selbst bestimmen und eigene Problemlösungsfähigkeiten aktivieren können. Sie stellt quasi eine „Hilfe zur Selbsthilfe" dar. Der Therapeut nimmt die Rolle eines Beraters ein und fördert die natürlichen Selbstverwirklichungstendenzen der „Klientin". Folgende Grundbedingungen muss der Therapeut erfüllen:
  - Bedingungsfreies Akzeptieren
  - Empathie bzw. einfühlendes Verstehen
  - Kongruenz bzw. Echtheit
- Eine weitere Gesprächstechnik ist das Spiegeln von Aussagen und Gefühlen der Patient*innen. Therapieziele sind u. a. das Aufheben des inneren Selbstwiderspruchs der Patient*innen und das Erlangen einer erhöhten seelischen Funktionsfähigkeit.

Familientherapie

Definition

Die Familientherapie fokussiert auf die **gegenwärtigen** oder **vergangenen realen Beziehungsprozesse** der Individuen innerhalb der Familie. Dazu ist das gemeinsame Gespräch mit Angehörigen mindestens zweier Generationen nötig.
In dieser **Systemsicht** (Familie als System) erscheinen die Patient*innen als Teil eines offenen Beziehungssystems, welches sie sehr stark beeinflusst. Störungen dieses **biopsychosozialen Systems** können sich in seelischen und körperlichen Erkrankungen ausdrücken. **Die Störung betrifft dabei nicht nur das einzelne Individuum, sondern auch die Beziehungen im System.**
Da die intrapsychischen Konflikte in **Wechselwirkung** mit der Familiendynamik stehen, hat jede therapeutische Intervention in das Familiengefüge Auswirkungen auf jeden Einzelnen – und umgekehrt.
Der Familientherapie kommt v. a. große Bedeutung in der Kinder- und Jugendpsychiatrie (→ Abb. 31.1) sowie bei Essstörungen (→ Kap. 16) zu.

Ursprung

Obwohl erste Ansätze schon bei Freud und in der Pädagogik zu sehen sind, sind die Ursprünge der Familientherapie in erster Linie Ende der 1940er-Jahre in den USA anzusiedeln, wo Familienangehörige systematisch in die Psychotherapie schizophrener Patient*innen mit einbezogen wurden. Seitdem haben sich mehrere psychotherapeutische Schulen v. a. in die psychoanalytische und die verhaltenstherapeutische (sog. systemische) Familientherapie entwickelt.

Grundannahme

Die Familientherapie beruht auf der Annahme, dass die Erkrankung oder Störung eines Familienmitglieds (sog. **Indexpatient*in**) durch die Interaktionen innerhalb einer Familie mit bedingt und aufrechterhalten wird. Vor allem Eltern üben einen entscheidenden Einfluss auf ihre Kinder aus, sodass das Kind oder der Jugendliche häufig sog. **Symptomträger** seiner Eltern ist.

Methoden

In der Familientherapie gibt es verschiedene Schulen und Methoden, von denen hier vier genannt werden sollen.

Systemische Familientherapie

Ziel der systemischen Familientherapie ist zunächst einmal eine **Umdeutung** („Reframing") in Bezug auf das erkrankte Familienmitglied, den sog. **Indexpatienten.** Das Problem des Patienten soll als **Problem der Familie** angesehen werden, denn er ist Ausdruck für eine Störung innerhalb der Familie, also nur der **„Symptomträger".** Das Aufdecken und Verstehen des unbewussten Zusammenspiels der Familienmitglieder **(Kollusionen)** als Problemquelle und das anschließende Verändern sind dann die nächsten Ziele der Therapie.
Die systemische Familientherapie bedient sich dabei verschiedener Techniken:

Joining Zwischen Psychotherapeutin und jedem einzelnen Familienmitglied wird ein Arbeitsbündnis geschlossen, um ein stabiles emotionales Verhältnis zwischen allen Beteiligten, v. a. aber zwischen allen Patienten und „ihrer" Therapeutin, gleichermaßen zu gewährleisten.

Zirkuläres Fragen Familienmitglieder werden aufgefordert, in Anwesenheit der Familie Verhaltensweisen und Beziehungen untereinander zu kommentieren.

Reframing Zu festen, in der Familie ablaufenden Verhaltensmustern werden alternative Erklärungen und Verhaltensweisen aufgezeigt. Probleme oder Ereignisse werden also umgedeutet. Feste Rollen wie z. B. der „Sündenbock" werden aufgedeckt und der betroffene Patient wird aufgefordert, sich in seiner passiven Rolle zu wehren und eine aktivere einzunehmen.

Paradoxe Interventionen Ein bestimmtes Verhalten, dessen Gegenteil man eigentlich erreichen will, wird gezielt „verordnet", ohne dies mit der Familie vorab zu besprechen. Das Ziel ist, eine Einsicht des Agierenden zu seinem Verhalten oder eine Reaktion der anderen Familienmitglieder zu provozieren und so eine Veränderung der Beziehungsstrukturen zu erreichen.

Unterbrechung der Sitzungen Die Therapeutin verlässt den Raum, um sich evtl. mit einer weiteren Therapeutin oder Beobachterin zu besprechen und von der Beziehungsdynamik der Familie Abstand zu gewinnen.

Verschreibungen Die Familie soll neue Erfahrungen machen und etwas Neues für sich entdecken. So können der Zusammenhalt und die emotionale Zusammenarbeit gestärkt werden.

Strukturelle Familientherapie

Diese Form der Familientherapie wurde aus der Kommunikationsforschung und der Lerntheorie heraus entwickelt und ist eigentlich eine sozialtherapeutische Methode, um ursprünglich v. a. mit dissozialen und schwer gestörten Familiensystemen zu arbeiten. Heute wird diese Form der Familientherapie auch bei weniger schwer gestörten Familien angewandt.

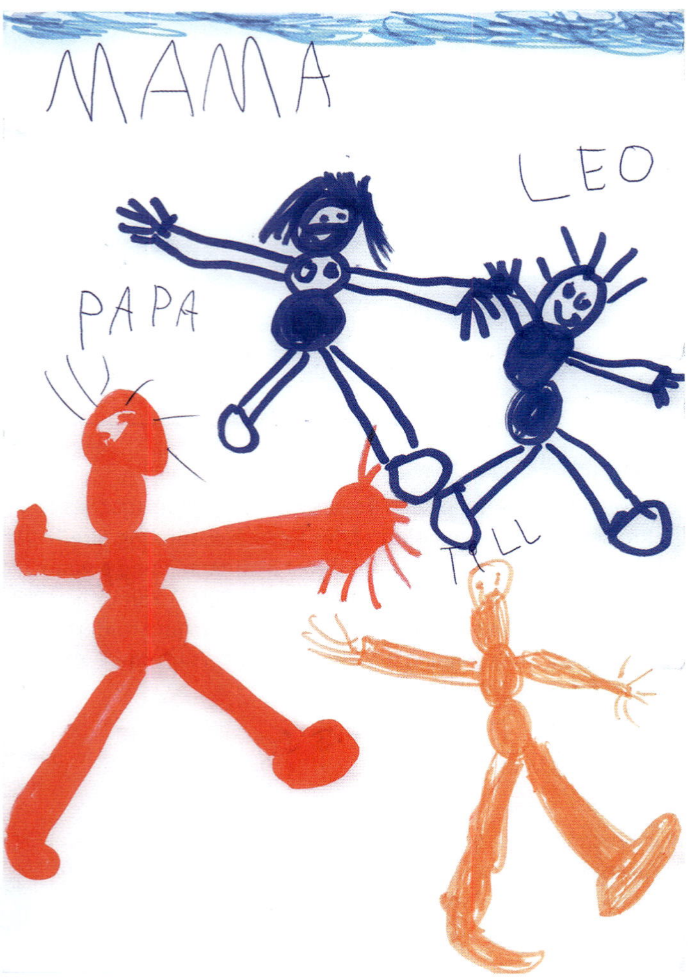

Abb. 31.1 Familien(struktur) aus der Sicht von Leo (6 Jahre) und Till (4 Jahre), künstlerisch dargestellt [O650]

Bei dieser Behandlung befassen sich die Therapeut*innen mit der **horizontalen Perspektive,** d. h., auf die Herkunft und Ursache eines Symptoms wird nicht näher eingegangen. Die Familie wird in zwei Subsysteme eingeteilt, das **elterliche Subsystem** und das **Geschwistersubsystem.** Es gilt, eine schwache Eltern-Kind-Grenze **(Generationsgrenze)** zu stärken, um insgesamt die Familienstruktur zu verbessern.
Mithilfe von Techniken wie Hausaufgaben und Belohnungen greifen die Therapeut*innen aktiv in die familiären Beziehungsstrukturen ein, um Änderungen der problematischen Verhaltensmuster zu erreichen.

Analytische Familientherapie

Diese Therapieform hat ihre Ursprünge in den analytischen Einzeltherapieverfahren und sieht ihre Zielsetzung v. a. in der **Aufdeckung** und Bearbeitung unbewusster **intrafamiliärer Konflikte,** immer vor dem Hintergrund der speziellen Familiengeschichte. Therapeut*innen nehmen eine Vermittlerrolle im Familiendialog ein.

Die Hauptaufgabe liegt in der Deutung der **Übertragungs-Gegenübertragungs-Reaktionen** innerhalb der Familie, im Erkennen der spezifischen Entstehungsursachen und der Auswirkungen der Störung.

„Mehrgenerationentherapie"

Dieses Familientherapieverfahren bezieht, wie der Name schon sagt, mehrere Generationen, also auch die Großeltern, in die Behandlung mit ein und bietet so eine **vertikale Perspektive** in der Familienanalyse.

Anwendung

Es gibt viele verschiedene Indikationen für eine Familientherapie. Absolute Voraussetzung jedoch ist die Motivation der Familienangehörigen der Betroffenen. Die Familientherapie kann eingesetzt werden bei:

- Psychischen Störungen im Kinder- und Jugendalter
- Existenziellen Problemen (schwere körperliche Krankheit) eines Familienmitglieds
- Generationenkonflikten (Ablösungs- und Adoleszenzkonflikten)
- Sucht- und Abhängigkeitsproblematik eines Familienangehörigen
- Geriatrischen Problemen
- Schweren chronifizierten psychiatrischen und psychosomatischen Störungen eines Familienmitglieds
- Jugendlichen Schizophrenien und Essstörungen
- Suizidalen Krisen der Patient*innen
- Multiproblemfamilien

Kontraindikationen für eine Familientherapie sind z. B. Patient*innen, bei denen die intrapsychischen Konflikte überwiegen und eine Besserung der Störung am ehesten durch Einzeltherapien zu erreichen ist. Bestimmte Störungsbilder, wie narzisstische oder antisoziale PS, sind ebenfalls nicht geeignet, da diese Patient*innen die Ursache für ihre Probleme hauptsächlich in der Familie oder der Gesellschaft sehen. Eine Familientherapie könnte sie in dieser Ansicht bestärken. Bei massiven Vorwürfen und Gewaltbereitschaft innerhalb einer Familie muss man besonders hinterfragen, ob eine Therapie in diesem Setting sinnvoll ist.

Zusammenfassung

- Die Familientherapie geht davon aus, dass die Ursache einer psychischen Störung nicht vorrangig auf intrapersonellen Konflikten beruht, sondern v. a. durch die Familie als biosoziales System mit bedingt und aufrechterhalten wird. Die Störung des Patienten ist also nur Ausdruck eines Problems, welches eigentlich in der Familie vorliegt. Der Patient ist der sog. Indexpatient. Es gibt verschiedene Schulen der Familientherapie:
  - Systemische Familientherapie
  - Strukturelle Familientherapie
  - Analytische Familientherapie
  - „Mehrgenerationentherapie"
- Die Indikation liegt vor bei psychischen Störungen im Kindes- und Jugendalter, Generationenkonflikten, Multiproblemfamilien und einer Reihe von psychischen Störungen, wie u. a. Suchtproblematik und suizidalen Krisen, die vornehmlich ein Familienmitglied betreffen.

Bei diesen Therapieverfahren steht nicht das therapeutische Gespräch, sondern der **„averbale" Zugang** zu den seelischen Konflikten und Gefühlen der Patient*innen im Vordergrund. Da die Patient*innen ihr „Innenleben" häufig nicht in Worten ausdrücken können, werden verschiedene andere Möglichkeiten angeboten, sich auszudrücken. Speziell ausgebildete Therapeut*innen interpretieren die Ergebnisse der Therapiesitzungen.

Gestaltungstherapie (Kunsttherapie)

Definition

Ein **kreativtherapeutisches Verfahren,** welches sich in den 1960er-Jahren in enger Anlehnung an die TFP etablierte. Es geht dabei um die Einbeziehung von bildnerisch-künstlerischen Tätigkeiten und Mitteln in die Psychotherapie, wobei sowohl der Weg (die Herstellung) als auch die Gestalt (das Bild) eine gleich wichtige Rolle spielen. Die Gestaltungstherapie hat sowohl diagnostische als auch therapeutische Aspekte (→ Abb. 32.1).

Durchführung

Die Gestaltung bringt Patient*innen in Beziehung zu sich selbst. Dies geschieht durch sensorische und körperliche Erfahrungen sowie durch affektives Erleben während der künstlerischen Arbeit. Zudem fördert Gestaltung Ich-Funktionen, wie z. B. Entscheidungen bezüglich des Materials zu treffen sowie zeitliche oder räumliche Grenzen zu bestimmen und respektieren zu lernen. Im Anschluss an die Gestaltung erfolgt ein Gespräch mit den Therapeut*innen über das Werk: Welche Gefühle spiegelt es wider? Welche Gefühle löst es aus? Inwieweit bezieht es sich auf die aktuelle Lebenssituation der Patient*innen?
Es werden Einzel- und Gruppentherapien angeboten, die z. B. ein- bis zweimal pro Woche stattfinden.
Die Gestaltungstherapie wird vorwiegend in der klinischen Psychotherapie und psychosomatischen Medizin, einschließlich der psychosomatischen Rehabilitation eingesetzt, immer im Rahmen eines multimodalen Behandlungsprogramms.

Anwendung

Die Indikation ist für eine Vielzahl von psychosomatischen und somatoformen Erkrankungen zu stellen.
Kontraindikationen sind wahnhafte Formen von Depression, schwere depressive Hemmungen und akute Suizidalität.

Musiktherapie

Definition

Eine Therapieform, die darauf beruht, dass Musik schon seit je eine natürliche Ausdrucksform des Menschen ist, und bei der die **Musik als nonverbales Mittel zur Kommunikation** eingesetzt wird.

Durchführung

In der **aktiven Musiktherapie** kommen v. a. Perkussions- sowie Orff-Instrumente (Trommeln, Rasseln, Flöten) zum Einsatz, die ohne Vorkenntnisse gespielt werden können. In der Regel spielt der Therapeut mit, sodass eine gemeinsame musikalische Improvisation entsteht. Meist wählen die Patient*innen selbst die Instrumente aus, die sie spielen möchten, als Ausdrucksmöglichkeit ihres aktuellen Empfindens.

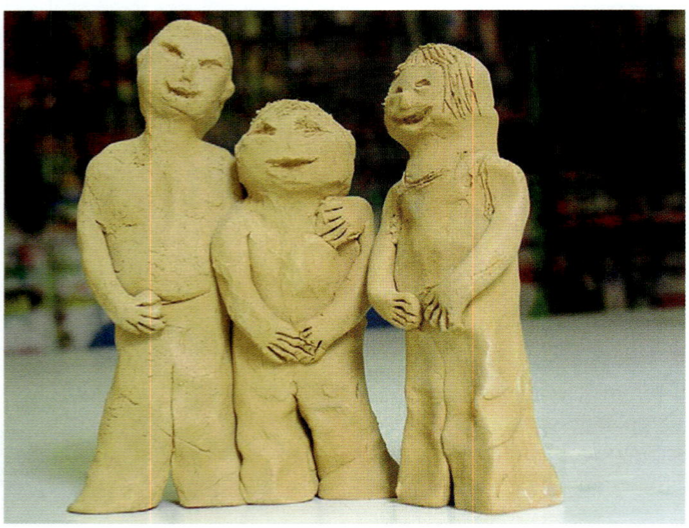

Abb. 32.1 Patientenarbeit als Ergebnis der Gestaltungstherapie [O650]

Bei der rezeptiven Musiktherapie hören die Patient*innen Musik entweder von Tonträgern oder lauschen einem vom Therapeuten gespielten Instrument, mit dem Ziel, ein Entspannungsmoment zu erzeugen, die Selbstwahrnehmung zu fördern oder biografische Themen aufzuarbeiten.
Um die musikalischen Inhalte einer Improvisation oder des gehörten Musikstücks aufzuarbeiten, wird im Anschluss meist ein verbaler Teil in die musiktherapeutische Sitzung integriert.
Die Musiktherapie ist sowohl in Form von Einzel- als auch Gruppentherapie möglich.
Ziel der Musiktherapie ist es, emotionale und kommunikative Vorgänge in den Patient*innen zu aktivieren und ihre Erlebnisfähigkeit zu erweitern.

Anwendung

Die Indikation ist bei neurotischen Störungen, psychosomatischen Störungen und Krankheitsbewältigung bei chronischen Erkrankungen zu stellen.
Eine Kontraindikation ergibt sich bei akuter Suizidalität, Hirnleistungsstörungen und Hörstörungen.
Die Musiktherapie ist zusätzlich auch in der Geriatrie, Gerontopsychiatrie sowie Kinder- und Jugendtherapie einsetzbar.

Konzentrative Bewegungstherapie (KBT)

Definition

Eine **körperorientierte Therapieform,** die ganzheitlich auf Wahrnehmung, Beziehung, Handlung und Affektregulation ausgerichtet ist. Durch **bewusste Konzentration** auf das eigene Erleben werden Erinnerungen belebt, die sich neben realen Erfahrungen auch in symbolbedeutsamen Verhaltensweisen oder Bewegungen widerspiegeln. Aktualisierte Inhalte werden konkret erfassbar und eventuelle Konflikte „begreifbar".
Je nach Prozessgeschehen kann die KBT sowohl übungsorientiert als auch aufdeckend und konfliktorientiert eingesetzt werden.

Durchführung

Die Übungen finden im Liegen, Stehen oder Gehen statt und sind oft mit Spürerfahrungen, z. B. mit Steinen, Kugeln, Bällen, Bändern, verbunden. Während der Übungen sollten sich die Patient*innen auf alle Sinneswahrnehmungen konzentrieren. Die KBT findet meist in Gruppen in der Regel ein- bis zweimal pro Woche statt, kann aber auch einzeltherapeutisch genutzt werden.

Das Ziel der Therapie ist es, Zugang zu den eigenen Gefühlen zu finden, die Ausdrucksfähigkeit und das eigene Körpergefühl zu verbessern. Durch diesen Lernprozess findet eine Veränderung im Sinne einer Persönlichkeitsentwicklung statt. Zudem kann unbewusstes „Material" durch aufdeckendes Arbeiten bewusst gemacht und anschließend psychotherapeutisch bearbeitet werden.

Anwendung

Die Indikation ergibt sich bei neurotischen, Belastungs- und somatoformen Störungen, bei PS, strukturellen sowie bei Körperschemastörungen.

Tanztherapie und Körpertherapie

Definition

Die psychotherapeutische Verwendung von **Tanz und Bewegung** dient dem freien Ausdruck und Ausleben von Gefühlen. Zusätzlich werden bei der Tanztherapie, ähnlich wie bei sportlichen Tätigkeiten, die positiven Effekte körperlicher Betätigung auf das psychische Befinden genutzt.

Durchführung

Die drei methodischen Hauptelemente der Tanztherapie sind Tanztechnik, Improvisation und Gestaltung. Tanztherapie kann sowohl übungsorientiert als auch erlebnis- und konfliktzentriert eingesetzt werden.

Mit der Bewegungsanalyse versuchen die Therapeut*innen, durch Körperhaltung, Gesten, Mimik, Rhythmus, Tempo und Atemmuster der Patient*innen mehr über deren Gefühle und Konflikte zu erfahren. Ziele der Tanztherapie und der Körpertherapie sind die Förderung der Körperwahrnehmung, die Verbesserung der Selbst- und Fremdwahrnehmung, die Erweiterung der Bewegungs- und Ausdrucksmöglichkeiten sowie die Aufarbeitung von konflikthaften Themen.

Anwendung

Die Indikation ist bei psychosomatischen, funktionellen Beschwerden, bei affektiven Störungen und Körperschemastörungen gegeben.

Zusammenfassung

- Bei den averbalen Therapieverfahren steht der nonverbale Zugang zum Innenleben der Patient*innen im Vordergrund.
  - Die Gestaltungstherapie ist ein kreativtherapeutisches Verfahren, welches die Patient*innen durch bildnerisch-künstlerische Tätigkeiten und Mittel zum einen in Beziehung zu sich selbst bringen, zum anderen eine Ausdrucksmöglichkeit unbewusster Inhalte geben soll. Sie kann sowohl therapeutisch als auch diagnostisch genutzt werden.
  - Die Musiktherapie verwendet Musik als nonverbales Kommunikationsmittel in aktiver oder rezeptiver Form, um emotionale und kommunikative Vorgänge in den Patient*innen zu aktivieren und dessen Erlebnisfähigkeit zu erweitern.
  - Die konzentrative Bewegungstherapie ist ein körperorientiertes Verfahren, welches den Zugang zu den eigenen Gefühlen, die Ausdrucksfähigkeit und das eigene Körpergefühl durch verschiedene „konzentrative" Körperübungen verbessern soll.
  - Bei der Tanz- und Körpertherapie wird durch die Verwendung von Tanz und Körperbewegung die Erweiterung der Bewegungs- und Ausdrucksmöglichkeiten gefördert und werden die positiven Effekte körperlicher Betätigung auf das psychische Befinden genutzt.

Zu den als wissenschaftlich fundiert geltenden Entspannungsverfahren zählen:

- Das **autogene Training (AT)**
- Die **progressive Muskelrelaxation (PMR)**
- Die **Hypnose**

Sie werden vorwiegend als die Psychotherapie unterstützende Maßnahmen angesehen. Zudem gewinnt das **Biofeedback** als Entspannungsverfahren zunehmend an Bedeutung (→ Kap. 6).

Autogenes Training

Definition

Das AT wurde **1932** von **J. H. Schultz** als „Basispsychotherapeutikum" eingeführt und ist ein **Verfahren zur „konzentrativen Selbstentspannung"**, welches auf Auto-(Selbst-)Suggestionen basiert.

Durchführung

Das Verfahren lässt sich in psychotherapeutische Grundübungen und formelhafte Vorsatzbildung einteilen (→ Tab. 33.1).
Bei diesen Übungen konzentrieren sich die Übenden auf **körperliche Wahrnehmungen** (z. B. Ruhe, Schwere und Wärme in den Extremitäten) und unterstützen dies durch die mentale Wiederholung **autosuggestiver Selbstinstruktionen** (z. B. „Meine Beine sind warm und schwer"). Es handelt sich also um eine primär suggestive und sekundär konditionierte Einübung erwünschter vegetativer Abläufe.
Ziele dieser Übungen sind die psychovegetativ regulierende Selbstentspannung und Selbstbeeinflussung. Um vom AT profitieren zu können, müssen die Eigenübungen zwei- bis dreimal am Tag für 2–10 min durchgeführt werden.

Tab. 33.1 Aufbau des autogenen Trainings

Grundstufe des autogenen Trainings	
Psychotherapeutische Grundübungen	Wärmeempfindung Schwereempfindung Ruhetönung
Organübungen	Wahrnehmung der Atmung Wahrnehmung des Herzschlags Kühleempfindung im Stirnbereich Wärmeempfindung im Bauchraum (Sonnengeflecht)
Formelhafte Vorsatzbildung (z. B. persönliche Leitsätze)	

Anwendung

Die Anwendung des AT reicht von der Psychohygiene und -prophylaxe (z. B. durch Volkshochschulkurse) bis zur gezielten psychosomatischen und psychotherapeutischen Behandlung bei einer Vielzahl von funktionellen Störungen, psychosomatischen Erkrankungen, neurotischen Erkrankungen, Suchterkrankungen etc. Es existieren Direktnachweise für ein Absinken des Atemwiderstands bei Asthmapatienten. Sinnvoll ist die Anwendung zudem bei Patient*innen, die unter Hypertonie oder Schlafstörungen leiden.

Progressive Muskelrelaxation

Definition

Eine Anspannung der Muskulatur geht häufig mit Unruhe, Angst und psychischer Spannung einher. Jedoch ist nach einer großen körperlichen Anstrengung, also Anspannung, der Entspannungseffekt bekanntermaßen am größten.
Diese **Kontrastwahrnehmung** intentional angespannter bzw. entspannter Muskelgruppen ist die Grundlage der von **Edmund Jacobson 1930** begründeten PMR, mit deren Hilfe die Patient*innen eine verbesserte Körperwahrnehmung für Entspannungs- und Verspannungszustände lernen. Das Ziel ist eine willkürliche Entspannung der wichtigsten quergestreiften Muskulatur und somit vegetativer und mentaler Prozesse.

Durchführung

Die PMR wird folgendermaßen durchgeführt:

- Beginn mit einer allgemeinen Ruheeinstellung (z. B. Konzentration auf die Atmung)
- Muskelgruppe schmerzfrei anspannen (z. B. Hand zur Faust ballen)
- Spannung bewusst für ca. 5–10 s halten
- Spannung lösen und Entspannung für ca. 30 s bewusst spüren

Nach diesem Muster werden mehrere Muskelgruppen für 10–20 min angesprochen. Die Effekte dieses Verfahrens umfassen die Verbesserung der allgemeinen Befindlichkeit und der vegetativen Stabilität, die Herbeiführung muskulärer Entspannung sowie größere innere Ruhe und Gelassenheit.

Anwendung

Die PMR kann zur Behandlung von Schlafstörungen, bei essenzieller Hypertonie, Spannungskopfschmerz sowie Angst- und Spannungsgefühlen eingesetzt werden.

Hypnose

Definition

Hypnose ist ein Bewusstseinszustand, der gegenüber dem Alltagserleben als subjektiv verändert empfunden wird. Durch entsprechende Suggestion erleben Patient*innen in **hypnotischer Trance** unwillkürliche Veränderungen auf der sensorischen Ebene, der kognitiv-affektiven Ebene und der Verhaltensebene (→ Tab. 33.2). Die Hypnose soll Patient*innen den Zugang zu ihren eigenen Ressourcen erleichtern.

Durchführung

Vor der Tranceinduktion müssen eine ausführliche Eingangsdiagnostik und Anamnese erfolgen und ein Vertrauensverhältnis hergestellt werden **(Rapport).** Erwartungen und Befürchtungen der Patient*innen müssen abgeklärt werden.
Die Hypnose beginnt mit der **Fokussierung der Aufmerksamkeit** der Patient*innen, z. B. durch Augenfixation eines Gegenstands oder Erzählen von Geschichten. Das Sprachmuster ist durch rhythmische Synchronie mit der Atmung und Wiederholungen von Wörtern oder Sätzen charakterisiert. Es kommt zu einer **Dissoziation** von Alltagsleben durch Trance. Dies leitet die therapeutische Phase ein, in der Thematisierung und Bahnung des Therapieziels

Tab. 33.2 Trancephänomene

Sensorische Phänomene	Analgesie, Halluzination
Motorische Phänomene	Katalepsie, unwillkürliche Bewegungen, posthypnotische Reaktionen
Kognitive Phänomene	Hyperamnesie, Amnesie, Imagination, Zeitverzerrung
Physiologische Phänomene	Vasokonstriktion/dilatation, Muskeltonusänderung, immunologische Reaktionen, EEG-Veränderungen

durch Suggestionen die Hauptrolle spielen. Je nach therapeutischem Nutzen kann auch durch Suggerierung eine Amnesie erzeugt werden. Am Ende der Hypnose erfolgt eine Einleitung der **Reorientierung.**
Die Nutzung der Trancephänomene (→ Tab. 33.2) liegt im analytischen und therapeutischen Bereich.

Anwendung

Die **Indikationen** für eine Hypnotherapie sind vielfältig:

- Somatische Probleme: z. B. Immunologie, Vasomotorik, akuter Schmerz, Neurologie und sexuelle Dysfunktion
- Psychoneurotische Störungen: z. B. Phobien, Zwänge, depressive Reaktionen, posttraumatische Reaktionen, Schlafstörungen und dissoziative Persönlichkeitsstörungen
- Psychosomatische Störungen: z. B. chronische Schmerzen, Migräne/Spannungskopfschmerz, Morbus Crohn, Ulkus, Asthma, Heuschnupfen, Neurodermitis und Hypertonie
- Verhaltensprobleme: z. B. Nägelkauen, Bettnässen, Rauchen und Übergewicht

Kontraindikationen sind:

- Fortgeschrittene Demenzen
- Schizophrene und andere organische Psychosen
- Wahnstörungen
- Schwere Depressionen
- Patient*innen mit Neigung zu hypochondrischer Selbstbeobachtung

Eye Movement Desensitization and Reprocessing (EMDR)

Definition

Die EMDR wurde als therapeutischer Baustein zur Behandlung **schwer traumatisierter Patient*innen** konzipiert, basierend auf der modernen Traumaforschung. Die Exposition mit der traumatischen Erinnerung wird kombiniert mit **bilateraler Stimulation beider Hirnhemisphären** (z. B. mit induzierten Augenbewegungen).

Durchführung

Zu Beginn der Sitzung wird die Patientin aufgefordert, z. B. ein Bild einer traumatischen Erfahrung innerlich aufzurufen und die Erinnerung in ihrer schmerzhaften Ausprägung einzustufen (Skala von 0–10). Direkt im Anschluss folgt die Patientin mit ihrem Blick z. B. einem in mittlerer Geschwindigkeit vor ihren Augen waagerecht hin und her bewegten Finger. Nach 20–40 solcher bilateraler Bewegungsfolgen werden diese kurz unterbrochen. Hierdurch wird eine „Lockerung" der Erinnerung hervorgerufen, im Sinne einer Veränderung von Bildern, Körperempfindungen oder Entstehung neuer Assoziationen. Ziel ist es, die traumatische Erinnerung solange mithilfe der bilateralen Stimulation zu bearbeiten, bis die subjektive Belastung deutlich sinkt (Werte von 0–1 auf der Skala von 0–10). Hierfür sind mehrere 60- bis 90-minütige Sitzungen erforderlich.

Anwendung

Anwendung findet die EMDR bei **posttraumatischen Belastungsstörungen. Cave:** Unvorsichtige Anwendungen bei Patient*innen mit dissoziativen Störungen können zu einer Überforderung und Destabilisierung führen!

Zusammenfassung

- Entspannungsverfahren und suggestive Techniken können als die Psychotherapie unterstützende Maßnahmen eingesetzt werden.
- Autogenes Training (AT) ist ein Verfahren zur „konzentrativen Selbstentspannung". Bei den Übungen konzentrieren sich Patient*innen auf körperliche Wahrnehmungen und unterstützen dies durch die mentale Wiederholung autosuggestiver Selbstinstruktionen.
- Progressive Muskelentspannung (PMR) ist eine Methode, um die Kontrastwahrnehmung intentional angespannter bzw. entspannter Muskelgruppen zu fördern. Das Ziel ist eine Entspannung vegetativer und mentaler Prozesse.
- Die Hypnose soll Patient*innen durch Veränderung ihrer Bewusstseinslage den Zugang zu den eigenen Ressourcen erleichtern. Es kommt zu Trancephänomenen, die analytisch und therapeutisch genutzt werden können.
- Eye Movement Desensitization and Reprocessing (EMDR) ist eine Methode zur Behandlung schwer traumatisierter Patient*innen, basierend auf der modernen Traumaforschung.

Fallbeispiele

BASICS

Fall 1: Neurodermitis

Fallbeschreibung

Eine besorgte Mutter stellt Ihnen in Ihrer dermatologischen Ambulanz ihren 4-jährigen Sohn mit stark juckenden Hauteffloreszenzen vor.

Welche Differenzialdiagnosen kommen in Betracht?

Bei Juckreiz und Ekzem sollte an eine Neurodermitis, Urtikaria, Mykosen, Epizoonosen (z. B. durch Skabies, Läuse, Flöhe) gedacht werden. Juckreiz ohne Hautausschlag kann auch bei Erkrankungen innerer Organe wie Niereninsuffizienz, Urämie, Diabetes mellitus und Cholestase oder bei malignen Tumoren wie Lymphomen vorkommen.

Die Mutter berichtet, dass ihr bei ihrem Sohn schon immer eine „empfindliche", trockene Haut aufgefallen sei. Nun habe sich der Zustand der Haut aber dramatisch verschlechtert, und ihr Sohn leide seit einigen Wochen unter sehr starkem Juckreiz und habe trotz intensiver Bemühungen ihrerseits, ihn vom Kratzen abzuhalten, immer wieder offene und aufgekratzte Stellen, die v. a. in den Gelenkbeugen lokalisiert seien und meist nachts entstünden, wenn er sehr unruhig schlafe.

Wie lautet Ihre Verdachtsdiagnose? Welche weiteren Fragen helfen Ihnen, Ihren Verdacht zu bestätigen oder auszuschließen? Worauf achten Sie im Labor?

Bei chronischem Juckreiz und Ekzemen an den Gelenkbeugen liegt eine Neurodermitis nahe. Um Ihre Verdachtsdiagnose zu erhärten, sollten Sie außerdem nach Folgendem fragen:

- Familienanamnese mit gezielten Fragen nach atopischen Krankheiten wie Asthma und Heuschnupfen
- Eigenanamnese mit gezielten Fragen nach anderen Krankheiten des atopischen Formenkreises und Nahrungsmittelunverträglichkeiten, Symptombeginn (in der Mehrzahl der Fälle beginnt die Erkrankung innerhalb der ersten 3 Lebensmonate)
- Psychische Einflüsse (tritt dadurch eine Verschlimmerung ein?)

Im Labor findet man häufig eine stark erhöhte IgE-Konzentration und Eosinophilie.

Die Mutter des Jungen berichtet Ihnen, dass ihr Sohn schon als Säugling Verkrustungen an Wangen und Kopfhaut gehabt habe (sog. Milchschorf). Bis zu seinem 2. Lj. habe er immer wieder unter Juckreiz gelitten, sodass es öfter zu offenen, nässenden Hautläsionen gekommen sei. Seither sei die Haut besser geworden. Nun habe sie sich aber aktuell wieder verschlechtert.
Des Weiteren können Sie eine Unverträglichkeit von Nüssen bei dem Jungen eruieren. Das Tragen von Wollkleidung führt zu einer Verschlechterung des Hautzustands.
Der Vater des Jungen hat ebenfalls als Kind unter diesen Hauterscheinungen gelitten, bei dem 2 Jahre älteren Bruder ist ein Asthma bekannt. Von dem Vater des Jungen lebt die Mutter seit 3 Monaten getrennt, die Scheidung ist eingereicht. Bereits davor ist es immer wieder zu heftigen Auseinandersetzungen der Eheleute wegen außerehelicher Beziehungen des Manns gekommen.

Worauf achten Sie bei der klinischen Untersuchung?

Bei der klinischen Untersuchung sollten Sie auf Folgendes achten:

- Art der Effloreszenzen: Exsudativ-krustöse Effloreszenzen sprechen für eine Neurodermitis, Superinfektionen mit Staphylokokken sind häufig.
- Lokalisation der Effloreszenzen: Typisch sind Beugenekzeme, die Kopfhaut kann auch betroffen sein.
- Häufig ist ein weißer Dermografismus auslösbar.
- Hertoghe-Zeichen (Fehlen der seitlichen Augenbrauenpartien)
- Durch die Talgdrüsenunterfunktion ist die Haut glanzlos und trocken. Oft findet man eine verstärkte Handlinienzeichnung (Ichthyosis-Hände).
- Trockene, entzündete Lippen (Cheilitis sicca)

Welche Therapiemöglichkeiten können Sie der Familie anbieten?

Neben der dermatologischen Behandlung, die Antihistaminika, Glukokortikoide und äußerlich anzuwendende Arzneimittel beinhaltet, ist eine Unterstützung zum Durchbrechen des Teufelskreises aus Juckreiz und Kratzen wichtig! Hilfestellungen können z. B. ein Kratztagebuch, Hinweise auf Schulungsprogramme und Entspannungsverfahren sein.

Fallbeschreibung

Am Nachmittag wird eine weitere Mutter mit ihrer 3-jährigen Tochter vorstellig. Die Mutter berichtet, dass ihr bei der Tochter nach einem Ausflug in die Eislaufhalle ringförmige, blasenartig-teigige Hauterhebungen aufgefallen seien. Die Tochter klage über starken Juckreiz. Sonst sei das Mädchen bis auf eine Erkältung vor 1 Woche gesund, habe auch zuvor noch nie einen solchen Ausschlag gehabt.

Welche Verdachtsdiagnose stellen Sie?

Es besteht der Verdacht auf eine akute Urtikaria.

Wie entstehen die Quaddeln? Wodurch kann das Krankheitsbild ausgelöst werden?

Die Quaddeln kommen durch eine Mediatorfreisetzung aus Mastzellen zustande. Durch die von den Mediatoren ausgelöste Vasodilatation und Erhöhung der Gefäßdurchlässigkeit kommt es zum Plasmaaustritt. Die Freisetzung der Mediatoren kann ausgelöst werden durch:

- Physikalische Einflüsse (Hitze, Kälte, Druck)
- Allergische Mechanismen
- Intoleranzphänomene (nichtallergische Reaktion z. B. auf Farb- oder Arzneistoffe)
- Psychische Faktoren

Welche Komorbidität liegt bei einer Urtikaria häufig vor?

In 40 % der Fälle liegt eine psychische Komorbidität, v. a. erhöhte Ängstlichkeit und Depressivität, vor.
In einem Drittel der Fälle geht der Urtikaria ein kritisches Lebensereignis (Life Event) voraus, welches für die Betroffenen ein wichtiges Ereignis ist und zu einer psychischen Instabilität führt.

Worin besteht die Therapie der Urtikaria?

Lässt sich ein Auslöser der Urtikaria finden, sollte er beseitigt werden (z. B. Absetzen von ASS). Antihistaminika und evtl. eine kurzfristige Behandlung mit Glukokortikoiden lindern die Symptome. Da psychische Faktoren häufig Auslöser einer Urtikaria sind, empfiehlt sich eine interdisziplinäre Zusammenarbeit von Dermatologen, Psychosomatikern und Internisten. Eine Psychotherapie kann indiziert sein.

> ## Fallbeschreibung
>
> Am nächsten Morgen haben Sie einen weiteren kleinen Patienten mit ähnlichen Symptomen: Die Mutter berichtet, dass der Juckreiz bei dem Kind kurz nach dem letzten Treffen mit ihrem getrennten Ehemann, dem Vater des Kinds, aufgetreten sei. Bei diesem Treffen sei es zu einer heftigen Auseinandersetzung um finanzielle Probleme gekommen, die der Sohn miterlebt habe. Er habe sich recht still verhalten und damit beschäftigt, in einem Kinderbuch zu malen.

Kann dieser psychische Konflikt der Eltern eine körperliche Symptomatik mit Kratzspuren auslösen?

Eine psychische Konfliktsituation in der Familie kann von einem Kind in jedem Lebensalter in Form von somatischen Symptomen ausgelebt werden.

Wie kann man sich die Entstehung eines solchen Juckreizes vorstellen?

Der Juckreiz wird über polymodale C-Fasern der Epidermis über das Rückenmark an das Gehirn vermittelt. Dieses kann sowohl efferent als auch afferent aktiviert werden. Emotionen oder Affekte, gerade wenn sie selbst kaum wahrgenommen oder verdrängt werden, können dieses System über Neuromediatoren an die Haut vermitteln und damit den Juckreiz auslösen. Dies zeigt sich in der mentalen Auslösung von Juckreiz durch eklige Bilder (Flöhe und Wanzen), bei der vermutlich die Spiegelneuronen des Gehirns aktiviert werden und zum Juckreiz führen.

Wie kann man in der Praxissituation auf einen solchen Konflikt eingehen, welche Fragen kann/darf man stellen?

Zunächst sind einfühlsames Zuhören und Empathie die wichtigsten Voraussetzungen. Ist das bei der aktuellen Konsultation aus zeitlichen Gründen nicht möglich, sollte man einen entsprechenden Gesprächstermin anbieten. Es wäre sinnvoll, das Kind in altersgerechter Form nach seiner Einstellung zum Streit der Eltern zu fragen, um seine innere psychische Beteiligung einschätzen zu können, und sich nicht damit zufriedenzugeben, wenn das Kind eine solche zunächst negiert! Man darf Mutter und Kind darauf ansprechen und nach der subjektiv empfundenen Stärke des Einflusses fragen, den dieser Konflikt auf ihre Befindlichkeit ausübt.

Welche Therapiemöglichkeiten können vorgeschlagen werden?

Ist der zeitliche und konflikthafte Zusammenhang mit dem Auftreten der Symptomatik evident, sollte eine psychotherapeutische Maßnahme empfohlen werden. Dies können zunächst die Abklärung, welche weiteren Bezugspersonen und Vertrauenspersonen hier als Ansprechpartner zur Verfügung stehen (Social Support), und die Anwendung eines Entspannungstrainings sein (das bei Kindern ab dem 3. Lj. möglich ist und von VHS und Bildungsstätten bzw. Kindertherapeuten angeboten wird). Sollte es sich um einen doch recht lebensentscheidenden Konflikt handeln (eine Trennung wäre ein solcher), dann ist auch eine formale Psychotherapie bei einem Kinder-Jugendlichen-Psychotherapeuten, ggf. sogar ein Aufenthalt in einer der wenigen psychosomatischen Stationen einer Kinder- oder Rehabilitationsklinik sinnvoll.

Fall 2: Colitis ulcerosa

Fallbeschreibung

Ihre Kollegin und Fachärztin für psychotherapeutische Medizin hat Ihnen eine Patientin zur internistischen Mitbetreuung überwiesen. Dagmar Puh ist 17 Jahre alt und erscheint in Begleitung ihrer Mutter in Ihrer Praxis. Die Patientin ist sehr zurückhaltend, sitzt vor Ihnen mit gesenktem Kopf und überlässt ihrer Mutter die Initiative. Diese teilt Ihnen Folgendes mit: „Sie war ein Viertel Jahr in Limburg in der Klinik, die hat ganz schlimme Durchfälle gehabt. Ja und da war 5 Jahre Ruh, und dann ist es noch mal aufgetreten, und da war es wieder so weit hergestellt, da war 2 Jahre Ruh, und hier, kurz bevor sie die Prüfung in der Schule gemacht hat, da hat sie wieder damit angefangen."

Was sind die möglichen Verdachtsdiagnosen bei Dagmar?
Colitis ulcerosa, Reizdarmsyndrom, Morbus Crohn, chronische Gastroenteritis.

Nachdem Sie einen ersten Eindruck von der Patientin bekommen haben, wollen Sie Ihre Anamnese weiter vertiefen. Welche Fragen müssten dazu erörtert werden?
Fragen nach dem zeitlichen Zusammenhang.

Auf Ihre Fragen erhalten Sie folgende Antworten:

a) Wann traten die Beschwerden erstmals auf?

Die Erstmanifestation der Erkrankung erfolgte vor 8 Jahren. Die Patientin war damals 9 Jahre alt.

b) Welche äußeren Umstände korrelieren mit dem Auftreten der Beschwerden?

Der erste Schub korrelierte mit einem Schulwechsel, und der zweite trat auf, als Dagmar unter starkem Prüfungsstress stand.

c) Welche Rolle spielt beruflicher/familiärer Stress bei der Entstehung von Symptomen?

Ihre Mutter schildert Dagmars Verhalten bei Auseinandersetzungen folgendermaßen: Dagmar werde leichenblass, fange an zu zittern und laufe anschließend direkt zur Toilette.

Da die Colitis ulcerosa zu den Krankheiten des psychosomatischen Formenkreises gehört, interessieren Sie sich für welche der folgenden Fragen?
a) Exploration der Kindheit
b) Fragen nach dem letzten Auslandsaufenthalt
c) Fragen bezüglich der Beziehung zu den Eltern
d) Erörterung des Verhältnisses zur Schule

a) Nach Aussagen der Mutter war Dagmar ein ruhiges, unauffälliges Kind. Sie hat eine jüngere Stiefschwester und damals hatte die Patientin auch noch viel Kontakt zu gleichaltrigen Kindern.
Heute dagegen sagt Frau Puh über ihre Tochter: „Ein furchtbarer Stubenhocker ist das, die geht gar nicht raus, sodass die unter die Jugend geht, furchtbar für sich, so in sich hineingeschlossen."
b) Der Auslandsaufenthalt spielt aus psychosomatischer Sicht keine große Rolle, allerdings ist diese Frage bei Durchfall unklarer Genese generell indiziert!
c) Dagmars Eltern ließen sich noch vor ihrer Geburt scheiden. Sie hat ihren leiblichen Vater auch später nie kennengelernt. Einige Jahre später heiratete Frau Puh erneut und bekam ein zweites Kind, woraufhin sie ihre Berufstätigkeit aufgab. Als Dagmar 7 Jahre alt war, starb der Stiefvater durch einen Arbeitsunfall. Es wird nicht deutlich, ob oder wie Dagmar seinen Tod verarbeitet hat. Nach dem Tod des Stiefvaters hat Dagmars Mutter keinen Mann mehr kennengelernt. Frau Puh wünscht sich intensive Gespräche, um Dagmar besser verstehen zu können. Dagmar lehnt dies jedoch ab, genauso wie sie sich bei Konflikten mit der Mutter durch Rückzug von ihr abgrenzt.
d) Dagmar hat zunächst die Hauptschule besucht und anschließend auf die Höhere Handelsschule gewechselt. Zu dieser Zeit – Dagmar war 14 Jahre alt – trat die Colitis ulcerosa erneut in Erscheinung. Dagmar hatte wenig Kontakt zu ihren Mitschülern. Es gab im Wesentlichen nur eine gute Freundin, mit der sie außerhalb der Schule etwas unternahm.
Durch ihren langen Klinikaufenthalt war Dagmar noch nicht in der Lage, sich um eine Berufsausbildung zu bemühen.

Welche Aussagen über häufige Persönlichkeitszüge von Patient*innen mit Colitis ulcerosa bzw. Morbus Crohn sind zutreffend?
a) Dagmars Persönlichkeitsstruktur veranschaulicht typische Merkmale einer Patientin mit Colitis ulcerosa bzw. Morbus Crohn.
b) Patient*innen mit Colitis ulcerosa zeigen häufiger als Patient*innen mit Morbus Crohn ein pseudounabhängiges Verhalten.

a) Richtig. Zwar gibt es bei beiden Krankheitsbildern keine typische Persönlichkeitsstruktur, die auf alle Patient*innen zutrifft, aber wie bei vielen Krankheitsbildern mit psychosomatischen Aspekten lassen sich Persönlichkeitszüge herausstellen, die gehäuft auftreten. Dazu gehören:

- Ambivalentes Verhältnis zu Bezugspersonen, meist gegenüber der Mutter geringes Durchsetzungsvermögen
- Introversion
- Depressive Persönlichkeitszüge, häufig erst sekundär
- Zwanghafte Persönlichkeitszüge: Gewissenhaftigkeit, Pünktlichkeit, Ordentlichkeit, Unentschlossenheit
- Aggressive Gehemmtheit

b) Falsch.

Vorausgesetzt, es besteht ein psychosomatischer Zusammenhang, welche Aussagen zur Erstmanifestation und zum Verlauf der Colitis ulcerosa bzw. des Morbus Crohn sind danach zutreffend?
a) Der tatsächliche oder fantasierte Tod einer nahestehenden Person kann einen Auslöser für die Erkrankung an Colitis ulcerosa oder Morbus Crohn darstellen.
b) Die Auslösesituationen der Schübe im Fall von Dagmar sind typisch für beide Krankheitsbilder.
c) Ein potenzieller Auslöser könnte in Dagmars Fall das Verhalten ihrer Mutter gewesen sein.

a) Richtig. Bei Betroffenen beider Krankheitsbilder besteht häufig ein ambivalent besetztes Abhängigkeitsverhältnis mit Symbiose- und Distanzierungswünschen. Manche Autor*innen ordnen der Colitis ulcerosa eher die Angst vor Verlusten und dem Morbus Crohn mehr die Angst vor Trennungen zu. Die entstehenden Emotionen können nicht zugelassen werden und werden verdrängt. Durch die Somatisierung finden sie ihren Weg nach außen.

b) Richtig. Die Schübe beider Krankheitsbilder treten häufig in Schwellensituationen, bei Leistungsanforderungen auf wie z. B.:

- Prüfungsstress
- Situationen, die Selbstständigkeit und Eigenverantwortung fordern
- Umzüge, Ortswechsel
- Operationen

Ebenso können unterdrückte Wut und Aggressionen schubauslösend wirken.

c) Richtig. So wie Frau Puh über ihre Tochter gesprochen hat, scheint es kaum möglich, dass ein Mensch bei derartig negativer Fremdsuggestion ein angemessenes Selbstwertgefühl entwickeln kann. Die Missbilligung oder die Bedrohung durch ein Elternteil kann als auslösender Faktor durchaus eine Rolle spielen, zumal sich weder Dagmar noch ihre Mutter an ein einschneidendes Ereignis im zeitlichen Zusammenhang mit der Erstmanifestation der Kolitis erinnern können.

Wie würden Sie Dagmars Persönlichkeit beschreiben?

Der Einfluss der Mutter tritt in diesem Fall überdeutlich in Erscheinung. Frau Puh reißt das Gespräch förmlich an sich, ihre Tochter reagiert nur, wenn sie direkt angesprochen wird. Ebenfalls auffällig ist Dagmars Verhalten bei Auseinandersetzungen mit der Mutter. Dagmar ist nicht in der Lage, sich zu wehren, ihr einziger Abwehrmechanismus in solchen Situationen ist der Rückzug. Indem sie ihre Mutter von ihren Gedanken und Gefühlen ausschließt, versucht sie, sich abzugrenzen. Andererseits reagiert sie in Situationen, die Eigenverantwortung und Selbstständigkeit verlangen und sie aus ihrer Abhängigkeit lösen könnten, mit einem Rückfall ihrer Erkrankung.

Im folgenden Abschnitt werden Behauptungen über psychotherapeutische Maßnahmen in der Behandlung von Colitis ulcerosa/Morbus Crohn aufgestellt. Welche halten Sie für zutreffend?

a) Eine analytische Psychotherapie ist bei beiden Krankheitsbildern das Mittel der Wahl.

b) Hypnoseverfahren sind nach neuesten Erkenntnissen dem AT vorzuziehen.

c) Selbsthilfegruppen stellen eine Alternative zur Psychotherapie dar.

a) Falsch. Selbst die beste Psychoanalyse kann die biologischen Faktoren als Ursache für die Colitis ulcerosa bzw. den Morbus Crohn nicht beheben. Man würde daher eine stützende Form der Psychotherapie, d. h. eine Geborgenheit und Schutz vermittelnde Variante als Begleitung zur internistischen Therapie bevorzugen.

b) Falsch. Das AT, die KBT sowie funktionelle Entspannungsverfahren werden heute der Hypnose vorgezogen. Ebenso kommen Gestaltungs- und maltherapeutische Techniken zur Anwendung. Die genannten Therapieformen schließen eine internistische oder chirurgische Behandlung natürlich nicht aus.

c) Richtig. Viele Patient*innen sind eher bereit, sich einer Selbsthilfegruppe anzuschließen, als sich einer Psychotherapie zu unterziehen. Die Selbsthilfegruppen verzeichnen in den letzten Jahren großen Zulauf und sind als durchaus positiv einzustufen. Zu empfehlen sind beispielsweise die Deutsche Morbus Crohn/Colitis ulcerosa Vereinigung (DCCV).

Fallbeschreibung

Ein 32-jähriger Mann kommt in Begleitung seiner Mutter in Ihre Praxis. Herr Hart berichtet, dass er auf einmal Angst habe, einen Herzinfarkt zu bekommen. Diese Angst trete immer mal wieder auf. Zusätzlich habe er ein Kribbeln und Jucken in den Fingern (→ Abb. 36.1), den Armen und am Herzen. Erstmalig seien die Beschwerden 2 Tage nach seinem 22. Geburtstag aufgetreten. Es sei vormittags während der Arbeitszeit passiert, ohne dass unmittelbar etwas Besonderes vorausgegangen sei. Der Patient habe sich derartig schlecht gefühlt, dass er nach Hause gehen musste. Seine Mutter habe den Notarzt informiert und nach einer Beruhigungsspritze sei es Herrn Hart wieder besser gegangen.

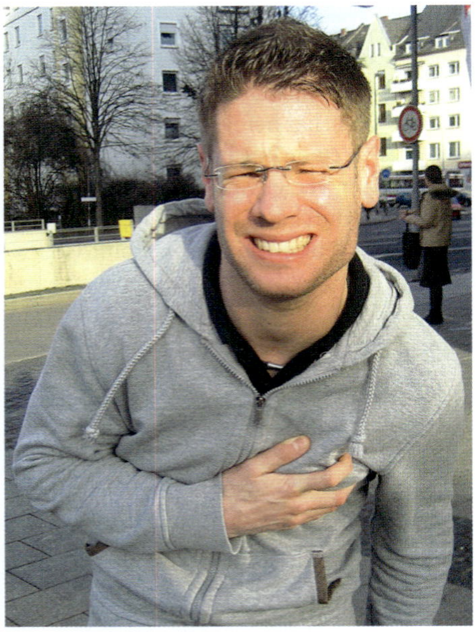

Abb. 36.1 Der Patient klagt über Angst vor einem Herzinfarkt und Kribbeln und Jucken in den Fingern. [O651]

Was sind mögliche Differenzialdiagnosen bei Herrn Hart?

Herzinfarkt, instabile Angina pectoris, stabile Angina pectoris, KHK, Herzneurose, Panikattacke, Ösophagitis.

Was können Sie tun, um mögliche Krankheitsursachen näher einzugrenzen?

Anamnese, klinische Untersuchungen, Überweisung zu einem Kardiologen, Internisten oder Psychosomatiker.

Vor Ihnen sitzt Herr Hart, ein junger Mann, der einen unsicheren, ängstlichen Eindruck auf Sie macht. Welche Fragen in der Anamnese könnten Ihnen weiterhelfen?

Auf folgende Fragen bekommen Sie folgende Antworten:

a) Können Sie genauere Angaben zum Kontext, in dem die Herzschmerzen erstmals auftraten, machen?

Herr Hart berichtet von seiner Geburtstagsfeier. Er habe sieben Frauen und sieben Männer eingeladen, für ihn habe es keine Partnerin gegeben, und er habe somit mehr oder weniger zugesehen, wie die anderen sich amüsierten. Er sagt, es belaste und enttäusche ihn, wenn Frauen so offensichtlich ablehnend auf ihn reagieren. Er hätte gern eine Freundin und wünscht sich, das Elternhaus zu verlassen und eine eigene Familie zu gründen. Wörtlich meint er dazu: „Vielleicht würde dann ja auch die Krankheit besser.“ Vor einigen Wochen habe er einen erneuten Angstanfall erlitten, nachdem innerhalb kürzester Zeit beide Großväter verstorben seien. Seither sei er kaum noch angstfrei, kontrolliere ständig seinen Puls und bekomme bereits Beschwerden, sobald er ein Martinshorn höre.

b) Sind in der Familie Herzerkrankungen bekannt?

Herr Hart berichtet, dass einer seiner Großväter auch an einem Herzinfarkt gestorben sei. Dies habe seine Angst verstärkt, er könne ebenfalls an einer schweren Herzerkrankung leiden.

c) Wie würden Sie die Herzschmerzen typischerweise charakterisieren?

Der Schmerzcharakter bei einem akuten Herzinfarkt oder instabiler Angina pectoris wird häufig als dumpf, drückend und einengend beschrieben. Im Gegensatz dazu wird bei psychosomatischen Herzbeschwerden eher ein kribbelndes, stechendes Gefühl angegeben.

Welche klinischen Untersuchungen würden Sie zunächst einmal durchführen?

Zuerst einmal müssen die möglichen internistischen Notfallerkrankungen (Herzinfarkt, Lungenembolie, rupturiertes Aortenaneurysma) ausgeschlossen werden. Dazu sind ein Labor (Troponine, D-Dimere, Laktat, Entzündungsparameter), ein EKG (STEMI, NSTEMI, Lungenembolie, Tachyarrhythmia absoluta) und ein Röntgen-Thorax (Pneumothorax, Rippenserienfraktur) erforderlich. Alle diese Untersuchungen waren bei Herrn Hart blande und ergaben keinen Anhalt für eine internistische Erkrankung.

Durch Ihre Anamneseerhebung kommen Sie auf die richtige Spur, dass es sich bei Herrn Hart um eine „Herzneurose“ handelt. Was versteht man unter einer Herzneurose?

Unter Herzneurosen versteht man Symptome, die Patient*innen mit dem Herzen in Verbindung bringen. Die Betroffenen können dabei unter Stechen und Schmerzen in der Brust, Herzstolpern, Herzjagen oder Beschwerden, die sich auf die Atmung, das Allgemeinbefinden oder das psychische und vegetative Befinden auswirken, leiden. Diese Beschwerden können objektivierbar oder nicht objektivierbar sein. Die Patient*innen haben große Angst.

Wie ist der Verlauf der Herzneurose?

Der Verlauf einer Herzangststörung wird oft als Störung beschrieben, die meist mit einem akuten (sympathikovasalen) Herzanfall beginnt, der als akuter Angstzustand mit Herzstillstandsangst erlebt wird. Im Laufe der neurotischen Erkrankung kommt es zu diffusen, sich ausweitenden hypochondrischen und phobischen Beschwerden.

Was sind Synonyme für Herzneurose?

Synonyme Begriffe für Herzneurose sind Kardiophobie, Herzangst, Da-Costa-Syndrom, funktionelle kardiovaskuläre Störung und somatoforme Funktionsstörung des Herzens.

Welche Persönlichkeitsstruktur ist für die Herzneurose typisch?

Herr Hart entspricht ziemlich genau der A-Typ-Persönlichkeit, die typischerweise bei Herzneurotikern auftritt: depressiv-klammernd, einfache Abhängigkeit, Konzentration auf die eigene Symptomatik, zunehmende Einengung der Lebensbezüge, Vermeidung von Belastungssituationen, gesteigerte Selbstbeobachtung. Hiervon unterscheidet man eine oppositionelle B-Typ-Persönlichkeit: überkompensierend-abwehrend, verleugnende Aktivität, Krankheit wird mit körperlicher Leistung überspielt, übertriebene Selbstständigkeit (Abhängigkeitssituationen werden als demütigend empfunden und nicht ertragen).

Welche der folgenden Therapiemöglichkeiten schlagen Sie vor?

a) Verhaltenstherapie
b) Analytische Psychotherapie
c) Weiterbehandlung durch den Hausarzt
d) Psychopharmaka
e) Entspannungsverfahren
f) Körperorientiertes Verfahren

Alle der genannten Möglichkeiten können eingesetzt werden! Die Verhaltenstherapie ist allerdings die Therapie der Wahl. Sie wird auch als Kombinationstherapie mit Psychopharmaka eingesetzt.

Entspannungsverfahren beheben zwar nicht den eigentlichen Konflikt, stellen jedoch eine gute unterstützende Therapie zur Verminderung der Symptomatik bei akuten Angstanfällen dar. Das körperorientierte Verfahren, v. a. die KBT, dient ähnlich wie die Entspannungsverfahren der verbesserten Wahrnehmung und Regulation der Körperfunktion. Kombiniert mit einem verbalen Verfahren kommt es als Therapieform durchaus infrage.

Anhang

BASICS

Verwendete Literatur und Literaturempfehlungen

Arolt V, Reimer C, Dilling H. Basiswissen Psychiatrie und Psychotherapie, 7. Auflage. Berlin: Springer 2011.

Beck AT, Rush AJ, Shaw BF, Emery G. Kognitive Therapie der Depression. München: Urban & Schwarzenberg 1981.

Beck JS. Cognitive Therapy: Basics and Beyond, 2. Auflage. The Guilford Press, New York, 2011.

Benesch H. dtv-Atlas zur Psychologie I und II, 8. Auflage. München: Deutscher Taschenbuch Verlag 2006.

Bundespsychotherapeutenkammer, Berlin: www.bptk.de.

Daumer H. Verhaltensbiologie. München: Bayerischer Schulbuch Verlag 2002.

Deutsche Schmerzgesellschaft e.V. S3-Leitlinie Definition, Pathophysiologie, Diagnostik und Therapie des Fibromyalgiesyndroms. 2017.

Deutschsprachige Gesellschaft für Psychotraumatologie (DeGPT). S3-Leitlinie Posttraumatische Belastungsstörung. 2019.

DGPPN, NVL-Programm von Bundesärztekammer (BÄK), Kassenärztliche Bundesvereinigung (KBV) und Arbeitsgemeinschaft der Wissenschaftlichen Medizinischen Fachgesellschaften (AWMF). S3-Leitlinie/Nationale VersorgungsLeitlinie Unipolare Depression. Version 3.1. 2022.

Drossman D A, Li Z, Andruzzi E et al. U. S. Householder survey of functional gastrointestinal disorders. Digest Dis Sci, 1993; 38: 1569–80.

Falkai P, Laux G, Deister A, Möller H-J. Duale Reihe Psychiatrie, Psychosomatik und Psychotherapie, 7. Auflage. Stuttgart: Thieme. 2022.

Geißendörfer J, Höhn A. BASICS Medizinische Psychologie und Soziologie. München: Elsevier Urban & Fischer 2007.

Gerber W-D, Basler H-D, Tewes U. Medizinische Psychologie – mit Psychobiologie und Verhaltensmedizin. München: Urban & Schwarzenberg 1994.

Gleixner C, Müller M, Wirth S. Neurologie und Psychiatrie, 11. Auflage. Breisach: Medizinische Verlags- und Informationsdienste 2017.

Grunst S, Sure U. Neurologie, Psychiatrie, 4. Auflage. München: Elsevier Urban & Fischer 2010.

Hoffmann S O, Hochapfel G. Neurotische Störungen und Psychosomatische Medizin, 8. Auflage. Stuttgart: Schattauer 2009.

Jäckle R. Hexal Taschenlexikon Medizin, 4. Auflage. München: Elsevier Urban & Fischer 2004.

Kübler-Ross E. Verstehen, was Sterbende sagen wollen – Einführung in ihre symbolische Sprache, Stuttgart: Kreuz Verlag 1981.

LexiROM Version 3.0 (CD), 4. Auflage. Mannheim: Bibliografisches Institut 2006.

Lieb K, Frauenknecht S, Brunnhuber S. Intensivkurs Psychiatrie und Psychotherapie, 9. Auflage. München: Elsevier Urban & Fischer 2019.

Morgan E, Engel GL. Der Klinische Zugang zum Patienten. S. 145, Bern, Stuttgart, Wien: Huber 1997.

Piaget J. Piaget's Theory (G. Gellerier & J. Langer, Trans.). In: P.H. Mussen (Ed.), Carmichael's Manual of Child Psychology, 3rd Edition, Vol.1., Wiley 1970.

Pschyrembel: Klinisches Wörterbuch, 268. Auflage. Berlin: de Gruyter 2022.

Robert Koch-Institut: „Heft 21 – Angststörungen" aus der Reihe „Gesundheitsberichterstattung des Bundes", 2004.

Rosemeier H. P. Medizinische Psychologie und Soziologie, (Enke Reihe zur AO/AOÄ), 4. Auflage. Stuttgart: Thieme 1991.

Rudolf G, Henningsen P. Psychotherapeutische Medizin und Psychosomatik, 8. Auflage. Stuttgart: Thieme 2017.

Stobik C, Weber RK, Münte TF et al. Evidence of psychosomatic influences in compensated and decompensated tinnitus. Int J Audiol, 2005; 44: 370–8.

Volz A, Holzhüter F. BASICS Psychiatrie. München: Elsevier Urban & Fischer, 4. Auflage 2020.

Der Verweis auf die jeweilige Abbildungsquelle befindet sich bei allen Abbildungen im Werk am Ende des Legendentextes in eckigen Klammern.

[E905]	Steven, L./Rodin, I.: Psychiatry – An Illustrated Colour Text. 1st Edition. Elsevier/Churchill Livingstone 2001
[E937]	Möller et al.: Duale Reihe Psychiatrie und Psychotherapie. Thieme, 2. Aufl. 2001
[J787]	Colourbox
[J787-003]	BilderBox.com, Colourbox
[J787-004]	Hervé Kielwasser, Colourbox
[J787-005]	Image Source/Sonja Pacho, Colourbox
[J787-006]	Mathieu Spohn, Colourbox
[J810-006]	Alamy Stock Photo/Tom Ferguson
[L138]	Martha Kosthorst, Borken
[L141]	Stefan Elsberger, Planegg
[L190]	Gerda Raichle, Ulm
[L231]	Stefan Dangl, München
[L311]	Birgit Pietzsch, Pullach i. Isartal
[M516]	Dr. med. Sabine Frauenknecht, Freiburg
[M583]	Dr. med. Annalisa Enders, Mainz
[O650]	Dr. med. Svenja Davis-Glurich, Mainz
[O651]	Jette Hänel, Heidelberg
[O652]	Christoph Rau, Darmstadt
[T543]	Prof. Dr. med. Uwe Gieler, Gießen
[T577]	PD Dr. med. Guido Flatten. Euregio-Institut für Psychosomatik und Psychotraumatologie. In: AWMF Online Leitlinie „Posttraumatische Belastungsstörung“
[X333]	Wikimedia Commons (Wikipedia.org)
[X381]	wellcomecollection.org